第6版

# 冠橋義歯補綴学 テキスト

Textbook of Fixed Prosthodontics and Restorative Dentistry

▌編集主幹

江草　宏
柏木　宏介
小峰　太
松浦　尚志

▌編集委員

鮎川　保則
岩佐　文則
宇野　光乗
上田　一彦
越智　守生
窪木　拓男
黒嶋伸一郎
五味　治徳
小見山　道
近藤　尚知
澤瀬　隆
関根　秀志
羽鳥　弘毅
馬場　一美
樋口　大輔
笛木　賢治
松村　英雄
南　弘之

永末書店

## 編著者一覧

【編集主幹】

江草　宏　　柏木 宏介　　小峰　太　　松浦 尚志

【編集委員】

鮎川 保則　　岩佐 文則　　宇野 光乗　　上田 一彦　　越智 守生　　窪木 拓男
黒嶋 伸一郎　五味 治徳　　小見山 道　　近藤 尚知　　澤瀬　隆　　関根 秀志
羽鳥 弘毅　　馬場 一美　　樋口 大輔　　笛木 賢治　　松村 英雄　　南　弘之

【執筆者】

| | |
|---|---|
| 熱田　生 | 九州大学大学院歯学研究院口腔機能修復学講座クラウンブリッジ補綴学分野 教授 |
| 阿部 泰彦 | 広島大学大学院医系科学研究科先端歯科補綴学研究室 准教授 |
| 鮎川 保則 | 九州大学大学院歯学研究院口腔機能修復学講座インプラント・義歯補綴学分野 教授 |
| 岩佐 文則 | 明海大学歯学部機能保存回復学講座クラウンブリッジ補綴学分野 教授 |
| 上田 一彦 | 日本歯科大学新潟生命歯学部歯科補綴学第2講座 教授 |
| 上田 康夫 | 北海道大学大学院歯学研究院口腔機能学分野冠橋義歯補綴学教室 准教授 |
| 宇野 光乗 | 朝日大学歯学部口腔機能修復学講座歯科補綴学分野 教授 |
| 江草　宏 | 東北大学大学院歯学研究科分子・再生歯科補綴学分野 教授 |
| 荻野 洋一郎 | 九州大学大学院歯学研究院口腔機能修復学講座クラウンブリッジ補綴学分野 准教授 |
| 越智 守生 | 北海道医療大学歯学部クラウンブリッジ・インプラント補綴学分野 教授 |
| 柏木 宏介 | 大阪歯科大学歯学部有歯補綴咬合学講座 教授 |
| 木本 克彦 | 神奈川歯科大学歯学部歯科補綴学講座クラウンブリッジ補綴学分野 教授 |
| 窪木 拓男 | 岡山大学学術研究院医歯薬学域インプラント再生補綴学分野 教授 |
| 黒嶋 伸一郎 | 北海道大学大学院歯学研究院口腔機能学分野冠橋義歯補綴学教室 教授 |
| 小泉 寛恭 | 日本大学歯学部歯科理工学講座 准教授 |
| 駒田　亘 | 東京科学大学大学院医歯学総合研究科咬合機能健康科学分野 准教授 |
| 五味 治徳 | 日本歯科大学生命歯学部歯科補綴学第2講座 教授 |
| 小峰　太 | 日本大学歯学部歯科補綴学第Ⅲ講座 教授 |
| 小見山 道 | 日本大学松戸歯学部クラウンブリッジ補綴学講座 教授 |
| 今　一裕 | 岩手医科大学歯学部歯科補綴学講座冠橋義歯・口腔インプラント学分野 准教授 |
| 近藤 尚知 | 愛知学院大学歯学部冠橋義歯・口腔インプラント学講座 教授 |
| 佐久間 重光 | 愛知学院大学歯学部冠橋義歯・口腔インプラント学講座 准教授 |
| 佐々木 穂高 | 東京歯科大学口腔インプラント学講座 教授 |
| 佐藤 正樹 | 大阪歯科大学歯学部有歯補綴咬合学講座 講師 |
| 澤瀬　隆 | 長崎大学生命医科学域（歯学系）口腔インプラント学分野 教授 |
| 新谷 明一 | 日本歯科大学生命歯学部歯科理工学講座 教授 |
| 菅沼 岳史 | 昭和大学歯学部歯科補綴学講座顎関節症治療学部門 教授 |
| 関根 秀志 | 東京歯科大学クラウンブリッジ補綴学講座 教授 |
| 田中 順子 | 大阪歯科大学歯学部有歯補綴咬合学講座 専任教授 |

| | |
|---|---|
| 田中 晋平 | 昭和大学歯学部歯科補綴学講座 准教授 |
| 津賀 一弘 | 広島大学大学院医系科学研究科先端歯科補綴学研究室 教授 |
| 鳥井 克典 | 大阪歯科大学歯学部有歯補綴咬合学講座 講師 |
| 長澤 麻沙子 | 新潟大学大学院医歯学総合研究科生体歯科補綴学分野 助教 |
| 仲西 康裕 | 北海道医療大学歯学部クラウンブリッジ・インプラント補綴学分野 講師 |
| 中本 哲自 | 朝日大学歯学部口腔病態医療学講座インプラント学分野 教授 |
| 西村 正宏 | 大阪大学大学院歯学研究科クラウンブリッジ補綴学・顎口腔機能学講座 教授 |
| 橋本 和佳 | 愛知学院大学歯学部冠橋義歯・口腔インプラント学講座 准教授 |
| 羽鳥 弘毅 | 奥羽大学歯学部歯科補綴学講座冠橋義歯学 教授 |
| 馬場 一美 | 昭和大学歯学部歯科補綴学講座 教授 |
| 樋口 大輔 | 松本歯科大学歯学部歯科補綴学講座 教授 |
| 廣瀬 由紀人 | 北海道医療大学歯学部クラウンブリッジ・インプラント補綴学分野 准教授 |
| 笛木 賢治 | 東京科学大学大学院医歯学総合研究科咬合機能健康科学分野 教授 |
| 藤井 孝政 | 大阪歯科大学医療保健学部口腔工学科 教授 |
| 古川 辰之 | 神奈川歯科大学歯学部歯科診療支援学講座歯科技工学分野 助手 |
| 古地 美佳 | 日本大学歯学部総合歯科学分野 講師 |
| 星 憲幸 | 神奈川歯科大学歯学部歯科診療支援学講座口腔デジタルサイエンス学分野 教授 |
| 舞田 健夫 | 北海道医療大学歯学部高度先進補綴学分野 教授 |
| 松浦 尚志 | 福岡歯科大学咬合修復学講座冠橋義歯学分野 教授 |
| 松香 芳三 | 徳島大学大学院医歯薬学研究部顎機能咬合再建学分野 教授 |
| 松村 英雄 | 日本大学歯学部歯科補綴学第Ⅲ講座 特任教授 |
| 南 弘之 | 鹿児島大学大学院医歯学総合研究科咬合機能補綴学分野 教授 |
| 峯 篤史 | 大阪大学大学院歯学研究科クラウンブリッジ補綴学・顎口腔機能学講座 講師 |
| 村原 貞昭 | 鹿児島大学大学院医歯学総合研究科咬合機能補綴学分野 講師 |
| 山口 雄一郎 | 福岡歯科大学咬合修復学講座冠橋義歯学分野 講師 |
| 山田 将博 | 東北大学大学院歯学研究科分子・再生歯科補綴学分野 准教授 |
| 吉田 裕哉 | 松本歯科大学歯学部歯科補綴学講座 講師 |
| 若見 昌信 | 日本大学松戸歯学部クラウンブリッジ補綴学講座 准教授 |

（五十音順）

本書を無断で複写複製すること（コピー、スキャン、デジタルデータ化等）は、「私的使用のための複写」など著作権法上の限られた例外を除き禁じられています。大学、病院、診療所、企業などにおいて、業務上使用する目的（診療、研究活動を含む）で上記の行為を行うことは、その使用範囲が内部的であっても、私的使用には該当しません。
また、私的使用に該当する場合であっても、代行業者等の第三者に依頼して上記の行為を行うことは違法となります。
なお、いかなる場合においても、スキャン等した複製データの売買、譲渡および共有は違法であり、禁じられています。

JCOPY ＜出版者著作権管理機構 委託出版物＞

本書を複製される場合は、そのつど事前に、出版者著作権管理機構
（電話 03-5244-5088、FAX 03-5244-5089、e-mail：info@jcopy.or.jp）の許諾を得てください。

# 序文 ― 第6版

　最近の歯科医療は，治療のみならず疾病の予防と健康増進を基軸としたものに変わりつつあり，治療においては生体に対する侵襲を最小限とする Minimal Intervention Dentistry（MID）という考え方が定着している．この MID の概念はあらゆる歯科領域に浸透しつつあり，補綴歯科領域においても例外ではない．

　本書は大学歯学部に在籍する学生が，歯冠補綴学（歯冠修復学）および架橋義歯補綴学（固定性義歯補綴学）の領域を受講する際の教科書として編纂された．項目の順序設定が教育基準等と異なる面もあるが，以下の点を考慮して目次を編成した．

　この科目は従前より歯科理工学および保存修復学と密接な関係にある．したがって，診察，検査および処置項目が保存修復学に近いと思われる，単独冠の形成から装着までについて，器材解説を含めた一連の流れとして記述した．

　このことで，仮に講義と実習が特定の学年で同時進行したとしても，学生が両方の内容を相互によく理解できるよう，内容を配置した．

　次に，架橋義歯補綴学を欠損補綴学のスタート，あるいは少数歯欠損歯列に対する固定性補綴の学問ととらえ，補綴治療の診察，検査および処置を配置した．この固定性義歯補綴の項目においては，単独冠とブリッジの相違点も強調して記載されている．さらに，本書では，関連領域として歯科補綴学の中で教育されるべき単元も加えられている．

　日本語学術用語については基本姿勢として，日本歯科医学会と公益社団法人日本補綴歯科学会が定めたものを採用した．一方，歯学教育の国際化に対応すべく，英単語は米国の学術雑誌『The Journal of Prosthetic Dentistry』に掲載された用語集『The Glossary of Prosthodontic Terms 2023（GPT-10）』を参考に，現状に即した用語を選定した．意外なことに，GPT においては crown, bridge など，本書の根幹にかかわる単語を基本的に使わないようにする，とのいわば移行的記述があった．これを受けて，本書名も日本語の冠橋義歯補綴学の単語を復活させた次第である．

　第6版においては，日本語学術用語を可及的に歯科医師国家試験出題基準に整合させ，診療の流れにおける重複記述を整理し，一方では保険改定で導入された新素材，新技術をより詳しく解説している．

　本書が，歯科補綴学の教科書として学生教育の現場に活用され，基本的補綴歯科診療を的確に実践できる歯科医師が世に輩出されることを期待している．


令和7年3月


冠橋義歯補綴学テキスト
編集主幹一同

# ■ 令和5年版　歯科医師国家試験出題基準と本書との対照表 ■

## 【歯科医学総論】

| 総論 | 大項目 | 中項目 | 本書の対応項目 |
|---|---|---|---|
| V 診察 | 1 診察総論 | ア 医療面接 | sec.3–1–1 |
| | | イ 診察の基本 | |
| | | ウ 全身の診察 | |
| | | エ 救急時の診察 | |
| | | オ 根拠に基づいた医療〈EBM〉 | sec.1–1–3, sec.3–1–3 |
| | 5 高齢者への対応 | ア 診察 | sec.6–5–1 |
| | 6 全身疾患を有する者への対応 | ア 留意すべき疾患 | sec.6–5–2 |
| | | イ 身体的特徴 | |
| | | ウ 心理社会的特徴 | |
| | | エ 医療情報の収集 | |
| | | オ 診察 | |
| | | カ 医療連携，チーム医療 | |
| VI 検査 | 1 口腔検査，顎口腔機能検査 | ア 口腔検査 | sec.3–1–2 |
| | | イ 顎口腔機能検査 | |
| | 5 その他の検査 | ア 皮膚検査 | sec.2–2–12 |
| VII 治療 | 1 治療の基礎 | ア 治療計画 | sec.3-1-3 |
| | | ウ ライフステージ別の治療 | sec.6-5-1 |
| VIII 歯科材料と歯科医療機器 | 2 診療用器械・器具 | ア 診療用器械 | sec.2-2-1, sec.5-1, sec.5-2 |
| | | イ 切削・研削工具，研磨材 | sec.2-2-1 |
| | 3 印象用材料 | イ 弾性印象材 | sec.2-2-2, sec.4-5-1 |
| | | エ 印象用トレー | sec.2-2-2 |
| | | オ 咬合採得用材料 | sec.2-2-3, sec.4-5-2 |
| | 4 模型用材料，ワックス | ア 歯科用石膏 | sec.2-2-5 |
| | | イ 歯科用ワックス | sec.2-2-7, sec.4-5-4 |
| | 6 歯冠修復・義歯用材料 | ア 高分子材料 | sec.2-2-4, sec.4-5-3 |
| | | イ セラミックス | sec.4-3-1, sec.4-3-3, sec.5-2-1, sec.5-2-3 |
| | | ウ 金属材料 | sec.2-2-8, sec.3-2, sec.4-5-5, sec.4-6 |
| | | エ 複合材料 | sec.3-2, sec.4-2, sec.5-1, sec.5-3 |
| | | キ 支台築造材 | sec.3-2-2〜5 |
| | 7 成形技術・機器 | ア レジンの成形技術・機器 | sec.4-2-3 |
| | | イ セラミックスの成形技術・機器 | sec.4-3-3, sec.5-2-3, sec.5-4-3 |
| | | ウ 金属の成形技術・機器 | sec.2-2-8, sec.4-5 |
| | | エ CAD/CAM | sec.5-1, sec.5-1-3, sec.5-1-4, sec.5-2-3 |
| | 8 接着処理・技術 | ア 接着性モノマー | sec.4-6-4, sec.5-2-6, sec.5-4-4 |
| | | イ 歯質接着処理 | sec.4-6-4, sec.5-2-6, sec.5-4-4 |
| | | ウ 歯科材料接着処理 | sec.4-6-4, sec.5-2-6, sec.5-4-4 |
| | 9 装着用材料 | ア 合着・接着用セメント | sec.2-2-11, sec.5-2-7 |
| | | イ 仮着用セメント | sec.2-2-4, sec.4-5-9, sec.5-2-7 |

# 【歯科医学各論】

| 各論 | 大項目 | 中項目 | 本書の対応項目 |
|---|---|---|---|
| II 歯・歯髄・歯周組織の疾患 | 1 歯の硬組織疾患 | ア 歯の硬組織疾患の病因と病態 | sec.1-1-4 |
| | 3 歯周疾患 | ウ 歯周疾患の治療 | sec.6-1 |
| III 顎・口腔領域の疾患 | 3 主として機能に関連する疾患の病態・診断・治療 | ウ 顎関節・咀嚼筋疾患の病態・診断・治療 | sec.6-4 |
| | 4 主として全身に関連する疾患の病態・診断・治療 | エ 口腔症状を呈するアレルギー性疾患・免疫異常 | sec.2-2-12 |
| | | シ 口腔・顎顔面領域に関連して現れる精神・心身医学的病態 | sec.6-5-2 |
| | | ス 全身管理に留意すべき疾患・状態 | sec.6-5-2 |
| IV 歯質・歯・顎顔面欠損と機能障害 | 1 病態 | ア 咬合・咀嚼障害 | sec.1-1-4, sec.1-1-5 |
| | | イ 摂食嚥下障害 | |
| | | ウ 構音・発語障害 | |
| | | エ 審美障害 | |
| | | オ 心理社会的障害 | |
| | | カ 口腔機能障害・口腔顔面痛 | sec.6-4-1, sec.6-4-2 |
| | | キ ブラキシズム | |
| | 2 診察, 検査, 診断 | ア 診察 | sec.3-1-1 |
| | | イ 検査と評価 | sec.3-1-2, sec.6-4-3 |
| | | ウ 診断 | sec.1-1-8, sec.3-1-3, sec.6-4-3 |
| | | エ 治療計画の立案 | sec.1-1-8 |
| | 3 クラウンブリッジによる治療 | ア クラウンブリッジの設計 | sec.1-1-1, sec.1-1-2, sec.1-1-6, sec.1-1-7, sec.2-1-1, sec.2-1-2, sec.4-1-1, sec.4-1-2, sec.4-2-1, sec.4-3-1, sec.4-5-6, sec.4-6-1, sec.4-7-1, sec.4-7-2, sec.5-1-1, sec.5-2-1, sec.5-2-3, sec.5-3-1, sec.5-4-1, sec.6-1 |
| | | イ 臨床操作 | sec.2-1-3, sec.2-2-1〜4, sec.2-2-10, sec.2-2-11, sec.3-2, sec.4-2-2, sec.4-3-2, sec.4-4-1, sec.4-4-2, sec.4-5-1〜3, sec.4-5-8〜10, sec.4-6-2, sec.4-6-4, sec.5-1-2〜4, sec.5-2-2, sec.5-2-6, sec.5-2-7, sec.5-3-2, sec.5-3-4, sec.5-4-2, sec.5-4-4, sec.6-2-2, sec.6-5-1 |
| | | ウ 技工操作 | sec.2-2-5〜9, sec.4-2-3, sec.4-3-3, sec.4-5-4〜7, sec.4-6-3, sec.5-1-3, sec.5-1-4, sec.5-2-4, sec.5-2-5, sec.5-3-3, sec.5-4-3 |
| | 6 インプラント義歯による治療 | ア インプラント義歯の設計 | sec.6-1-1, sec.6-6-2 |
| | | イ 臨床操作 | sec.6-2-3, sec.6-6-3, |
| | 8 指導と管理 | イ 補綴装置に対する指導 | sec.6-3-1, sec.6-3-3, sec.6-6-4 |
| | | オ リコールとメインテナンス | sec.6-1-5, sec.6-3-2, sec.6-3-4 |
| | | カ 治療効果の評価 | sec.6-3-5, sec.6-6-5 |
| V 高齢者等に関連した疾患・病態・予防ならびに歯科診療 | 1 高齢者等の歯科診療で注意すべき疾患・病態・症候 | | sec.6-5-2 |
| | 2 老化による口腔・顎顔面領域の症候 | | sec.6-5-1 |

vii

# 目次

## sec.1 冠橋義歯補綴学概説 — 1

### 1. 概論 — 1

**1. クラウンブリッジ補綴学とは** — 2
1) 補綴とは — 2
2) クラウンブリッジ補綴学の目的 — 2

**2. クラウンブリッジの特徴** — 2

**3. クラウンブリッジ治療とEBM** — 2

**4. 歯質欠損の病因と病態** — 4
1) 齲蝕 — 4
2) 外傷 — 4
3) 咬耗症，摩耗症，酸蝕症（歯の損耗） — 4
4) 形成不全歯 — 4

**5. 欠損歯列の病因と病態** — 5

**6. クラウンブリッジの要件** — 6
1) 生物学的要件 — 6
2) 機能的要件 — 6
3) 力学的要件 — 7
4) 材料学的要件 — 7
5) 審美的要件 — 7

**7. クラウンの種類** — 8

**8. 歯冠修復および固定性装置による補綴臨床決断とインフォームド・コンセント** — 8
1) 補綴治療における臨床決断 — 8

## sec.2 金属冠による補綴処置 — 11

### 1. 金属冠概説 — 11

**1. 種類と臨床的意義** — 12
1) 全部被覆冠 — 12
2) 部分被覆冠 — 13

**2. 支台歯形態** — 15
1) 補助的保持形態 — 15

### 2. 全部金属冠の支台歯形成から装着まで — 17

**1. 支台歯形成** — 18
1) 支台歯形成 — 18
2) 全部金属冠のための支台歯形成 — 18
3) 歯髄，歯周組織の保護 — 20
4) 切削，形成時の注意 — 21
5) 切削，形成機器 — 22
6) 切削工具 — 22

**2. 印象** — 22
1) 形成後の歯面処理 — 22
2) 歯冠補綴における直接法と間接法 — 23
3) 印象材の種類 — 23
4) 印象用器材 — 25
5) 歯肉圧排 — 27
6) 印象方法 — 29
7) アルジネート印象材の固定 — 30
8) 印象体の消毒 — 31

| | |
|---|---|
| **3. 顎間関係の記録（咬合採得）** | **31** |
| 1）クラウン製作時の咬合採得 | 31 |
| 2）FGP テクニック | 36 |
| **4. プロビジョナルレストレーション，プロビジョナルクラウン** | **38** |
| 1）臨床的意義 | 38 |
| 2）種類と製作法 | 39 |
| 3）製作時と装着前の確認事項 | 42 |
| 4）仮着材の要件 | 42 |
| 5）仮着材の種類 | 42 |
| **5. 作業用模型** | **43** |
| 1）作業用模型の構成 | 43 |
| 2）石膏系模型材 | 43 |
| 3）その他の模型材 | 43 |
| 4）作業用模型の種類 | 44 |
| **6. 咬合器装着（付着）** | **46** |
| 1）フェイスボウトランスファー | 46 |
| 2）咬合器の種類 | 47 |
| 3）咬合器の調節 | 48 |
| 4）トリミング | 50 |
| **7. ワックスパターン形成（ワックスアップ，ろう型形成）** | **50** |
| 1）種類 | 50 |
| 2）作業 | 50 |
| 3）埋没前準備 | 51 |
| **8. 埋没，鋳造，研磨** | **52** |
| 1）埋没材 | 52 |
| 2）埋没法 | 53 |
| 3）埋没材の加熱 | 54 |
| 4）鋳造機 | 54 |
| 5）使用金属 | 55 |
| 6）金属の溶解 | 56 |
| 7）溶剤（フラックス） | 56 |
| 8）金属の鋳造 | 56 |
| 9）鋳造後の処理 | 57 |
| 10）研削，研磨 | 58 |
| **9. チタン鋳造冠** | **59** |
| 1）特徴 | 59 |
| 2）埋没材 | 59 |
| 3）鋳造機 | 59 |
| 4）チタン鋳造冠の適応症例 | 59 |
| 5）チタン鋳造冠の臨床と歯科技工 | 60 |
| **10. 試適，調整** | **60** |
| 1）適合検査 | 60 |
| 2）接触点の検査 | 61 |
| 3）咬合の検査 | 62 |
| 4）咬合調整 | 63 |
| **11. 装着操作，セメント合着** | **64** |
| 1）装着材料の選択 | 64 |
| 2）セメントの主成分と製品の関係 | 64 |
| 3）粉液型合着材による固定性補綴装置の装着 | 66 |
| **12. 固定性装置による補綴処置と金属アレルギー** | **66** |

## sec.3 | 固定性装置による補綴処置の診察から前処置まで 69

### 1. 診察，検査，診断，処置 69

#### 1. 診察 70
1) 医療面接 70
2) 全身的診察と局所的診察（現症） 71
3) プロブレムリスト 71

#### 2. 検査 71

#### 3. 診断 74
1) 評価と診断 74
2) 治療計画を左右する因子 74
3) 症例の難易度 74

#### 4. 処置と経過 74
1) 経過の記録 74
2) 補綴前処置 75
3) 応急処置 76

### 2. 支台築造 77

#### 1. 臨床的意義 78

#### 2. 支台築造の種類 78
1) 成形材料単独による支台築造 80
2) 成形材料と既製ポストによる支台築造 81
3) 鋳造体による支台築造 85
4) コンポジットレジン充塡の前処置としての支台築造 85

#### 3. 支台築造のための窩洞形成 86
1) 軸面の概形成 86
2) 窩洞形成 86
3) ポスト孔の形成 86

#### 4. 印象採得 87

#### 5. 築造体の装着 88
1) 築造体の試適 88
2) 接着処理 88
3) 装着操作 88

#### 6. 支台築造の前処理と後処理 88
1) 前装鋳造冠および全部金属冠の除去 88
2) ブリッジの除去 89
3) 鋳造支台築造体の除去 90

## sec.4 | ブリッジによる補綴処置 91

### 1. ブリッジ概説 91

#### 1. 少数歯欠損に対する固定性補綴 92
1) ブリッジとは 92
2) 臨床的意義 92
3) 構成要素 92
4) 種類，構造，適応症 92
5) 延長ブリッジ（遊離端ブリッジ） 93
6) 支台歯の負担能力（Ante の法則と Duchange の指数） 93
7) 支台装置 95
8) 固定性ブリッジと可撤性部分床義歯の比較 96

| 2. ポンティック | 96 |
|---|---|
| 1）要件 | 96 |
| 2）基底面形態と特徴 | 96 |
| 3）適用部位 | 96 |
| 4）清掃性による分類 | 98 |
| 5）素材による分類 | 98 |

## 2. レジン前装冠 99

| 1. 概説 | 100 |
|---|---|
| 1）臨床的意義 | 100 |
| 2）前装用レジンの変遷 | 100 |
| 2. 支台歯形成 | 100 |
| 1）支台歯形態 | 100 |
| 2）特徴 | 102 |
| 3）利点と欠点 | 102 |
| 4）適用範囲と適応症 | 102 |
| 3. 製作法 | 102 |
| 1）構造と製作 | 102 |
| 2）埋没，鋳造 | 104 |
| 3）試適，調整 | 104 |
| 4）前装作業の前準備 | 105 |
| 5）前装用レジンの築盛と重合 | 106 |
| 6）歯科技工用重合器 | 106 |
| 7）前装用レジンの種類と特徴 | 106 |
| 8）前装用レジンの重合方法 | 107 |
| 9）前装部の研磨 | 107 |

## 3. 陶材焼付冠 109

| 1. 概説 | 110 |
|---|---|
| 1）陶材焼付冠の意義 | 110 |
| 2. 支台歯形成と構造 | 110 |
| 1）支台歯形成 | 110 |
| 2）構造 | 110 |
| 3. 製作法 | 112 |
| 1）陶材と金属の結合 | 112 |
| 2）熱膨張係数 | 112 |
| 3）焼付用合金の融解温度と陶材の焼成温度の差 | 112 |
| 4）陶材焼付用合金の組成と性質 | 112 |
| 5）金属焼付陶材の特徴 | 113 |
| 6）作業用模型製作への配慮 | 113 |
| 7）設計とワックスパターン形成 | 114 |
| 8）スプルー植立 | 116 |
| 9）埋没 | 116 |
| 10）鋳造 | 116 |
| 11）コーピングの前処理 | 116 |
| 12）陶材の築盛と焼成 | 117 |
| 13）レジン前装冠と陶材焼付冠の比較 | 119 |

## 4. ブリッジの支台装置と支台歯形成の留意点 121

| 1. 金属製支台装置の種類と支台歯形態 | 122 |
|---|---|
| 1）ピンレッジ | 122 |
| 2）プロキシマルハーフクラウン | 123 |

| | | |
|---|---|---|
| **2. ブリッジの支台歯形成における留意点** | | 124 |
| コラム：歯科診療録の用語と教科書の用語 | | 126 |

## 5. ブリッジの印象採得から装着　127

### 1. ブリッジの印象採得　128
1）欠損補綴における印象採得　128
2）歯肉圧排　128
3）付加型シリコーンゴム印象材の取り扱い　128
4）ブリッジの印象採得　128
5）対合歯列の印象採得　131

### 2. ブリッジの顎間関係の記録（咬合採得）　131
1）下顎位　131
2）顎間関係の記録（咬合採得）　133

### 3. 固定性暫間補綴装置　137
1）テンポラリーとプロビジョナルレストレーションの違い　137
2）人工歯または抜去歯の接着　137
3）固定性暫間補綴装置の製作（直接法）　138
4）前歯支台築造窩洞形成後の暫間補綴装置　138
5）予想支台歯形成と暫間補綴装置の製作（間接法）　140

### 4. ブリッジフレームの設計とワックスパターン形成　141
1）模型の削合と調整　141
2）ポンティックのワックスパターン形成　141
3）歯科医師と歯科技工士との連携　143

### 5. ブリッジの鋳造　144
1）ブリッジ鋳造の前準備　144
2）埋没　145
3）ブリッジ用合金　146
4）ブリッジの鋳造　146
5）鋳造欠陥　148
6）硬化熱処理　148

### 6. ブリッジの連結法　149
1）連結部の基本的要件　149
2）固定性連結　－固定性ブリッジの連結法－　149
3）半固定性連結　－半固定性ブリッジの連結法－　150
4）可撤性連結　－可撤性ブリッジの連結法－　150
5）磁性アタッチメントを用いた支台装置　152
6）ろう付けの手順　153
7）ろう付け用合金の所要性質　155
8）前ろう付け法，後ろう付け法　155
9）レーザー溶接法　156

### 7. ブリッジの研削と研磨　156
1）意義と目的　156
2）研削と研磨の実際　157
3）研削・研磨時に注意すべき点　158

### 8. ブリッジの試適　159
1）試適の意義　159
2）試適の実際　159

### 9. ブリッジの仮着　161
1）目的　161
2）仮着の注意点　161
3）仮着材の性質　162
4）仮着用セメントの種類　162

目次

| | | |
|---|---|---|
| **10. 口腔内情報の記録** | | **163** |
| | 1）色調選択と伝達 | 163 |
| | 2）色調の評価 | 163 |
| | 3）歯の位置および形態の記録 | 166 |
| | 4）歯科技工担当者への情報伝達 | 167 |

## 6. 接着ブリッジ　169

| | | |
|---|---|---|
| **1. 概説** | | **170** |
| | 1）臨床的意義 | 170 |
| | 2）適応症と禁忌症 | 170 |
| | 3）利点と欠点 | 170 |
| **2. 支台歯形成** | | **170** |
| | 1）前歯支台歯形態と形成 | 170 |
| | 2）臼歯支台歯形態と形成 | 173 |
| **3. 製作法** | | **173** |
| | 1）接着ブリッジの製作に用いられる合金 | 173 |
| | 2）装置の製作 | 173 |
| | 3）支台装置の形態 | 173 |
| **4. 接着面処理と装着操作** | | **174** |
| | 1）支台装置の接着面処理 | 174 |
| | 2）支台歯の接着面処理 | 174 |
| | 3）装着材料と装着操作 | 175 |

## 7. ポストクラウン（歯冠継続歯）とエンドクラウン　177

| | | |
|---|---|---|
| **1. ポストクラウン（歯冠継続歯）** | | **178** |
| | 1）定義 | 178 |
| | 2）設計 | 178 |
| | 3）使用材料における分類 | 178 |
| **2. エンドクラウン** | | **179** |
| | 1）臨床的意義 | 179 |
| | 2）補綴装置の構造と支台歯形態 | 179 |
| | 3）適応症 | 180 |

## sec.5 メタルフリー補綴装置　183

## 1. CAD/CAM による歯冠補綴処置　183

| | | |
|---|---|---|
| **1. CAD/CAM システムとは** | | **184** |
| | 1）クローズドシステムからオープンシステムへ | 184 |
| | 2）市販されている CAD/CAM システム | 184 |
| **2. 支台歯形態と削除量** | | **184** |
| | 1）支台歯形態 | 184 |
| | 2）削除量 | 186 |
| **3. 形状測定と設計する CAD 機と切削加工する CAM 機による工程** | | **186** |
| | 1）設計と加工の手順 | 186 |
| | 2）試適，調整，研磨および接着 | 188 |
| **4. デジタルワークフローと光学印象** | | **189** |

## 2. オールセラミッククラウン　193

| | | |
|---|---|---|
| **1. 臨床的意義** | | **194** |
| | 1）利点と欠点／適応症と禁忌症 | 194 |

xiii

| | |
|---|---|
| 2. 支台歯形態 | 195 |
| 3. オールセラミック材料の強化法による分類 | 195 |
| 1）分散強化型ガラスセラミックス | 195 |
| 2）ガラス浸透型セラミックス | 195 |
| 3）高密度焼結セラミックス | 196 |
| 4. 構造と色調再現 | 196 |
| 5. オールセラミック修復システムによる分類 | 196 |
| 1）耐火模型を用いるシステム | 196 |
| 2）ロストワックス法を用いるシステム | 196 |
| 3）機械切削を用いるシステム（CAD/CAM） | 198 |
| 6. ジルコニア接着ブリッジ | 200 |
| 1）臨床的意義 | 200 |
| 2）構造 | 200 |
| 3）臨床成績 | 201 |
| 4）支台歯形成 | 201 |
| 5）装着 | 202 |
| 7. 装着操作 | 202 |
| 1）クラウンの内面処理 | 202 |
| 2）支台歯の表面処理 | 202 |
| 3）接着操作 | 202 |

| 3. | コンポジットレジンクラウンとファイバー補強コンポジットレジンブリッジ | 203 |
|---|---|---|
| | 1. 概説 | 204 |
| | 1）臨床的意義 | 204 |
| | 2）適応症と禁忌症 | 204 |
| | 2. 支台歯形成 | 204 |
| | 3. 製作法 | 204 |
| | 1）コンポジットレジンクラウンの製作法 | 204 |
| | 2）ファイバー補強コンポジットレジンブリッジの製作法 | 205 |
| | 4. 接着面処理と装着操作 | 206 |
| | 1）接着面処理 | 206 |
| | 2）装着 | 206 |

| 4. | ポーセレンラミネートベニア | 207 |
|---|---|---|
| | 1. 概説 | 208 |
| | 1）臨床的意義 | 208 |
| | 2）特徴 | 208 |
| | 2. 支台歯形成 | 208 |
| | 1）形態異常歯の支台歯形成 | 208 |
| | 2）変色歯の支台歯形成 | 208 |
| | 3. 製作法 | 208 |
| | 1）印象と模型製作 | 208 |
| | 2）陶材の焼成 | 208 |
| | 4. 接着面処理と装着操作 | 210 |
| | 1）試適 | 210 |
| | 2）焼成陶材製ポーセレンラミネートベニア修復物の接着面処理 | 211 |
| | 3）支台歯エナメル質の接着面処理 | 211 |
| | 4）装着操作 | 211 |

## sec.6 | 固定性補綴の関連領域 215

### 1. 歯周病と固定性補綴処置 215

**1. 歯周治療と補綴治療計画** 216
- 1）歯周治療 216
- 2）補綴治療計画 216

**2. 歯周処置と支台歯形態** 216
- 1）支台歯形態 216

**3. 歯周組織に配慮した固定性補綴** 218
- 1）歯冠形態 218
- 2）固定を目的とした歯冠補綴 220
- 3）欠損補綴 220

**4. 術後管理** 220

### 2. 再生医療の固定性補綴治療への展開 221

**1. 再生医療とは** 222
- 1）再生医療 222
- 2）固定性補綴治療と再生医療 222

**2. 補綴前処置における再生医療** 223
- 1）顎堤形成術 223
- 2）歯周組織再生 224

**3. インプラントと再生医療** 225
- 1）骨再生誘導法（GBR法） 225
- 2）上顎洞底挙上術 225
- 3）幹細胞を用いた顎骨再生 226

**4. 歯の再生研究の現状** 227
- 1）歯根膜を有するインプラント 227
- 2）歯の再生 227
- **コラム**：補綴装置（prosthesis）の分類 −米国の用語集2023から− 228

### 3. 固定性補綴の術後管理 229

**1. 術後の診察，検査** 230

**2. メインテナンス** 230
- 1）メインテナンスの重要性 230
- 2）メインテナンス時の検査項目 230

**3. ホームケア** 232

**4. リコールとプロフェッショナルケア** 233
- 1）リコール 233
- 2）プロフェッショナルケア 233

**5. 問題と対処法** 233

### 4. 顎機能障害患者における固定性補綴 235

**1. 顎機能障害（顎関節症）の定義** 236

**2. 病態と病因** 236
- 1）病態 236
- 2）有病率と罹患率 237
- 3）病因 237

**3. 検査と診断** 238
- 1）検査 238
- 2）診断 238

| | |
|---|---|
| **4. 治療法** | **238** |
| 1）治療方針 | 238 |
| 2）治療法の種類 | 238 |
| 3）治療における咬合治療 | 239 |
| **コラム**：英単語でも日米に相違？ | 242 |

## 5. 高齢者／有病者における固定性補綴処置 — 243

| | |
|---|---|
| **1. 高齢者** | **244** |
| 1）高齢者の特性 | 244 |
| 2）高齢者における歯科治療の留意点 | 244 |
| 3）高齢者における固定性補綴処置の特徴と留意点 | 246 |
| **2. 有病者** | **247** |
| 1）高齢者に多くみられる全身疾患 | 247 |
| 2）固定性補綴処置での留意点 | 247 |
| 3）固定性補綴処置で配慮すべきその他の疾患 | 248 |

## 6. 口腔インプラント支台装置による補綴処置 — 249

| | |
|---|---|
| **1. 口腔インプラントの基本構造** | **250** |
| 1）インプラント体 | 250 |
| 2）アバットメントおよび上部構造 | 253 |
| **2. 口腔インプラント補綴処置をするにあたって** | **255** |
| 1）歯列の欠損による主な症候 | 255 |
| 2）診察と検査 | 255 |
| 3）治療計画の立案 | 257 |
| **3. 口腔インプラント補綴治療の術式** | **258** |
| 1）印象採得 | 258 |
| 2）咬合採得 | 260 |
| 3）プロビジョナルレストレーション | 261 |
| 4）試適，調整 | 261 |
| 5）装着 | 262 |
| 6）インプラント補綴におけるデジタル技術の応用 | 262 |
| **4. インプラントの術後管理** | **263** |
| **5. インプラントの治療成績** | **264** |
| | |
| **索引** | 267 |

section **1**

# 冠橋義歯補綴学概説

概論 | **1**

## 1. クラウンブリッジ補綴学とは

### 1）補綴とは

　補綴とは，失われた人体の形態や機能を人工の装置で補うことであり，その語源は，義眼，義手，義足などに対する呼称である prosthesis である．一方，歯科では，口腔内の歯質欠損ならびに歯列欠損を治療するクラウン，ブリッジおよび義歯が，補綴装置と呼ばれる．

### 2）クラウンブリッジ補綴学の目的

　歯科補綴は，齲蝕や咬耗，外傷などで崩壊した歯冠を修復する歯冠補綴と，歯根ごと喪失した歯列欠損部を補う欠損補綴とに大別される．歯冠補綴装置にはクラウン，欠損補綴装置としては有床義歯，ブリッジ，インプラント義歯などが挙げられる（図1）．さらには顎骨，顎顔面部の軟組織を含む欠損に対しては，顎顔面補綴治療が行われる．

　したがって冠橋義歯補綴学（クラウンブリッジ補綴学〈以後，本書ではクラウンブリッジと表記〉）の目的は，歯質の欠損や歯列欠損により損なわれた障害をクラウンやブリッジで解消し，形態，審美と機能を回復することにより顎口腔系の健康維持を図るために必要な理論と技術を習得することにある（図2）．

## 2. クラウンブリッジの特徴

　歯冠補綴，欠損補綴の一法としてのクラウンブリッジの特徴は，補綴装置に加わる咬合力を歯根膜が負担する点にある．これは歯冠補綴の場合はもちろん，ブリッジにおいても同様である．粘膜負担を併用する可撤性の部分床義歯と比較することで，双方の特徴が明確となる（図3）．すなわち，装着感，審美性，発音，咀嚼効率といった点ではブリッジが優れており，清掃性，修理のしやすさ，歯質削除の少なさといった点では部分床義歯のほうが有利である．

　ブリッジの場合，欠損部を補う人工歯であるポンティックに加わる咬合力は，連結部を介して支台装置に伝わり，その咬合力は支台歯の歯根膜で負担される．

　クラウン，とりわけ歯冠すべてを覆う全部被覆冠の場合は，歯冠の崩壊が著しい症例が適応症となるが，ブリッジの場合は欠損部の隣在歯が健全であっても，支台装置を装着する必要上，歯質を切削する必要がある．また，欠損歯数が多くなるに従い，残存する支台歯の負担が増大する．したがって，症例に応じてクラウンブリッジ，インプラント，部分床義歯を複合的に組み合わせた対応が必要となる．

## 3. クラウンブリッジ治療とEBM

　医療分野での機器，材料，薬品，そして技術の進歩は目覚ましいものがあり，補綴歯科臨床においてもさまざま情報をすべて把握することは困難である．そのようななかで，臨床的な問題に対する判断基準として，根拠に基づいた診療（EBM），歯科診療（EBD）の概念が普及している．

---

クラウンブリッジ補綴学，
固定性義歯補綴学
fixed prosthodontics

補綴
prosthetics

クラウン，冠
crown,
restoration

ブリッジ，橋義歯
fixed partial denture,
fixed complete denture,
fixed dental prosthesis,
bridge（slang）
fixed bridge（obsolete, slang）

義歯
dental prosthesis,
denture

補綴装置
prosthesis

歯科補綴，
歯科補綴学
prosthodontics,
prosthetic dentistry

根拠に基づいた診療
EBM
evidence based medicine

根拠に基づいた歯科診療
EBD
evidence based dentistry

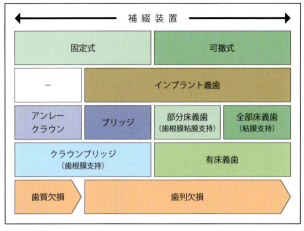

図1 補綴装置におけるクラウンブリッジの位置づけ

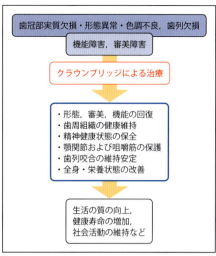

図2 クラウンブリッジ治療の目的

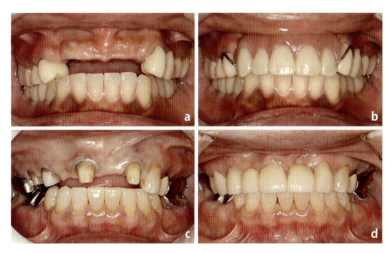

図3 部分床義歯とブリッジの違い
a：上顎前歯部欠損
b：装着された部分床義歯
c：ブリッジの支台歯形成
d：ブリッジの装着

　クラウンブリッジに関するEBMとしては，ガイドライン，専門学会の公式見解であるポジションペーパーがある（表1）．特に診療ガイドラインは，**臨床に関する疑問（CQ）**に対し根拠に基づく解説を提供し，治療方針決定に寄与する手段の一つとなっている．また，クラウンブリッジ治療に必要な検査項目を入力することで症例の難易度を判定するシステムも開発されており[1]，判定に必要となる入力シートは日本補綴歯科学会のウェブサイト（http://www.hotetsu.com/s2_07.html）で確認できる．

臨床に関する疑問
CQ
clinical question

表1　日本補綴歯科学会で作成されたガイドライン（Minds収載のもの）

| |
|---|
| 歯の欠損の補綴歯科診療ガイドライン2008 |
| 有床義歯補綴診療のガイドライン2009改訂版 |
| 摂食・嚥下障害，構音障害に対する舌接触補助床（PAP）の診療ガイドライン2011 |
| ブラキシズムの診療ガイドライン　睡眠時ブラキシズム患者に対する各種の検査について2016 |
| 接着ブリッジのガイドライン2024　追補版 |
| 摂食嚥下障害，構音障害に対する舌接触補助床（PAP）の診療ガイドライン2020 |
| ブラキシズムの診療ガイドライン　睡眠時ブラキシズムの治療（管理）について |

## 4. 歯質欠損の病因と病態

　歯質欠損にはさまざまな病因があるが，代表的なものとして次の病因が挙げられる．1）齲蝕，2）外傷，3）咬耗症・摩耗症，4）酸蝕症，5）形成不全歯．それぞれの病態は以下のとおりである．

### 1）齲蝕

　齲蝕は一般的にはエナメル質から始まり，象牙質，歯髄へと感染が進行する．また，加齢や歯周疾患により歯根部分が露出している場合は，セメント質から歯髄へと感染が進行する場合もある．

　齲蝕を放置すると，その進行に伴い疼痛を生じるため，保存修復的な治療が選択されるが，感染が歯髄へと進行した場合には抜髄，根管充填などの歯内療法が必要となる．さらには，歯の移動による咬合の変化，咬合干渉を生じる場合もある（図4）．

### 2）外傷

　転倒や殴打などの外的な力により，歯に外傷が生じる場合がある．多くは上顎前歯部にみられるが，衝撃が強い場合は外傷が下顎前歯部まで及ぶ場合もある．

　外傷はエナメル質に限局したもの，象牙質まで及ぶもの，歯髄にまで達したものに分類されるが，歯冠部や歯根が破折，分離する場合もある．

### 3）咬耗症，摩耗症，酸蝕症（歯の損耗）

　咬耗症は対合歯との接触が原因で起こるため，加齢に伴い生理的に起こりうる硬組織疾患である．エナメル質に限局した軽度なものから，象牙質や歯冠部歯質の大半を失った重度なものもある（図5）．また，ブラキシズム習癖者はその進行が速い．

　摩耗症は研磨剤を含む歯磨剤や硬い歯ブラシ，強圧でのブラッシングが原因で起こる場合と，上下の歯で釘やピンなどの器具をくわえる習慣のある職業の人にみられる．前者は主に臼歯部歯頸部の歯質が摩耗し，後者は習慣的に器具をくわえる部位に摩耗がみられる．

　酸蝕症は外的かつ直接的な酸と歯質の接触により起こる．エナメル質表層の着色や脱灰がみられ，摂食障害や胃食道逆流症による胃酸の反復性嘔吐によりエナメル質が侵蝕され，咬合に関与しない部位にも実質欠損が及ぶことがある．

歯の損耗
tooth wear

咬耗
attrition

摩耗
abrasion, wear

### 4）形成不全歯

　歯胚に対し全身的または局所的に何らかの障害が及んだ場合に，エナメル質や象牙質の形成不全が発症する．障害が軽度の場合には，エナメル質に限局性の白斑や着色を認める．障害が重度の場合は，エナメル質の表面に環状の凹窩や溝などを生じる．

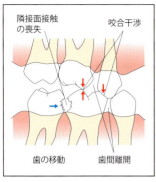

図4 歯質欠損を放置した場合の歯の移動による障害

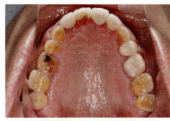
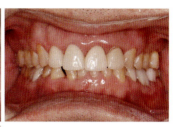
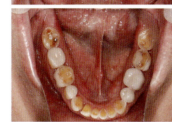

図5 ブラキシズムによる咬耗

## 5. 欠損歯列の病因と病態

　歯列の欠損を生じる病因としては，先天性の欠損と後天性の欠損に大別される．後者には，齲蝕，歯周病，外傷などにより抜歯を余儀なくされるものが大半を占める．

　歯列に欠損を生じると，咀嚼，発音，審美性に支障をきたす．その状態を放置すると歯の移動が生じ，歯列が乱れ，齲蝕，歯周病，咬合異常を引き起こす．このような状態を改善する，あるいは予防するうえでクラウンブリッジによる治療が重要である（図6，7）．

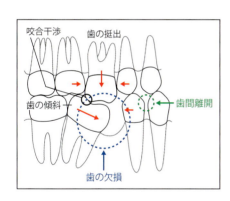

図6 歯列欠損の放置による歯の移動

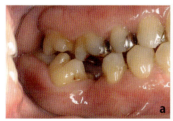
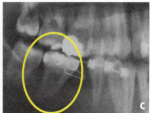

図7 欠損を放置していた症例
a, b：6̄の欠損を放置していたため7̄が近心傾斜した．
c：矯正治療によりアップライティングした．

sec. 1 冠橋義歯補綴学概説

1. 概論

## 6. クラウンブリッジの要件

　人工装置であることを念頭におくと，生体への適合が得られることで生体に対する安全性が図られる．その結果，社会生活に調和した状態で長期に円滑な機能が保たれることが必要である．

　口腔内に装着されたクラウンやブリッジが長期間にわたって機能，形態，審美性を確保し続けるには，以下に挙げるさまざまな要件を満たす必要がある．

### 1）生物学的要件

　クラウンは支台歯の形成面を過不足なく被覆し，適合していなければならない．これにより外部からの刺激や侵襲から支台歯を守ることができ，支台歯が生活歯の場合は歯髄の保護にもつながる．咀嚼，発音などの機能を円滑に営み，自浄性，清掃性に優れ，長期の維持管理を果たすためには，**表2**のような要件が必要である．

### 2）機能的要件

　咀嚼や構音などの諸機能を単に回復するだけでなく，その機能が長期間持続されなければならない．そのためには安定した下顎位で咬合すること，適切な咬合高径が保たれていること，そして偏心運動時の干渉がないことが挙げられる．これらの要件を満たしたうえで，支障のない咀嚼，嚥下，発音といった口腔の機能が営まれる．

**表2　クラウンの生物学的要件**

1. 形成面を適切に被覆する良好な適合性
2. 対合歯との適切な咬合接触関係
3. 隣在歯との適切な隣接接触関係
4. 適切な豊隆，鼓形空隙を備えた歯冠形態
5. 装着後の清掃性，自浄性

### 3）力学的要件

クラウンブリッジには，咀嚼力や咬合力といった機能的な力以外にも，クレンチングやグラインディング，タッピングなどの非機能的な力が加わる場合がある．これらのさまざまな力に長期間耐えうる機械的強度や，耐摩耗性などを備えていなければならない．過大な力に対しては，機械的強度を追求するのみならず，力の分散を考慮した咬合様式の付与に対する配慮が必要である．

また，脱離に抵抗する保持力も力学的要件としては重要である．保持力に影響する因子として支台歯形態，合着（接着）材料，変形に抵抗する強度などが挙げられる．

### 4）材料学的要件

生体に対し無害な材料を使用しなければならないことはいうまでもないが，口腔内という過酷な環境のなかで長期間にわたって，物理的，化学的に安定した物性が求められ，為害作用，細胞毒性，機械的強度，耐食性，変色，溶解などに加え，技工操作時の加工性，操作性が因子となる．

### 5）審美的要件

ただ単に補綴装置の色調が周辺の残存歯の色調と適合していればよいということではなく，形態，大きさ，咬合なども審美性を維持，向上させるうえで重要な要素である（図8）．また，補綴装置の色調や形態の決定には，患者の意見も取り入れることが重要である．

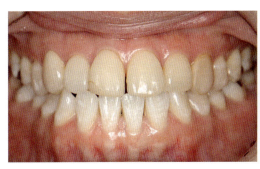 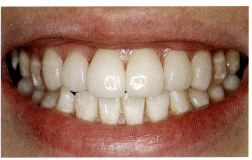

図8　形態と色調を回復した症例
前歯部の形態と色調の改善を希望して来院し，ラミネートベニアにより形態および色調が改善された．

## 7. クラウンの種類

クラウンの種類は**表3**のとおりである.

**表3　クラウンの種類**

| 全部被覆冠 | 全部金属冠 | |
|---|---|---|
| | 前装冠 | レジン前装冠* |
| | | 陶材焼付冠* |
| | （オール）セラミッククラウン** | |
| | コンポジットレジンクラウン*** | |
| 部分被覆冠 | プロキシマルハーフクラウン | |
| | 3/4冠，3/4クラウン | |
| | 4/5冠，4/5クラウン | |
| | 7/8冠，7/8クラウン | |
| | ピンレッジ | |
| | アンレー | |
| | 接着ブリッジの支台装置 | |
| | ラミネートベニア | |
| ポストクラウン（歯冠継続歯）エンドクラウン | | |

*金属以外のフレーム材料もあり，例としてジルコニアフレームに陶材を焼き付けたクラウンはセラミッククラウンにも分類される.
**陶材を前装するタイプとモノリシックタイプがある.
***コンポジットレジンを前装，築盛するタイプとモノリシックタイプ（CAD/CAMクラウンなど）がある.

（岩佐 文則）

全部被覆冠
complete crown,
full veneer crown

全部金属冠
complete metal crown,
full metal crown

前装冠
veneered restoration

レジン前装冠
resin-veneered restoration,
resin-veneered crown,
resin facing restoration

陶材焼付冠
metal-ceramic restoration,
porcelain-fused-to-metal
restoration

（オール）セラミッククラウン
ceramic restoration,
all-ceramic restoration,
all-ceramic crown

コンポジットレジンクラウン
composite resin crown

部分被覆冠
partial-coverage crown,
partial-coverage restoration

プロキシマルハーフクラウン
proximal half crown

3/4冠，3/4クラウン
three-quarter crown

ピンレッジ
pinledge

アンレー
onlay

支台装置
retainer

ラミネートベニア
laminate veneer

ポストクラウン（歯冠継続歯）
post and core crown,
post-core crown

エンドクラウン
one-piece endodontic crown,
endocrown（slang）

## 8. 歯冠修復および固定性装置による補綴臨床決断とインフォームド・コンセント

### 1）補綴治療における臨床決断

#### （1）患者が抱える問題点の抽出

医療面接により，患者が抱えている問題点，患者が解決したいと思っている問題をリストアップする．たとえば，審美障害，発音障害，咀嚼障害などが該当する．加えて，このような問題を引き起こした患者が内在する問題を抽出する．さらに，治療に対する要望，たとえば，費用，治療期間，治療の永続性，自己管理法，治療後の管理に要する負担なども抽出しておく．

#### （2）歯冠補綴治療における治療オプションの選定

クラウンによる補綴治療（**表3**）のメリット，デメリットを臨床エビデンスに則って患者の立場に立って説明し，治療オプションを決断する．

## （3）欠損補綴治療における治療オプションの選定

　欠損補綴の決断はさらに複雑になる．臼歯の片側遊離端欠損を例にとると，治療オプションとしては，①固定性ブリッジ（延長ブリッジ），②可撤性部分床義歯，③インプラント義歯，④智歯の移植＋固定性ブリッジ，⑤欠損を放置（短縮歯列）などが挙げられる．患者には複数の治療オプションを提供する．これは，治療を受けないという患者の権利を守るため，単一治療の押しつけにならないためにも必要である．また，治療は患者が内在する病因を除去し，治療の永続性を担保するものであることも忘れてはならない．

## （4）患者の医療面の絶対的リスクや嗜好による治療オプションの絞り込み

　これら多数のオプションから，患者の病状や嗜好，術者の技量に伴いオプションを絞り込む．たとえば，保険外治療や外科的処置を好まない患者では，インプラント義歯がオプションから外れる．生活歯の切削を好まない患者では，固定性ブリッジがオプションから外れる．今回は議論を単純にするために，最も一般的な片側遊離端欠損の治療法であるインプラント義歯，固定性ブリッジ，可撤性部分床義歯，欠損を放置（短縮歯列）の4つのオプションを例に取り上げる（図9）．

## （5）治療オプションの効果や負担の比較

　患者が抱えている問題や患者が解決したいと思っている問題を，これらの治療オプションがどの程度解決できるのか，エビデンスに基づき比較する．この際，比較可能な最も適切な指標をアウトカム指標（エンドポイント）と呼び，CQ（clinical question）を基に研究仮説という形に操作化して，文献検索を行う．一般的には，アウトカム指標には，ソフトな指標である患者立脚型アウトカム（たとえば，Oral Health-related QOL: OHRQOL）や，ハードな指標である咀嚼能率等（代替エンドポイント）がある．文献の代わりに，臨床エビデンスを統合した診療ガイドラインやシステマティックレビューが利用できる場合もある．効果だけではなく，治療法により患者が被る負担も合わせて比較するのがよい．

## （6）患者の価値観の統合

　個々の患者で大切にしていることの優先順位が異なる．外科的な侵襲を極端に避けたいという患者もいる．また，審美性に対する要求や費用に対する許容度も患者ごとに大きく異なる．このように，患者がどのような価値観をもつかという情報収集を担当医師が積極的に行うべきである．

## （7）患者へのインフォームド・コンセントと臨床決断

　これら複数の指標を比較し，各治療の特徴を「効果」だけでなく，患者が被る「負担」を含めて患者にわかりやすく伝える．担当医師と患者は，治療法の選択を共同で行う（shared decision making）．患者が一番関心のある問題点を解決する「効果」については，同様の患者が実感した成功頻度や感想などを示して，具体的に伝えるのがよい．その治療を行うことによって患者が被る負担を包み隠さず伝える．たとえば，外科的な侵襲，費用，治療期間，治療の永続性（どれぐらい長持ちするのか），治療に伴う違和感，治療後のトラブル，メインテナンスに必要な

費用などである．補綴治療に伴い発生する違和感などについては，患者に補綴装置の形態を模したものなどを試適し，その違和感を具体的に経験させるのもよい．あくまでも患者の利益を長期にサポートするのが，補綴治療のあり方であることを忘れず，患者が治療によるメリットを享受するまでの負担を上手に乗り越えられる方法を併せて伝えるのがよい[3]．

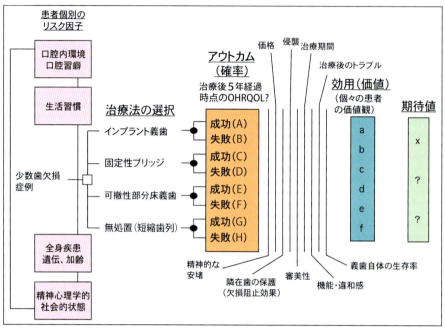

図9　補綴治療における臨床決断の概念モデルと決断分析[2]

臨床決断では，多数の要因（効果と負担）を同時に判断することが多い．したがって，これら多要因を統合した包括的な尺度，たとえば，口腔関連QOL（OHRQOL）などがアウトカム因子として用いられることが増えた．どの治療オプションを実施してもうまくいく場合とうまくいかない場合があり，その成功と失敗の頻度を具体的に患者に示すことが求められる時代になった．加えて，目の前の患者がこの成功や失敗にどの程度の価値を見いだすかが重要であり，個別の患者で異なるこの効用値を測定する試みがなされるようになった．図中の分岐点の意味は，□が選択点，●は確率論的に生じる自然発生点である．決断分析では，図中の各治療オプションの期待値 x を算出・比較する．この際，インプラント義歯の期待値は，$x = A \times a + B \times b$ となる．

（窪木 拓男）

---

**section 1　文献**

1) 日本補綴歯科学会症系分類シート：http://www.hotetsu.com/s2_07.html（2022年10月28日）．
2) 窪木拓男, 山下　敦：EBDの具体的展開2　欠損歯列を有する患者の治療におけるevidenceに基づいたアプローチ―下顎片側遊離端症例をベースにした考察―. 歯界展望, 95: 65-80, 2000.
3) 大西弘高, 尾藤誠司 監訳：価値に基づく診療 VBP実践のための10のプロセス. 1, 東京：メディカル・サイエンス・インターナショナル, 2016.

section **2**

# 金属冠による補綴処置

## 金属冠概説 | **1**

### 一般目標

1. 金属冠の種類を理解する.
2. 金属冠の臨床的意義, 適応症を理解する.
3. 金属冠の支台歯形態を理解する.

### 到達目標

1. 金属冠の種類を列挙できる.
2. 金属冠の臨床的意義, 適応症を説明できる.
3. 金属冠の支台歯形態を説明できる.

## 1. 種類と臨床的意義

金属冠は金属により製作された歯冠補綴装置である．従来，金属冠は最も多く使用されてきた補綴装置であり，適用範囲は広い（8頁，Section 1-1-7，**表3**参照）．製作法は主に鋳造であったが，近年のデジタル技術の発展により，CAD/CAMによる金属冠も臨床応用されるようになった．一般的な金属冠の利点と欠点を**表1**に示す．延性および展性に優れた金属は加工も容易であることから，鋳造により製作された金属冠は，補助的保持形態（15頁参照）に対応できることが臨床的に大きな利点である．一方，CAD/CAMにより製作された補綴装置では補助的保持形態への対応が困難である．さらにブリッジの支台装置として使用する場合，ろう着や溶接を行うことができる利点がある．

表1　金属冠の利点および欠点

| 利点 | 欠点 |
|---|---|
| 延性および展性に優れた金属を使用している | 審美性に劣る |
| 補助的保持形態を支台歯に付与できる | 金属アレルギーの患者には適用できない |
| 対合歯の摩耗を最小限に抑えることができる | 貴金属の材料価格が大きく変動する |
| ろう着や溶接が可能である | |

### 1）全部被覆冠

#### （1）全部金属冠（図1）

金属のみで製作される全部被覆冠を**全部金属冠**という．材料には金合金，金銀パラジウム合金，純チタンなどが用いられ，鋳造またはCAD/CAMにより製作される．

利点は歯冠の形態付与が容易であること，堅固で保持力が大きいこと，そして高い機械的強度と適度な摩耗を示すことである．欠点は歯質の削除量が部分被覆冠よりも多いこと，金属色による審美不良，金属アレルギーの患者には適用できないこと，そして貴金属を使用する場合には，その材料価格が大きく変動することである．さらに生活歯に対しては熱伝導性による歯髄刺激に注意が必要である．

適用は歯冠崩壊が著しい症例やブリッジの支台装置や連結冠などであり，その適用症は広い．しかし，どの程度の歯冠崩壊であれば全部金属冠を適用するのが適当であるかについての明確な基準はない．

**適用部位**：臼歯部，主に大臼歯部．

**支台歯形成**：マージンは歯肉縁もしくは歯肉縁上に設定し，歯頸部辺縁形態はシャンファーを原則とし，ナイフエッジも適用となる．なお，支台歯軸面の高さが十分に得られない症例では，支台歯に補助的保持形態を付与することがある（15頁参照）．

全部被覆冠
artificial crown,
complete crown,
full veneer crown,
full coverage crown

全部金属冠
complete metal crown

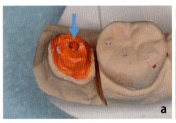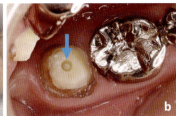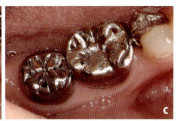

図1　全部金属冠（矢印：補助的保持形態）

## 2）部分被覆冠

部分被覆冠
partial-coverage crown, partial-coverage restoration

歯冠を部分的に覆うクラウンを**部分被覆冠**という．全部被覆冠と比較し，フィニッシュラインが長く，二次齲蝕に罹患しやすい．したがって，清掃状態不良や齲蝕活動性が高い患者には慎重に適用する必要がある．以下，全部被覆冠と比較した部分被覆冠の一般的な利点および欠点を示す．

利点：歯質の削除量が少ない
欠点：支台歯形態が複雑，保持力が小さい，フィニッシュラインが長い

### (1) 3/4冠（スリークォータークラウン・3/4クラウン）（図2）

3/4冠，3/4クラウン
three-quarter crown

**3/4冠**とは前歯部に適用する部分被覆冠である．審美性を考慮し，前歯の4面のうち，唇側を除いた3面を金属にて被覆する．主に前歯部のブリッジ症例において，審美性を確保する支台装置として用いられてきた．スライスカットを小さくすると審美性を保つことはできるが，隣接部のマージンが不潔域となり，二次齲蝕の可能性は高くなる．一方，隣接面のスライスカットが大きい場合，金属色により審美性を損なうことがある[1]．

適用：主にブリッジの支台装置
適用部位：前歯部
支台歯形成：マージンは歯肉縁もしくは歯肉縁上に設定する．舌側のマージンは歯肉縁もしくは歯肉縁上に設定し，歯頸部辺縁形態はシャンファーを原則とし，ナイフエッジも適用となる．隣接面には維持溝（隣接面溝，groove）を付与し，維持力を得るように形成する．

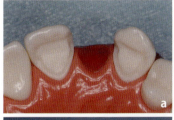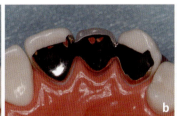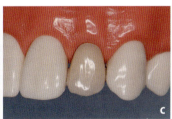

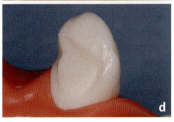

図2　3/4冠
a：支台歯形成
b：咬合面観
c：頰側面観
d：支台歯の拡大写真

## (2) 4/5冠, 4/5クラウン（図3）

　4/5冠とは臼歯部に適用する部分被覆冠である．審美性を考慮し，臼歯の5面のうち，唇側を除いた4面を金属にて被覆する．頬側面を保存することにより，ある程度の審美性を確保できる．主にブリッジの支台装置としても用いられるが，上顎臼歯部においては単独冠として用いられることもある．また，4/5冠では咬合面を金属で被覆するため，下顎臼歯部においては審美性が担保できない．

　**適用**：主にブリッジの支台装置もしくは単独冠
　**適用部位**：特に上顎臼歯部
　**支台歯形成**：3/4冠と同様に，舌側のマージンは歯肉縁もしくは歯肉縁上に設定し，歯頸部辺縁形態はシャンファーを原則とし，ナイフエッジも適用となる．隣接面には維持溝（グルーブ）を付与する．

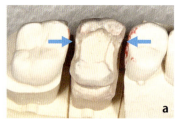 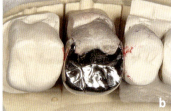 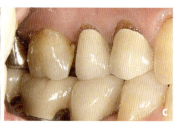

図3　4/5冠（矢印：グルーブ）
a：支台歯形態，b：咬合面観，c：頬側面観

## (3) 7/8冠, 7/8クラウン（図4）

　7/8冠とは上顎大臼歯に適用される部分被覆冠であり，審美性に配慮して近心頬側面のみ歯質を保存する．本来，大臼歯の軸面は4面であるが，咬合面，頬側面および舌側面をさらに2分割して8面とし，近心頬側面以外の7面を覆うため，7/8冠とされている．スマイル時において，80〜100％の被験者が小臼歯の歯冠が露出する一方，大臼歯部では20％ほどの被験者のみ露出することが報告されており[1]，7/8冠の適用による審美性へ影響は限定的と考えられる．

　**適用部位**：上顎大臼歯
　**支台歯形成**：舌側のマージンは歯肉縁もしくは歯肉縁上に設定し，歯頸部辺縁形態はシャンファーを原則とし，ナイフエッジも適用となる．

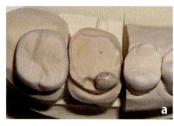 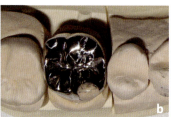 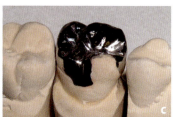

図4　7/8冠
a：支台歯形態，b：咬合面観，c：頬側面観

### （4）ピンレッジ

**ピンレッジ**とはピンとレッジ（棚）によって保持し，舌側を覆う部分被覆冠である．詳細は Section 4-4-1-1) ピンレッジ（122頁）を参照のこと．

ピンレッジ
pinledge

### （5）プロキシマルハーフクラウン

**プロキシマルハーフクラウン**とは臼歯の近心側または遠心側の半分を被覆する部分被覆冠である．詳細は Section 4-4-1-2) プロキシマルハーフクラウン（123頁）を参照のこと．

プロキシマルハーフクラウン
proximal half crown

### （6）アンレー

**アンレー**とは隣接面を含み咬合面を被覆する部分被覆冠である（**図5**）．咬合挙上症例で用いられることがある．

**支台歯形成**：全周のマージンは歯肉縁上に設定する．

アンレー
onlay

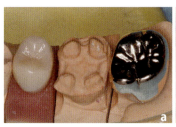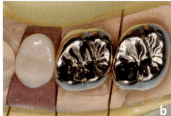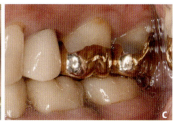

図5　アンレー
a：支台歯形態，b：咬合面観，c：頰側面観

## 2. 支台歯形態

基本的な支台歯形成については，本章の各補綴装置に記載したが，Section 2-2 支台歯形成を参照のこと（18頁）．歯頸部辺縁形態（マージン形態）については，110頁を参照のこと．

大臼歯部における全部金属冠の支台歯形成において，下顎では頰側，上顎では口蓋側の軸面の傾斜（テーパー）が大きくなりやすい．そのため，それらの軸面では2面に形成して，歯頸部付近のテーパーを小さくとどめる（**図6a**）．全部金属冠の形成限界（フィニッシュライン）の形態は，基本的にシャンファーが推奨されている（**図6b**，**図7**）．しかし，歯頸部付近の歯冠形態によっては，ナイフエッジの形態にすることもある．全部金属冠のように，金属で歯冠補綴装置のマージンを被覆する場合には，マージンの厚みが小さくても金属によって強度が確保されるため，過剰な歯質削除を避けるようにする．

ここでは，補助的保持形態について述べる．

### 1) 補助的保持形態（図8～10）

全部被覆冠に比較して被接着面の面積が小さい部分被覆冠では，保持力が低下するため，支台歯に補助的保持形態を付与する．補助的保持形態には，**グルーブ**やキャビティがある．全部被覆冠においても，支台歯軸面の高さが十分に得られ

グルーブ
groove

ないなど，クラウンの保持力が不足することが予想される症例では，軸面や咬合面に補助的保持形態を付与する必要がある．

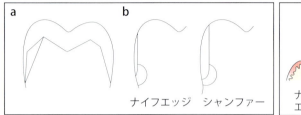

図6　a：2面形成，b：形態に応じた形成限界の選択

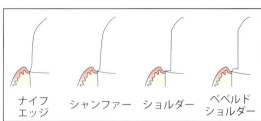

図7　歯頸部辺縁形態

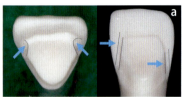

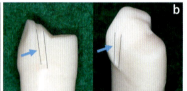

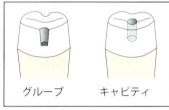

図8　a：3/4冠（矢印：グルーブ）　b：4/5冠（矢印：グルーブ）

図9　補助的保持形態

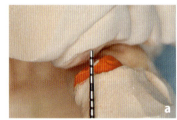

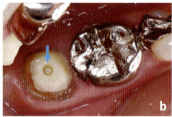

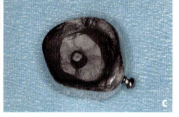

図10　補助的保持形態（矢印：キャビティ）
a：対合歯とのクリアランスの確認，b：咬合面観，c：装置内面

（樋口 大輔，吉田 裕哉）

section **2**

# 金属冠による補綴処置

## 全部金属冠の支台歯形成から装着まで | **2**

### 一般目標

1. 全部金属冠を適切に適用するために，その支台歯形成から装着までの手順を正確に理解する.

2. 歯質欠損に対する歯冠修復の臨床的意義と方法を理解する.

3. 間接法による技工操作を理解するうえで必要となる作業用模型について学ぶ.

4. 正確な咬合接触関係を回復するために必要となる咬合器に関する基礎的知識を学ぶ.

5. クラウンの製作方法を理解するうえで必要となるワックスパターン形成の基本を学ぶ.

6. クラウン製作に必要となる金属材料の基礎的知識と鋳造に関する基本的操作を学ぶ.

### 到達目標

1. 全部金属冠の支台歯形成法と形成後の歯面処理を説明できる.

2. 歯肉圧排の種類と特徴を説明できる.

3. 印象材および印象方法の種類と特徴を説明できる.

4. アルジネート印象材の固定と印象材の消毒を説明できる.

5. 全部金属冠のための咬合採得材の特徴，種類および咬合採得法を説明できる.

6. 咬合器の種類と特徴を説明できる.

7. 作業用模型の構成，要件，種類および製作方法を説明できる.

8. プロビジョナルレストレーションの意義，種類および製作法を説明できる.

9. ワックスパターン形成法の種類，特徴およびワックスの取り扱いを説明できる.

10. 埋没材の種類，特徴および埋没方法を説明できる.

11. 鋳造に用いる金属材料，鋳造基本的操作および研磨操作を説明できる.

12. 仮着材の要件と種類を説明できる.

13. 適合検査法と咬合調整法を説明できる.

14. 合着材の要件と種類を説明できる.

# 1. 支台歯形成

## 1）支台歯形成

　金属冠をはじめとする歯冠補綴装置を装着するために，有髄歯もしくは無髄歯の歯冠を高速切削器具を用いて削除することを**支台歯形成**と呼ぶ．全部金属冠の支台歯形成は，最終的な歯冠形態を回復するための金属の厚みを確保するために行うものである（**図1**）．

　**削除**する歯質の厚み，すなわち金属冠の厚みをクリアランスと呼ぶが，クリアランスは軸面および咬合面で，マージン部を除いて最低0.5〜1.5 mm必要である（**図2**）．**形成**した面はアンダーカットがなく，できるだけ滑沢であることが望ましいが，一定以下の表面粗さは印象や補綴装置の適合に影響を及ぼさない範囲で合着材の被着面積を増やすことになるので，後述の切削に用いるバーの表面粗さを参考にされたい．

　支台歯形成の質は直接印象の質にかかわり，印象の質は最終的な歯冠補綴装置の質，すなわち適合に影響するので，支台歯形成を注意深く行うことが非常に重要である．

　支台築造を必要とする無髄歯の支台歯形成と，必要としない有髄歯の支台歯形成の手順や注意点は若干異なる．すなわち，支台築造後にはほぼ支台歯の形態が完成しているはずで，主にクリアランスの確認と形成限界の修正が重要なポイントとなる．一方，築造を必要としない有髄歯においては形成の順序やクリアランスの確保という点で，より注意すべき点が多い．

支台歯形成
preparation for abutment tooth

削除（する），形成（する）
reduction（reduce）

## 2）全部金属冠のための支台歯形成

### （1）形成の順序

　築造後の無髄歯の支台歯形成時には，まず対合歯とのクリアランスの確認を行うのが妥当であろう．間接法による支台築造では，咬合器上での咬合関係に基づいた築造体が装着されるが，口腔内での咬合面のクリアランスはしっかりと確認する必要がある．その後，軸面を整え，同時に形成限界を適切に連続させて，最終的な補綴装置による辺縁封鎖が行える形態にすることが重要である．

　一方，築造を必要としない有髄歯の支台歯形成では，咬合面を先に削除するか，軸面を先に削除するかが問題となる．咬合面を先に削除してクリアランスを確保してから，軸面の形成を行うことが推奨されることが多いが，逆に軸面を先に形成することのメリットもある．歯冠高径が小さい下顎大臼歯などの場合，先に咬合面を削除して必要なクリアランスを確保してしまうと，残存する歯質の高さ，すなわち軸面の高さが低くなり，軸面の形成時に適切なテーパーを付与することが非常に難しくなる場合がある．このような場合には，極力テーパーを小さくするようにして先に軸面を形成し，その後に咬合面を削除し，さらに2面形成などの最終的な軸面の支台歯形態を整えるほうが容易になる（**図3〜7**）．いずれにしても支台歯形成に先立って，患歯の状況を的確に判断することが重要である．

### （2）咬合面の形成

　**咬合面**のクリアランスは1〜1.5 mm必要である．一度削除を始めてしまうと，

咬合面
occlusal surface

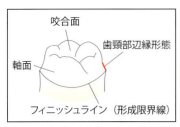

図1 支台歯形成後の各部位名称（文献2を基に作成）

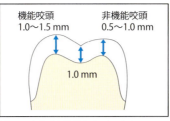

図2 支台歯形成とクリアランス
下顎臼歯の機能咬頭では側方運動に配慮してやや多めのクリアランスを確保する．

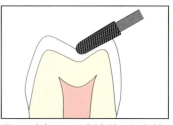

図3 咬合面の形成（文献3を改変）

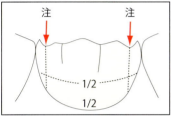

図4 隣接面における軸面の形成（文献3を改変）

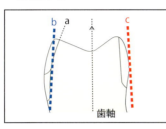

図5 下顎臼歯頬舌側における軸面の形成（文献3を改変）
a：頬側咬頭付近の軸面はクリアランスを確保するためにやや舌側方向へ傾ける．
b, c：頬側歯頸部付近の軸面および舌側面はできるだけ歯軸に平行とする．

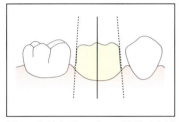

図6 歯軸とテーパーの関係（文献3を改変）

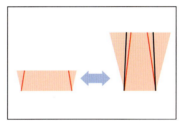

図7 形成順序とテーパー
赤線は同じ角度である．支台歯の高さが低いほどテーパーが大きくなりやすい．

どの程度のクリアランスが得られているかがわかりにくくなるので，削除の前に，想定する深さのガイドグルーブを数本形成しておき，これを目安に全体の削除を進めるとよい．

また，必要に応じてワックスやシリコーンを用いて対合歯とのクリアランスを確認することも重要である．

（3）軸面の形成

**軸面**は補綴装置の維持にとって最も重要な部分である．それゆえ，歯軸に平行ではない咬合力が加わったときに，補綴装置の脱離に抵抗できるよう，テーパーを極力小さくするべきである．まず，歯頸部側1/2を形成し，その後に2面を形成するように咬頭頂側を形成するとよいであろう．

近遠心に隣在歯がある場合に注意すべきことは，これらの削除を避けようとするあまり，テーパーが大きくなりすぎることである．隣在歯の最大豊隆部と患歯の歯頸部の位置関係をあらかじめよく見ておくことが大切である．また，有髄歯など，隣接面の削除を必要とする場合には，隣在歯との接触点付近のエナメル質

軸面
axial surface

を一層残すようにして軸面を形成すると，隣在歯を傷つけることなく，かつ比較的適切なテーパーを付与しやすい．

## （4）フィニッシュライン

軸面の形成をある程度終えた段階で，軸面を整えるのと同時に形成限界も適切な形態と位置になるように形成する．**フィニッシュライン**の形態は，比較的辺縁封鎖が得られやすく，連続させやすいシャンファーがよいであろう．しかしながら，有髄歯においては歯髄への近接につながりやすく，無髄歯においては残存歯質の菲薄化につながるので，過剰な削除は避けなければならない．

形成限界の上下的位置については諸説ある．過去に支台歯形成がされている場合や，歯肉縁下に齲蝕が及んでいる場合には，形成限界を歯肉縁下に設定せざるを得ない場合があるが，健全な有髄歯の場合や，部分的に健全なエナメル質が温存できる場合の形成限界は，必ずしも歯肉縁下に設定する必要はなく，歯肉縁もしくは歯肉縁上で，エナメル質内に設定することが望ましい．この場合，いわゆる低石灰化帯（エナメル質が薄い部分）の存在にはある程度注意が必要である．

無髄歯の支台歯形成は，何らかのトラブルによる金属冠の再製作のために行うことが多く，また歯肉縁下に及ぶ齲蝕の処置を終えた後に行うことも多い．このような場合には，必然的に歯肉縁下に形成限界を設置することになる．補綴装置のマージンは必ず残存する健全歯質上に設定することが重要である．

フィニッシュライン，
形成限界線
finish line

## 3）歯髄，歯周組織の保護

### （1）歯髄の保護

通常支台歯形成は，主にタービンとダイヤモンドポイントを使用して行う．したがって，切削時の高温が歯髄に悪影響を及ぼさないように配慮すべきである．現在ではタービンの性能が高く，比較的トルクが高いことが多い．このことはダイヤモンドポイントの使用法にも影響を及ぼす．つまり，タービンのトルクが十分に高ければ，いわゆるフェザータッチでなくとも，エナメル質，象牙質ともに切削が可能である．エナメル質を切削している場合には，ある程度強い力を加えて切削しても，十分な水冷が行われていれば問題は起きないが，象牙質切削時，特に歯髄に近接する部位の切削時には，フェザータッチの原則を守るべきである．また，歯髄の保護を心がけていたとしても，象牙質切削後には必ず歯髄の病理学的変化が起こることは認識しておくべきである．

一般的に有髄歯の支台歯形成時には除痛法を用いる．特に若い患者の永久歯では歯髄腔が大きく，髄角が張り出しているため，象牙質の切削時に痛みを訴えることが多い．したがって，適切な支台歯形成を行うためには適切な除痛が必須である．しかしながら，患者が痛みを訴えないがゆえに，歯髄への近接に気づかないこともありえるので，歯髄の解剖学的な形態を念頭に支台歯形成を行うことが重要である．

### （2）歯周組織の保護

形成限界の位置を歯肉縁下に設定する場合，特に注意しなければならないのは，歯肉への過度な傷害である．齲蝕によって失われた歯質が歯肉縁下に深く及

んでいる場合には，ある程度歯肉に傷害が及ぶことが避け難いこともあるが，そのような場合でも，形成時に歯肉圧排を行う，あらかじめ歯冠長延長術を行うなどの処置を施し，過度に生物学的幅径を侵害することがないように努めるべきである．必要に応じて，支台歯形成，印象に先立ってテンポラリークラウンの調整を厳密に行い，辺縁歯肉の健康を確保する必要がある．

## 4）切削，形成時の注意

### （1）ポジショニング

支台歯形成時の患者の体位と術者の位置は，いかに効率的に形成するか，視野を確保するかなどの点で非常に重要である．同じ技能をもった術者でも，適切なポジショニングで行う形成と，不適切な体勢で行う形成とでは結果に大きな差が生じる可能性が高い．最も適切な患者の体位と術者の位置は，形成部位や患者の体格，介助者の有無など，あらゆる環境によって左右されるので，一義的に決まるものではなく，状況に応じて判断すべきものである．いかなる状況においても一定の患者の体位や術者の位置で形成を行うことは，非効率的かつよい結果にもつながらないことを認識しておくべきである．

### （2）事故対策

口腔内で高速回転切削器具を用いるということは，常に事故と隣り合わせであるということである．隣在歯の切削に留意することや，不必要な歯肉への傷害を避けることはもちろんであるが，患者の不意の体動や不十分な手指の固定によって，頬粘膜や舌を傷つけることは，決してあってはならない．これらを予防するために介助者を使うことも有効である．また，誤飲や誤嚥にも最大限の注意を払うべきである．

ユニットのブラケットテーブルの上にはあらゆる鋭利な器具があり，切削に用いるバーやポイントにも鋭利なものが多い．患者のみならず術者もこれらによって傷つくことがないよう，細心の注意が必要である．

万が一事故が起こった場合には，一刻も早く適切な対応が取れるように，あらかじめ何をすべきかを頭に入れておくべきであるし，インシデントレポートの提出など，事故後の対応についても学習しておくことが必要である．

### （3）感染対策

歯科におけるあらゆる処置は，患者の身体に直接何らかの侵襲が加わるという点で外科処置であるという認識が必要である．支台歯形成も例外ではなく，特に歯肉縁下に及ぶ形成を行う場合には，直接目視できなくとも若干の出血があるという前提で，スタンダードプリコーションの概念に基づく対応が求められる．

具体的には，口腔外バキューム，口腔内バキュームの適切な使用，マスクやグローブ，エプロンの着用による呼吸器や目の保護および着衣への汚染防止などである．

### （4）手指の固定

正確な支台歯形成を行うためには，できるだけ肘を体幹に近づけ，適切なフィンガーレストをおくことが重要である．

### 5）切削，形成機器

支台歯形成には主にタービン（50万回転／分程度），マイクロモーター（電気エンジン）（最大4〜5万回転／分程度）を用いる．これらを必要に応じて使い分けることが必要である．具体的には，エナメル質の切削と象牙質の概形成にはタービンを，最終的な形成面の研磨や形成限界の形成にはマイクロモーターや電気エンジンを用いるなどである．

### 6）切削工具

#### （1）切削工具の種類

タービンやエンジンに装着して用いるバーやポイントには多くの種類がある．主にダイヤモンドポイント，カーバイドバー，カーボランダムポイント，ホワイトポイントなどである．またそれぞれの形態に関しては，各メーカーが独自のナンバリングで発売しているが，その用途はほぼ同じである．咬合面の削除，軸面の削除，形成限界の修正，点角，線角の整理など，それぞれの目的に応じて使用しやすいものが提供されているので，適切に選択して用いるべきである．

#### （2）表面粗さ

上述の各種切削工具で歯質を削除した後の表面粗さを，**表1**に示す．エナメル質の切削時には目の粗いダイヤモンドポイントを使い，最終的な表面の修正には超微粒子（スーパーファイン）ダイヤモンドポイントかホワイトポイントを使用するとよいだろう．表面粗さを小さくすることで，最終的な金属冠の適合を改善することができる．

（長澤 麻沙子）

---

## 2. 印象

### 1）形成後の歯面処理

支台歯形成は歯質の削除量を最小限にとどめ，エナメル質を可及的に温存することが原則である．エナメル質の残存は長期に安定した歯冠補綴治療に重要な役割を果たす．一方，歯質の削除が象牙質に達した場合は，**表2**の目的で形成後に象牙質表面を処理する．

令和元年には「象牙質**レジンコーティング**」が保険適用となり，形成後の**歯面処理**が一般化しつつある．象牙質レジンコーティングに用いる歯科用シーリング・コーティング材は，齲蝕に感染した歯質を除去し，直接修復を行う際に接着材として使用する材料である．そのほか，歯面処理に用いられる材料として，各種の知覚過敏抑制剤が用いられる（**表3**）．

**プロビジョナルクラウン**を装着する**仮着材**にも一定の歯面処理効果が期待できる（162頁参照）．なお，仮着材自体の残存は接着を阻害するため，補綴装置の装着前に除去する必要がある．その手法としてリン酸と次亜塩素酸ナトリウムが応用されており，また近年，機能性モノマーを活用したクリーニング材が新規開発された[4]（**表3**）．

レジンコーティング
resin coating

歯面処理
tooth surface treatment

プロビジョナルクラウン
provisional crown

仮着材
provisional cement

表1 切削工具と表面粗さ

| | |
|---|---|
| 通常のダイヤモンドポイント | 30 μm 程度 |
| 微粒子（ファイン）ダイヤモンドポイント | 10数 μm 程度 |
| 超微粒子（スーパーファイン）ダイヤモンドポイント | 5 μm 程度 |
| ホワイトポイント | 5 μm 程度 |

表2 形成後歯面処理の目的

| |
|---|
| 象牙質・歯髄の保護 |
| 術後不快症状（冷水痛，咬合痛）の抑制 |
| 補綴装置の適合性・辺縁封鎖性の向上 |
| 補綴装置装着時の局所麻酔の回避 |
| 象牙質接着性の向上 |
| 二次齲蝕の防止 |

表3 歯面処理に用いられる材料，薬剤と効能

| 材料，薬剤 | 有効成分 | 効果 |
|---|---|---|
| 齲蝕抑制剤 | フッ化ジアンミン銀 | アパタイトのフッ素化，抗菌 |
| 知覚過敏抑制剤 | リン酸カルシウム，シュウ酸，グルタルアルデヒド | 象牙細管の封鎖，歯髄の保護 |
| 仮着用セメント | タンニン・フッ化物合材（HY材） | アパタイトのフッ素化，コラーゲンの強化 |
| コーティングレジン | 接着機能性モノマー（MDP等），重合性二官能モノマー（bis-GMA）等，重合開始剤（カンファーキノン等） | 歯質・歯髄の保護，辺縁封鎖性・窩壁適合性・歯質接着性の向上 |
| クリーニング材 | 接着機能性モノマー（MDP，MTEGP），リン酸および次亜塩素酸ナトリウム | 接着阻害因子の除去，辺縁封鎖性・歯質接着性の向上 |

MDP, 175 頁 図11：MTEGP, methacryloyloxy tetraethyleneglycol dihydrogenphosphate

（峯 篤史，西村 正宏）

## 2）歯冠補綴における直接法と間接法

歯冠修復を行う際に，セメントやコンポジットレジン等による充填処置や，支台歯となる歯に対して口腔内でコンポジットレジン等を用いて支台築造を行うといったように，いわゆる模型を使用せず，口腔内で一連の処置を行うことを「直接法」という．これに対し，歯や顎堤，顔面などの模型を製作，その模型を用いて補綴装置等を口腔外で製作する方法を「間接法」という．クラウンやブリッジは間接法で製作される．

間接法でクラウンやブリッジの製作を行う際には前述の通り，実際に製作に使用する模型（作業模型）が必要となるが，その模型を作るための陰型を「**印象**」と呼び，「印象」を製作する一連の作業を「**印象採得**」という．印象採得後に，作業模型を製作し口腔外で作業を行うことで，口腔内では唾液や頬粘膜，舌，あるいは支台歯や隣在歯の位置や角度によって確認が困難な細部の作業が可能となる一方，印象精度や治療回数の増加などの問題点も存在する．

印象
impression

印象採得（を行う）
impression making,
make an impression

## 3）印象材の種類

歯冠補綴装置を製作する際に用いられる印象材は，歯や顎骨のアンダーカットに対応できるよう硬化後に弾性を有する**弾性印象材**を使用する．弾性印象材は，ハイドロコロイド印象材とゴム質（ラバー）印象材に分類される（**表4**）．ゴム質印象材はそのフローの違いで複数の種類に分別される．流れの良いものを支台歯周辺の細部に使用し，流れが悪くやや硬さを有するものをトレーに盛りつけたり，硬化したゴム質印象材（パテタイプ）をトレーとして使用したりする．

弾性印象材
elastomeric impression
material

**表4** ハイドロコロイド印象材とゴム質（ラバー）印象材の分類と特徴

| 印象材 | | 細部再現性 | 寸法安定性 | 特徴 |
|---|---|---|---|---|
| ハイドロコロイド印象材 | 寒天印象材 | 良 | 劣 | 可逆性（ゲル⇔ゾル），親水性，安価，弾性大きい，膨潤，離液，乾燥 |
| | アルジネート印象材 | 劣 | 劣 | 不可逆性，操作性良，安価，弾性大きい膨潤，離液，乾燥 |
| ゴム質（ラバー）印象材 | ポリエーテルゴム印象材 | 優 | 優 | 弾性小さい（アンダーカット大の症例では不向き），吸水性あり（寸法安定性に影響） |
| | 縮合型シリコーンゴム印象材 | 優 | 優 | アルコールの発生（収縮の発生）疎水性高い |
| | 付加型シリコーンゴム印象材 | 優 | 優 | 吸水性低い |

## （1）ハイドロコロイド印象材

### ①寒天印象材

寒天印象材は最も歴史が古く，その主成分は寒天であるが，水が大部分を占めている．寒天印象材は100℃付近まで加熱することでゲル状態からゾル状態に変化する．これを60℃付近で保温し，ゾル状態を維持した状態で印象採得を行う．ゾル状態の寒天は口腔内で徐冷され，弾性を有するゲル状に変化する．このように温度の変化によってその性質を変えることができるため可逆性の印象材に分類される．寒天印象材は親水性であるために口腔内で歯や歯肉とのなじみもよく，アルジネート印象材に比べて印象精度は良好，細部の再現性に優れるために，アルジネート印象材との組み合わせ（連合印象）で使用されることが多い．しかし，空気中での離液，乾燥による収縮，また水中での吸水膨潤という印象採得後の寸法安定性に劣るために，模型製作は速やかに行う必要がある．

寒天印象材
reversible hydrocolloid impression material, agar impression material

### ②アルジネート印象材

アルジネート印象材は主成分である水溶性のアルギン酸塩と硫酸カルシウムを水と練和することによって不溶性のアルギン酸カルシウムの生成が起こり硬化する．温度によって可逆的な性質を示す寒天印象材と異なり，硬化すると元に戻らないことから不可逆性の印象材に分類される．安価で操作性もよい一方で，細部再現性や硬化後の寸法安定性は劣るために，単独では研究用模型や対合模型の製作には使用されるが，単体での精密印象には不向きで，一般的には寒天印象材と併用される（連合印象）．

アルジネート印象材
irreversible hydrocolloid impression material, alginate impression material

## （2）ゴム質（ラバー）印象材

### ①ポリエーテルゴム印象材

主成分であるポリエーテルゴムがスルホン酸塩と反応することで重合反応を起こし，硬化する．硬化後の弾性ひずみが小さいためにアンダーカットが大きい症例では撤去が困難になる可能性があるため注意を要する．また，細部の再現性は良好であるが，他のゴム質印象材とは異なり吸水性があるために寸法安定性が劣ること，硬化時間が比較的短いことなどにも注意が必要である．

ポリエーテルゴム印象材
polyether elastomeric impression material

### ②縮合型シリコーンゴム印象材

シリコーンポリマーとアルキルシリケートが有機スズ化合物の触媒下で重縮合（架橋反応）することにより硬化し弾性体となる．細部の再現性に優れ，硬化後は永久ひずみも小さい．しかし，硬化時の縮合反応（架橋反応）の副産物としてアルコールが発生する．このアルコールが蒸発することによって収縮が起こるため，他のゴム質印象材に比べて寸法安定性に劣る．また，疎水性が高いために，精密印象採得の場合には支台歯や周囲歯肉の防湿を行う必要がある．

*縮合型シリコーンゴム印象材*
*condensation-type silicone elastomeric impression material*

### ③付加型シリコーンゴム印象材

ビニルシリコーンポリマーと水素化シリコーンが有機白金化合物の触媒によって重付加の架橋反応を起こし，硬化する．この硬化反応は温度の影響を受けやすく，室温が高い場合は硬化が促進される．硬化時間の延長には専用の硬化遅延剤を使用する．印象精度は高く，細部再現性に優れ，永久ひずみも小さい．また縮合型と異なり，副産物を生成しない点やポリエーテルゴム印象材と異なり吸水性も低い点などから寸法安定性も高い．一方で弾性ひずみが小さいために口腔内の撤去の際には注意が必要であり，アンダーカットの強い症例では不向きな一面もある．

*付加型シリコーンゴム印象材*
*addition reaction silicone elastomeric impression material*

## 4）印象用器材

### （1）印象用トレー

**印象用トレー**は印象採得の際に印象材を口腔内で保持するために使用する．印象用トレー内に歯列と印象材が含まれることで印象の形態維持が可能となるため，歯列を完全に含み，また適度な印象材の厚みを確保できることが必要となる．

印象用トレーには，①既製トレー，②個人（各個）トレー，③個歯トレーの3種類がある．

*印象用トレー*
*impression tray*

### ①既製トレー

既製トレーは，各々の患者の口腔内に合わせられるよう複数の大きさがあり，全顎歯列用，部分顎歯列用や金属製（リムロックトレー，網トレー），プラスチック製などで分類される（図8）．使用する印象材によって選択されるが，既製品のために完全に歯列を被覆できない場合はユーティリティーワックスなどを用いて不足している部分を補ったり，トレーの形態を変形させたりして歯列とトレーが適合するように調整して使用する（図9）．

*既製トレー*
*stock tray*

### ②個人（各個）トレー

各患者の歯列に合わせて製作されたカスタムメイドのトレーである．研究用模型など患者の模型を使用して製作する．トレー用の常温重合レジンで製作するが，レジンを圧接する前に一定の印象材の厚みを確保できるように歯列模型にワックスなどでスペーサーを設け，歯列を過不足なく被覆するように製作する．製作されたトレーは印象材との接着力を有しないことから，専用の接着材を使用したり，トレーに多数の維持孔を付与したりして印象材を保持する（図10）．

*個人トレー*
*custom tray*

### ③個歯トレー

印象採得を行う支台歯それぞれに使用する小型のトレーである．銅板を応用したもの（カッパーバンドトレー）や常温重合レジンを応用したもの（レジントレー）などがある．印象に必要な面（特にマージン部付近）を被覆し，かつ個歯トレー

*個歯トレー*

内面に印象材が均一な厚みを確保できるように製作し,個歯トレー内部に印象材を注入することで支台歯全面に印象材を行き渡らせることが可能となる(**図11**).

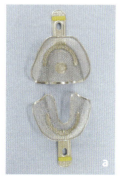
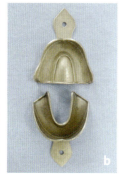
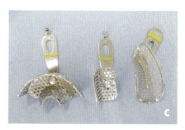

図8　既製トレー
a:網トレー
b:リムロックトレー
c:部分歯列トレー

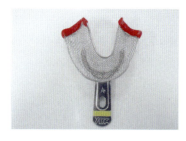

図9　既製トレー辺縁をユーティリティワックスで延長し(図は後縁部を延長),印象に必要な部分をトレーに含むように調整する.

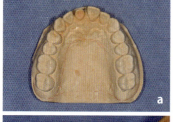
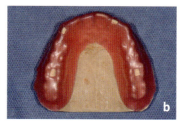
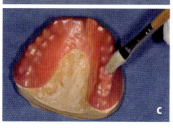

図10　個人トレーの製作法
a:概形印象から製作した研究用模型
b:印象材の厚みを確保するためにワックスでスペーサーを設置する.トレーのストッパーを作るために数か所に穴をあけておく.
c:分離材を塗布
d:完成した個人トレー

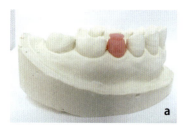
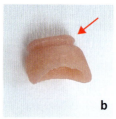

図11　個歯トレー
a:支台歯に装着した個歯トレー.支台歯周囲に均一な厚さのスペーサー(パラフィンワックスなど)を設置して個歯トレーを製作することで,個歯トレーと支台歯の間の印象材の厚さが均一になるようにする.
b:トレーに取り込まれるように維持機構(矢印部)を設置する.

### (2)シリンジ

　トレー内の印象材だけでは細部の精密な印象採得は困難であるため,細部に直接印象材を行き渡らせるために使用する.また,個歯トレー内面に注入する際にも使用する.シリンジには寒天印象材用とゴム質印象材用がある.ゴム質印象材

では，印象材の練和のためにカートリッジに装着するミキシングチップを使用するものもあり，その先端にさらに細いチップを使用することで，シリンジの代用ができ，支台歯の印象採得が可能となる（図12）．

### （3）スクリューバー，レンツロ

支台築造を間接法で製作する場合，根管内部の印象採得が必要になるが，これらの器具は根管内部に印象材を送り込むために使用される．金属製でらせん状を呈しており，根管の深部にまで印象材を到達させるために低回転で使用する（図13）．**レンツロ**は**スクリューバー**よりもらせんのピッチ部が小さいため，印象材を根尖部方向へ送り込む効率はやや落ちる．

スクリューバー
レンツロ
Lentulo spiral

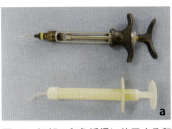
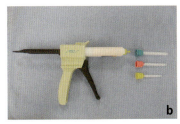
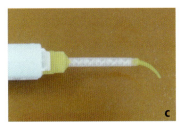

図12　細部の印象採得に使用する印象用シリンジ
a：寒天印象材用（上）とゴム質印象材用（下）
b：ゴム質印象材を自動で練和するミキシングガンとミキシングチップ
c：ミキシングチップの先端に細いチップを装着することで，印象用シリンジに代えることができる．

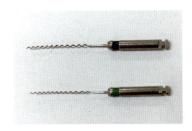

図13　レンツロ．歯科用コントラアングルヘッドに装着し，低速で使用し，根管内部に印象材を送り込む．

### 5）歯肉圧排

歯肉縁下における支台歯形成，印象採得，合着操作などを行う際に歯の辺縁にある歯肉を一時的に歯面から排除する作業を**歯肉圧排**という．特に印象採得時には，歯肉縁下のフィニッシュラインを明示し，印象材を同部位の歯肉に邪魔されることなく到達させることで，印象を明瞭に，精度を高く採得することが目的となる．歯肉圧排には機械的，化学（薬物）的，外科的な方法がある．

歯肉圧排
gingival displacement,
gingival retraction

### （1）機械的歯肉圧排

歯面と歯肉溝の間に糸状，ひも状の圧排糸や圧排用コードを挿入することで歯肉を歯面から排除する．圧排糸，圧排用コードには複数の太さがあり，歯肉溝の深さや歯肉の弾性などをもとに選択する．余裕をもって支台歯全周を囲める長さにカットして使用する．歯肉構内に圧排糸を挿入する際には専用のインスツルメントを使用するが，この際強く押し込みすぎて上皮付着に損傷を与えないよう注意が必要である．

歯肉圧排を行う際には，通常，1本の圧排糸を挿入する一重圧排法が行われる．

圧排糸を一定時間挿入した後に除去し，歯肉が圧排（歯面から排除）されていることを確認して印象採得を行う（図14）．また，歯肉溝が深い場合など，1本では十分な圧排が不可能な場合は，二重圧排法が用いられる．二重圧排法は，最初（1本目）に入れる圧排糸は細いものを使用し，2本目は1本目よりも太い圧排糸を使用することが多い．その際，一重圧排法と異なり，二重圧排法では後から入れた2本目の圧排糸は取り除くが，1本目の細い圧排糸は歯肉溝内に残して印象採得を行うこともある（図15）．

### （2）機械的・化学的歯肉圧排

上記の圧排糸だけでなく，薬剤を使用する化学的な方法と併用して行う歯肉圧排法である．使用する薬剤としては，歯肉の収斂作用のある塩化アルミニウムや止血作用のある硫酸鉄などを使用する．これらの薬剤の使用により，印象材の深部への到達を阻害する歯肉溝滲出液や出血などを抑えることができる．しかし，これらの薬剤のみでは十分な圧排効果は期待できないことから，多くは機械的な方法と併用して歯肉圧排を行う．薬剤を圧排糸にしみこませることで局所的な効果を発揮する．また，薬剤を歯肉溝に塗布してから圧排糸を挿入したり，圧排糸を挿入後，圧排糸の上から塗布することもある．

### （3）外科的歯肉圧排

歯肉圧排を電気メスやレーザーを用いて一部切除することによって行う（図16）．基本的には浸潤麻酔下で行う．印象採得を行いたい部位に歯肉が大きく被覆している際に用いることが多い．歯肉が増殖している場合は，歯肉の切除によりその形態修正も可能となる．圧排効果は確実である一方，その後の歯肉の形態変化には注意を要する．切除によって出血を伴う場合には，その後の印象採得にも影響を与えるため，止血処置も必要となる．電気メスの使用にあたっては，ペースメーカーの使用者には注意が必要（原則禁忌）である．また，レーザーを使用する場合も，口腔外も含めた他部位への影響が出ないように注意が必要である．

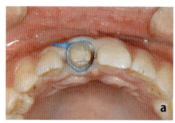
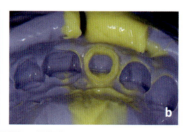

図14　機械的歯肉圧排
a：圧排糸を歯肉溝内に挿入したところ
b：歯肉圧排によって歯肉溝内部の印象が採得されている．

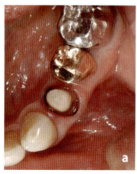
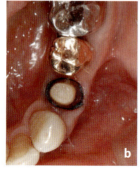

図15　二重圧排法
a：1本目の圧排糸の挿入；絹糸などの細いものを使用する．
b：2本目の圧排糸の挿入

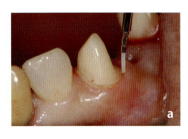 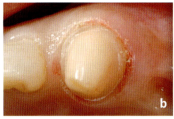

図16　外科的歯肉圧排
a：レーザーや電気メスで支台歯周囲の歯肉を切除する．
b：外科的歯肉圧排によりフィニッシュラインが明示されている．

## 6）印象方法

### （1）単一印象法

　1種類の印象材を用いて印象採得を行うことを**単一印象法**という．既製トレーにアルジネート印象材を用いた概形印象などがこれにあたる．単一で印象を行う場合，既製トレーを用いてフローが良い印象材を用いると適切な印象圧がかけられない場合があるため注意が必要である（図17）．

単一印象法
single impression

### （2）連合印象法

　**連合印象法**は2種類以上の印象材や流動性の異なる同種類の印象材を用いる印象採得法である（表5）．連合印象のなかでも流動性の異なる同種のゴム質印象材を同時に練和し，流れの良い印象材はシリンジ等を用いて支台歯に，もう一方をトレーに盛って口腔内で同時に硬化させる方法を**二重同時印象法**という（図18，19）．臨床的には寒天印象材を支台歯，アルジネート印象材をトレーに使用し，同時に口腔内で硬化させる寒天アルジネート連合印象も多く使用される．

連合印象法
combined impression

二重同時印象法
double mix impression

　二重同時印象法に代表される方法は口腔内で同時に硬化させる「1回法」であるのに対し，連合印象には印象材の硬化を2回行う「2回法」もある．その方法は，ゴム質系印象材のパテタイプを既製トレーに盛り，印象材の上にガーゼやビニールシートなどのスペーサーを入れて一度口腔内で硬化（一次印象）させ，撤去する（図20）．スペーサーを除去してから，口腔内に適切に戻せることを確認後，シリンジを用いて支台歯，また採得したパテタイプの印象内部に流れの良いゴム質印象材を入れて口腔内で再度印象採得（二次印象）を行うようにする（図21）．

### （3）個歯トレー印象法

　個歯トレーは前述のように支台歯の印象採得を行いたい面を被覆する．**個歯トレー印象法**は，口腔内で個歯トレーの適合を確認し，過不足なく被覆されていることを確認し，既製トレーあるいは個人トレーを用いて印象採得を行う．個人トレー，個歯トレーには使用する印象材に適合する接着材を塗布しておく．個歯トレー内面には流れの良いゴム質印象材を注入し，支台歯に圧接する．使用する個人トレーや既製トレーにもトレー用のゴム質印象材を盛った後に個歯トレーの上から歯列に圧接する．硬化後，個歯トレーは個人トレーあるいは既製トレーの印象材に取り込まれている状態のままトレーを撤去することで，細部の再現性が高い印象採得が可能となる（図22）．

個歯トレー印象法

### （4）寒天アルジネート連合印象法

　寒天アルジネート連合印象法は支台歯周囲の細部の印象を寒天で，歯列全体を

29

トレーに盛りつけたアルジネート印象材で行う方法である．寒天印象材は，加熱，保温によってゾル状を維持する必要があるために，使用直前まで温度を一定に保つコンディショナー中に保管しておく．印象採得は口腔内で同時に2種類の印象材が硬化する二重同時印象法と同様である．操作性が良く，安価に行えるために臨床で使用される頻度も高い（図23）．ただし，細部の再現性に優れる寒天印象材を用いても，その周囲を取り囲むアルジネート印象材の精度があまり高くないため，印象体全体の精度はゴム質印象材に劣る．

(5) 咬合印象法

詳細は34頁「(5) 咬合印象法」を参照．

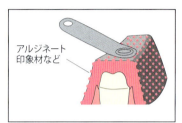

図17 単一印象法の断面図

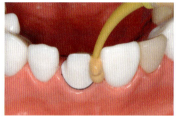

図18 二重同時印象法
支台歯周囲に流れの良い印象材を流し，細部の印象採得を行う．

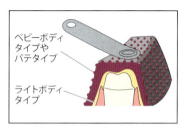

図19 二重同時印象法（1回法）の断面図

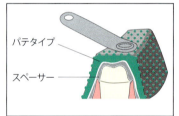

図20 連合印象法（2回法）の一次印象の断面図

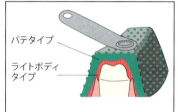

図21 連合印象法（2回法）の二次印象の断面図

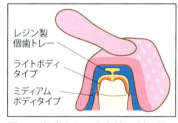

図22 個歯トレー印象法の断面図

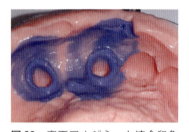

図23 寒天アルジネート連合印象（二重同時印象）
寒天印象材を支台歯周囲に，アルジネート印象材をトレーに盛り付け，印象採得を行う．

表5 ゴム質印象材の硬化前の流動性による分類

| 低流動性 | パテタイプ |
|---|---|
| ↑ | ヘビーボディタイプ |
| ↓ | ミディアムボディタイプ（レギュラータイプ） |
| 高流動性 | ライトボディタイプ（インジェクションタイプ） |

## 7）アルジネート印象材の固定

アルジネート印象材や寒天印象材はその性質上，離液や乾燥，膨潤により，印象表面の荒れや，石膏の効果遅延が起こるため，注入した石膏模型の表面に荒れ

が生じる可能性がある．これらの荒れの防止には印象材の固定が有効である．固定液としては硫酸カリウムや硫酸亜鉛の２％水溶液を用い，これらの溶液に浸漬，あるいは溶液を噴霧して印象材を固定する．また，印象材の消毒剤に固定用薬剤が含まれているものもある．

### 8）印象体の消毒

口腔内に挿入した印象材は，唾液だけでなく，場合によっては血液が付着することも考えられる．スタンダードプリコーション（標準的予防策）の概念に従えば，印象採得後の印象材も感染性物質として取り扱わなければならない．特にＢ型，Ｃ型肝炎ウイルスなどを保有している患者は多く，これらのウイルスに対する消毒効果を十分に兼ね備えた消毒剤の使用が望まれる．印象材に付着している唾液や血液を流水下で水洗するだけでは交差感染の予防策としては不十分である．また，印象材の種類で言えば，アルジネート印象材はゴム質系印象材よりも口腔内微生物が付着しやすいことが知られており，短い水洗時間ではかえって汚染範囲が広がる可能性もある．また，ハイドロコロイド系の印象材は膨潤するため，消毒液を含めた液体中の長時間の浸漬は印象精度への影響もあることから短時間で効果的な消毒作業が求められている．これらを考慮し，以下の手順が推奨されている．

### （1）印象体の水洗

印象材の細菌の付着性からアルジネート印象材では 120 秒以上，ゴム質印象材では 30 秒以上の水洗を行う．水洗は，付着した唾液や血液を洗い流すと同時に消毒効果を高める効果がある．アルジネート印象材では，細菌が付着しやすいため，短い水洗では洗い流すべき汚染物質が広がってしまうので十分な時間の水洗が求められる．

### （2）消毒方法

水洗した印象体は，下記のいずれかの方法で消毒薬に浸漬する[5]．

1. 0.1 ～ 1.0％次亜塩素酸ナトリウム溶液に 15 ～ 30 分間浸漬する．
2. 2 ～ 3.5％グルタラール溶液に 30 ～ 60 分間浸漬する．

（荻野 洋一郎，鮎川 保則，熱田　生）

## 3. 顎間関係の記録（咬合採得）

### 1）クラウン製作時の咬合採得

**顎間関係**とは，上顎と下顎の空間的位置関係のことをいい，上下顎間の水平，垂直方向のすべての位置関係を含む．その記録を顎間記録という[6]．**咬合採得**とは，補綴装置の製作や咬合診断において，上下顎の歯列模型，あるいは顎堤模型をそれぞれの目的に応じた顎位で咬合器に装着するために，種々の材料や機器を用いて上下顎の**顎間関係を記録**することである[7]．間接法によってクラウンを製作する際には，上下顎の模型を咬合器に装着するために咬合採得は必要な術式である．

本項では，顆路の調節機構をもたない平線咬合器や平均値咬合器を用いて補

顎間関係
maxillomandibular
relationship

咬合採得
maxillomandibular
registration

顎間関係の記録
maxillomandibular
relationship record

綴装置を製作する際に行う咬合採得について述べる．上顎歯列と頭蓋の位置関係をフェイスボウによって調節性咬合器上に再現させる方法に関しては131頁，section 4-5「2. ブリッジの顎間関係の記録（咬合採得）」にて述べる．

　上下顎歯列の位置関係の記録を**インターオクルーザルレコード**という．なかでも咬頭嵌合位におけるインターオクルーザルレコードの採得は非常に頻度が高く，最も日常的な診療操作の一つとなっている．咬頭嵌合位は上下顎の歯列が最も多くの部位で接触し，安定した状態にあるときの下顎位である．また，咬頭嵌合位は習慣性開閉口運動の終末点であり，タッピング運動を行うことでも位置の確認ができる．この下顎位にて咬合採得が行われる．

インターオクルーザルレコード
interocclusal record

## （1）咬合採得材の条件

　口腔内で使用される咬合採得材には，以下の必要な条件が挙げられる[8]．

1. 硬化時間が短い．
2. 咬合時に下顎の偏位を起こさせない．
3. 流動性が良好で，軽く咬んで抵抗感がない．
4. 硬化時の収縮が少ない．
5. トリミングが可能で模型に合わせた際，変形や破折を生じない．

これらの条件を満たしたものが，より正確な顎間関係を咬合器上に再現できる．

## （2）咬合採得材の種類と性質

　咬合採得に用いられる材料にはさまざまなものが挙げられる．為害性がなく，操作性がよいものが臨床では選択される．

### ①パラフィンワックス

　使いやすい材料で，しっかり咬み込ませることができる．しかし，変形しやすいので，口腔内から撤去するときには十分硬化させる．気温が高い場合は室温でも軟化が起こるため，咬合器への模型装着に用いるまでの保管には温度変化を与えないようにする．

　また，ワックスの軟化温度や厚さにより咬合採得時に抵抗を受け，下顎が偏位することがある．

### ②シリコーン咬合採得材

　弾性を有し，化学反応によって硬化する．付加型は硬化時，硬化後の寸法変化が少なく，表面の再現性に優れている．消毒薬などに浸漬しても変形が少ない．

### ③印象用石膏

　非弾性であるため，アンダーカットのある部分には使用不可能である．咬合面部の印象を採り咬合状態を再現する．寸法変化として，0.1％前後の膨張傾向を示す．

### ④酸化亜鉛ユージノールペースト

　硬化後の強さがやや不十分なため，金属ワイヤーフレームに張ったガーゼにペーストを2 mm前後の厚さに塗布して用いる．硬化すると非弾性であり，寸法変化も小さく安定している．咬頭頂を残して隣接面部や裂溝部分などの細かな印象面は鋭利なナイフで除去する．

⑤常温重合レジン

　粉と液を混和して重合が進み，硬化する．硬化時の発熱や撤去時の変形，撤去後の収縮がある．

　硬化後，対合歯の咬頭頂がわずかに印記される程度に平坦なレジンテーブルにする．厚みは3mm程度とする．完成したレジンテーブルに少量のシリコーン咬合採得材をのせ，咬頭嵌合位にて顎間関係を記録するとより正確なレコードが得られる．

（3）咬頭嵌合位での咬合記録

　臨床の場では，安価で操作性が容易なパラフィンワックスや，高価だが歯の位置関係，咬合面形態などが正確に復元されるシリコーン咬合採得材を用いてインターオクルーザルレコードが採得される．

　しかし，パラフィンワックスでは模型上に戻した際，無理な嵌合をさせると変形し，生体と同じ咬合関係が再現できないこともある．

　一方，シリコーン咬合採得材のレコードは下顎歯列上に印象材を注入し，軽く咬合させて採得する．咬合面の再現性は非常に高い（図24）．しかし，隣接面や裂溝部分などの細かな凹凸が再現されているため，模型への適合を阻害する．結果的に上下顎間関係が大きくずれてしまうことはよくみられる（図25）．それゆえ，鋭利なナイフにて隣接面や裂溝部分などの細かな凹凸やアンダーカット部を除去しておく必要がある（図26）．

　クラウンの症例では作業用模型と対合歯列模型を両側ではなく，片側部分歯列模型にて製作することもある．

①両側歯列模型による嵌合

　上下顎歯列模型間にレコードを介さず嵌合させて，模型ががたつかず安定するか判定する．口腔内の咬頭嵌合位の歯の接触関係と模型が同様であることが確認できるならば，レコードを必要としない（図27，28）．

②部分歯列模型による嵌合

　日常の臨床においてよくみられる．片側歯列のため上下顎模型間にインターオクルーザルレコードを用いて嵌合させる．シリコーン咬合採得材のレコードをトリミングせずそのまま用いて咬合器装着を行えば浮いてしまい，上下顎模型の位置関係は口腔内の咬頭嵌合を再現しない．この状態でクラウンを製作すれば咬合は常に高くなるため，支台歯部分のみレコードを介在させると模型が安定する（図29）．

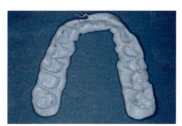

図24　シリコーン咬合採得材で採得したインターオクルーザルレコード

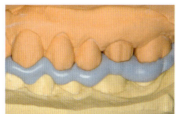

図25　トリミングを行わないで模型を嵌合させると顎間関係が不正確になる．

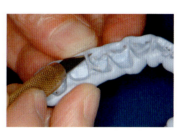

図26　複雑な印象面は模型への復位を阻害するためナイフにてアンダーカット部などを切除

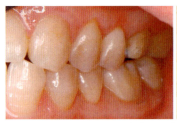 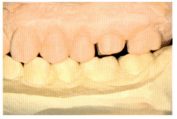 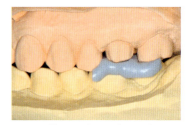

図27, 28　口腔内の咬頭嵌合位の歯の接触関係と模型が同様であることが確認できるならば，インターオクルーザルレコードを必要としない．

図29　模型の浮き上がりを防止するため支台歯部分のみレコードを介在させる．

### （4）生体と模型に生じる誤差

　クラウン製作のために印象採得，咬合採得および咬合器装着と各過程を慎重に進めていく．しかし，松下は，模型の咬合器装着時の咬頭嵌合位の時点で口腔内の高さよりすでに約190 μm咬合が高くなっていることを報告している[9]．その後のステップで徐々にマイナスになるが最終的に口腔内にクラウンを試適する際には約110 μm高い状態である（63頁，**図161**参照）．

　考えられる原因として，上下顎の歯列模型には膨張する石膏を用い，インターオクルーザルレコードには収縮するシリコーン咬合採得材を用いている．材料学的な性質に大きな隔たりがある．また，印象採得時には開口位で行い歯列模型を製作する．咬合採得時には閉口位にて行う．開口時には咀嚼筋群や口腔底周囲の筋群の働きによって下顎骨の幅径が減少し下顎骨が歪む．下顎位の違いによる生体の影響で誤差が生じる．これらの理由から，クラウンの製作過程で正確な咬合採得を行い，咬合器装着を行っても製作されたクラウンの咬合の高さを口腔内と限りなく近似させるには限界がある．そこで，口腔内と上下顎模型との咬合の高さの誤差が少ない術式として咬合印象法が考えられる．

### （5）咬合印象法

　**咬合印象**法とは，支台歯と対合歯およびその咬合関係を同時に採得する術式である．咬頭嵌合位にて印象採得と咬合採得を行うため下顎の歪みの影響を受けず，機能的な状態でのクラウンが製作される[10]．咬合印象法では咬合印象用トレー（**図30**）を利用する方法と，シリコーンゴム印象材のパテタイプとライトボディタイプとで二重同時印象を行う方法がある[11]．

咬合印象
dual arch impression, bite impression

　適応症は，単冠や1/3顎までの補綴処置で，咬頭嵌合位が安定している症例とする．術式（印象術式，技工操作）を，**図30～38**に示す．

1. トレーの両面に印象材を盛る（**図31**）．
2. 患者の口腔内にトレーを挿入して咬頭嵌合位にて咬ませる（**図32, 39**）．
3. 硬化後，印象体を撤去し，支台歯側に超硬質石膏を注入して咬合器に装着する（**図33, 34**）．
4. 支台歯側が硬化後，対合歯側の印象面にも石膏を注入し，咬合器へ装着する（**図35**）．
5. 石膏硬化後，トレーを外す（**図36**）．

印象採得，咬合採得時間の短縮，クラウンの咬合調整時間の短縮など利点が多い．

松下らは咬合している際の口腔内での高さを0μmとしたとき，咬合印象法で製作した模型の高さは約26μm高いと報告している[12]．その一方で，従来的な上下顎別々に印象採得，咬合採得して咬合器装着した模型では約210μm高いといわれている（**図40**）．実際に両方の術式で製作したクラウン（ 6| ）の咬合調整を行った結果，咬合面の形態に大きな違いが認められた（**図41，42**）．また，高さだけではなく，口腔内の咬合接触点の位置と模型上の咬合接触点の位置が非常に再現性の高いことも報告されている[13]．

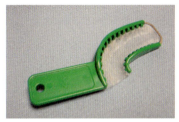
図30 咬合印象用トレー（トリプルトレー）

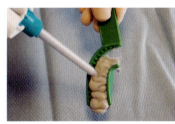
図31 トレーの両面に印象材を盛る．

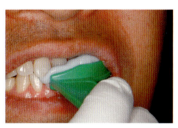
図32 トレーを挿入して咬頭嵌合位にて咬ませる．

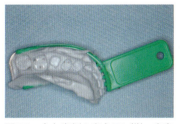
図33 支台歯側の印象面（単一印象法）

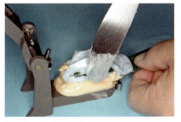
図34 支台歯側に超硬質石膏を注入して咬合器に装着する．

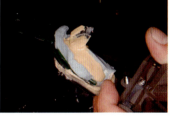
図35 支台歯側が硬化後，対合歯側の印象面にも石膏を注入する．

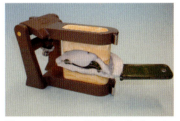
図36 上下顎の模型が硬化するまでトレーを外さない．

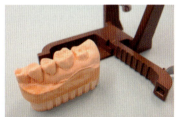
図37 トレーを外し，作業用模型を外す．

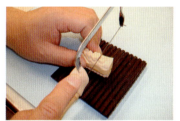
図38 石膏ノコで，歯型を切断する．

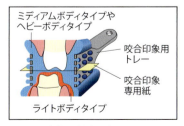
図39 咬合印象法の断面図

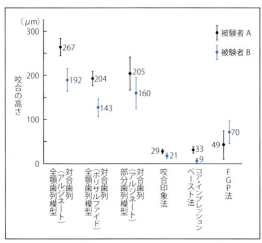

図40 各術式での咬合の高さ．両被験者が同じ傾向であった（文献12を改変）．

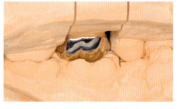

図41 咬合印象法で製作したクラウン．支台歯前後の歯の嵌合が緊密であることがわかる．

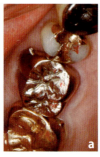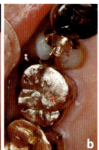

図42 a：咬合印象法で製作したクラウンの咬合調整後の咬合面
b：上下顎それぞれ印象採得，咬合採得して製作したクラウンの咬合調整後の咬合面

表6　FGPテクニックの特徴

1. 特殊な咬合器を用いるが操作は簡単である
2. 完成したクラウン，ブリッジは咬頭干渉がなく，口腔内での咬合調整時間が短い
3. 単冠，少数歯欠損，部分床義歯にも応用される
4. FGPテーブルを製作するため来院回数が増える

表7　FGPテクニックの適応症

1. 咬頭嵌合位が安定している
2. 機能的な偏心運動が問題なく行える
3. グループファンクションが適応である．犬歯誘導咬合では，側方運動時のクラウンの咬合面形態が製作しにくい

## 2）FGPテクニック

　FGPテクニックとは，口腔内でワックスに記録した対合歯の**機能運動経路**を利用して機能的に調和した補綴装置の咬合面を製作する方法で，咬合調整の必要が少ない装置を製作できる方法である．

機能運動経路
functionally generated path

　FGPテクニックは1930年代，患者の口腔内が最もよい咬合器であると考えたMeyerらの説が基礎となって，Pankey，Mannらによって確立されたものである[14]．間接法によって製作されたクラウンブリッジを口腔内で調整が少なく，機能的な咬合状態にするかは重要なことである．FGPテクニックは咬合器を特に重要視せず，口腔内で得た顎運動の記録を直接補綴装置の咬合面に転写し再現しようとするものである．

　FGPテクニックでは，支台歯の印象採得後，2つの対合歯列模型を製作する．

　一般的な対合歯列模型であるアナトミカルコア（解剖学的な対合歯列模型）と，偏心運動時の対合歯咬頭の運動を常温重合レジンで作ったテーブル上にワックスで印記し，これに石膏を注入して作るファンクショナルコア（機能的な対合歯列模型）である．この2つの対合歯列模型を用いて顎運動の干渉がない補綴装置の咬合面の製作が可能となるものである．

FGPテクニックの特徴を**表6**に，適応症を**表7**にまとめた．
「5 6 に全部鋳造冠を製作した症例（**図43，44**）のチェアサイドでの術式と技工操作を示す[15]．

1. 下顎の滑走運動を行わせた際に，十分な間隙（クリアランス）が得られていることを確認して，支台歯形成を終了する．
2. 支台歯側歯列の精密印象採得
3. 対合歯側歯列の印象採得
4. 咬頭嵌合位での咬合採得
5. 技工室で作業用模型，対合歯列模型（解剖学的な対合歯列模型）を製作しFGP用咬合器に装着する．FGP用咬合器は，VerticulatorまたはTwin-Stage occluderが使用される（**図45**）．
6. 作業用模型の歯型上に，常温重合レジンにてFGPテーブルを製作する（**図46**）．
7. FGPテーブルを口腔内で支台歯に装着し（**図47**），適合を確認した後，咬頭嵌合位，偏心運動（左右側への側方運動，前後運動）の動きを指示する．テーブル上に対合歯が接触しないか注意する．
8. 対合歯の機能的な運動路を印記する材料としてワックスを用いる．
9. ワックスをテーブルに溶着し，全体を軟化させた後に支台歯に装着する．すぐに咬頭嵌合位にて咬合させ，偏心運動を行わせる（**図48**）．
10. FGPテーブルを支台歯から取り出し，作業用模型上に戻す．他歯に石膏分離剤を塗布した後に，石膏泥でテーブルの印記した部位を中心に覆い，コアをとる（機能的な対合歯列模型）（**図49**）．
11. 咬合器の下方に歯型を含む歯列模型を，上弓にそれぞれの対合歯列模型を装着する．
12. 2つの対合歯列模型を用いてクラウンのワックスパターンを製作し，クラウンを完成する（**図50**）．
13. 咬頭嵌合位だけでなく，偏心運動の情報も咬合面には転写されているめ，口腔内でのクラウンの調整時間は少ない．
14. 調整後，装着する（**図51**）．

咬合印象法，FGPテクニックともに咬合調整量が少ない術式だが（**図40**），過度な研磨などにより低いクラウンが製作される可能性もあるため歯科技工士との連携が重要である．

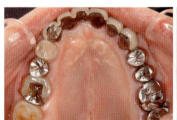 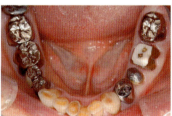 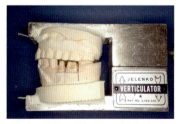

図43，44　上下顎咬合面観．「5 6 に全部金属冠を製作

図45　作業用模型と解剖学的な対合歯列模型（アナトミカルコア）をVerticulator咬合器に装着

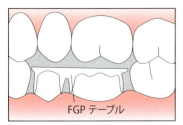
図46 FGPテーブル（側方面観）

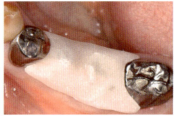
図47 FGPテーブル

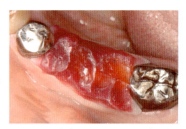
図48 口腔内にてFGPテーブル上に印記された偏心運動路のワックス記録

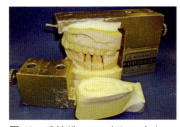
図49 手前がファンクショナルコア（機能的な対合歯列模型）

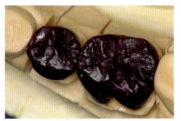
図50 両対合歯列模型を用いて製作したワックスパターン

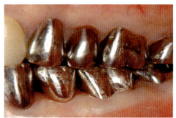
図51 口腔内に装着したクラウン

（柏木 宏介，田中 順子）

## 4. プロビジョナルレストレーション，プロビジョナルクラウン

### 1）臨床的意義

**プロビジョナルレストレーション**は，最終的な補綴装置が装着されるまでの比較的短期間の使用を前提とした**暫間被覆冠**のことを示す（**図52**）[16]．一時的な修復法ではあるが，支台歯の形態と機能を維持，回復させ，さらには最終補

プロビジョナルレストレーション，プロビジョナルクラウン
provisional restoration

暫間被覆冠

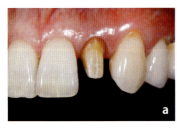
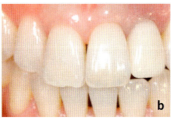

図52 プロビジョナルレストレーションの一例
a：|2 に，クラウンの支台歯形成を施した．
b：支台歯形成終了後，プロビジョナルレストレーションを行った．

表8 プロビジョナルレストレーションの臨床的意義

| 支台歯の保護 | ・外来刺激から歯髄を保護する<br>・咬合力や外力から残存歯質を保護する<br>・プラークや食物残渣による汚染を防止する |
|---|---|
| 口腔機能の維持・改善 | ・咀嚼ならびに発音機能の維持・回復を図る<br>・審美性を確保する |
| 歯周組織の保護 | ・プラークコントロールを容易にし，歯冠形態を回復することにより機械的な刺激から保護する<br>・歯肉の増殖や倒れ込みを防止し，歯肉圧排を容易にする |
| 咬合・歯列の保全 | ・咬合接触関係を保持する<br>・支台歯，隣在歯，対合歯の移動を防止する |
| 最終補綴装置への応用 | ・咬合支持を喪失した症例では，咬合採得の指標となる<br>・歯冠形態，ガイドの角度と量，咬合高径など最終補綴装置のデザインの参考となる |

綴装置のデザインの参考にもなるなど，臨床的にはきわめて重要な役割を果たしている[17]．プロビジョナルレストレーションの臨床的意義を，表8に示す．

### 2）種類と製作法

プロビジョナルレストレーションの種類には，既製のプラスチッククラウンを使用する方法と，常温重合レジンで歯冠全体を製作する方法がある．また，製作方法は，口腔内で**プロビジョナルクラウン**を製作する直接法と，技工室であらかじめ製作しておく間接法に大別される．

プロビジョナルクラウン

#### （1）直接法
#### ①既製プラスチッククラウンを使用する方法

直接法で最も一般的な方法である．既製プラスチッククラウンは，天然歯に近い形態をもつポリカーボネート冠が多く用いられる（図53）．製作方法は以下のとおりである．

1. まず適切なサイズのポリカーボネート冠を選択し（図54），金冠バサミやカーバイトバーを用いてマージン部のトリミングを行う．
2. 筆積み法にて常温重合レジンを内面に過不足なく塡塞し（図55），ワセリンを塗布した支台歯にしっかりと圧接する（図56）．このときに，レジンが完全に硬化するまでに余剰レジンをすばやく除去し，硬化収縮するため着脱を数回繰り返す．
3. 硬化後，マージンと接触点を確認し，カーバイトバーを用いて形態修正を行う（図57）．最後に，咬頭嵌合位と偏心位にて咬合接触関係を確認し，口腔内へ仮着する（図58）．

#### ②常温重合レジン塊を圧接する方法

常温重合レジン塊を圧接する方法は，以下の手順で行う．

1. 支台歯にワセリンを薄く塗布する（図59）．常温重合レジンを餅状に混和し（図60），支台歯の大きさに合わせたレジン塊を形成する（図61）．
2. レジン塊は直接支台歯に圧接し，対合歯と咬合させる（図62）．完全に硬化する前に大まかなトリミングを行い，完全に硬化後，歯冠形態を整える（図63）．
3. 仕上げ研磨した後，支台歯へ仮着する（図64）．

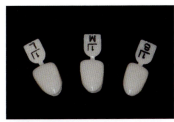

図53 直接法（既製プラスチッククラウン応用法）
既製プラスチッククラウン（ポリカーボネート冠）

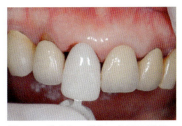

図54 ポリカーボネート冠の選択

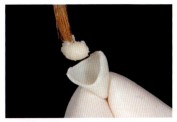

図55 常温重合レジンの塡入

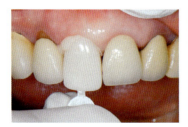
図56 支台歯への圧接

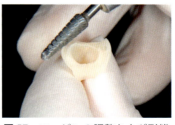
図57 マージンの調整および形態修正

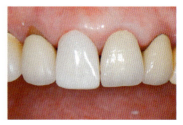
図58 口腔内に仮着されたプロビジョナルクラウン

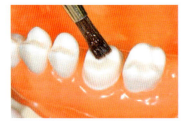
図59 直接法（レジン塊による圧接法）支台歯へワセリンの塗布

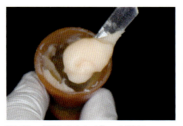
図60 常温重合レジンの混和

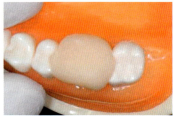
図61 餅状になった常温重合レジンを支台歯への圧接

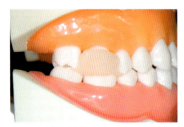
図62 咬合接触関係の印記（対合歯と咬合させる）

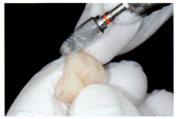
図63 マージンの調整および形態修正

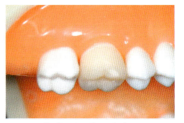
図64 完成したプロビジョナルクラウン

③**口腔内スキャナーを応用する方法**

　口腔内スキャナーを応用する方法は，以下の手順で行う．

1. 支台歯形成前に，口腔内スキャナーを用いて口腔内のデジタル画像を採得する（図65）．
2. 画面上でプロビジョナルクラウンのデジタルワックスアップを行う（図66）．
3. ワックスアップ終了後，加工機を用いてレジンプレート（ブロック）からプロビジョナルクラウンを削り出す（図67）．
4. プロビジョナルクラウンの内面とマージン部を口腔内で調整し，咬合調整，研磨後，支台歯へ仮着する（図68）．

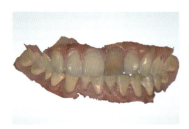
図65 口腔内スキャナーで光学印象

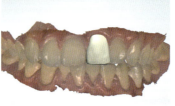
図66 画面上でデジタルワックスアップ

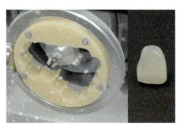
図67 加工機で削り出し

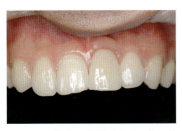
図68 口腔内に仮着されたプロビジョナルクラウン

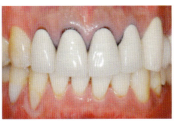
図69 直接法（印象材を用いる方法）．2 1|1 2 クラウンの審美障害による再製作予定

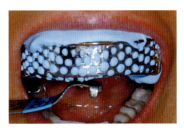
図70 シリコーンインデックスの採得

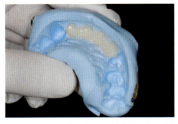
図71 インデックスの当該部分へ常温重合レジンを塡入し，口腔内に戻す．

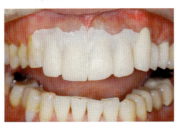
図72 レジンが硬化した状態

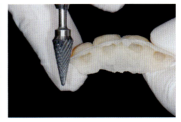
図73 マージンの調整および形態修正

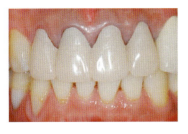
図74 口腔内に仮着されたプロビジョナルクラウン

④印象材を応用する方法

印象材を応用して，形成前の支台歯や，すでに装着されているクラウンの歯冠形態を再現する方法である．次の手順で行う．

1. 治療前にシリコーンあるいはアルジネート印象材を用いて，インデックスを採得しておく（**図69，70**）．
2. クラウン除去後か支台歯形成後，支台歯にワセリンを塗布し，インデックスの支台歯部分の内面に常温重合レジン泥を塡入し（**図71**），インデックスを再び口腔内に戻し圧接を行う．
3. タイミングを見計らって，インデックスを撤去する（**図72**）．
4. レジン硬化後，カーバイトバーを用いて形態修正を行い（**図73**），仕上げ研磨した後，支台歯へ仮着する（**図74**）．

（2）間接法

支台歯数が多い場合や支台築造製作後の作業用模型に対し，チェアタイムを少なくするために，研究用模型などを用いてあらかじめ技工室で製作しておく間接法が応用される．間接法には，レジン筆積み法と術前のシリコーンコア法に大別される．

①レジン筆積み法

支台歯形成が施された支台歯に対して，直接，常温重合レジンを築盛し，歯冠

形態を整えていく方法.

②シリコーンコアによる方法

支台歯形成が施された支台歯に対してワックスパターン形成を行い，レジンに置換する方法である．

1. まず，支台歯に対してワックスパターン形成を行い（図75，76），シリコーン印象材を用いてインデックスを採得する（図77）．
2. インデックスを用いて，ワックスを常温重合レジンに置換し（図78），形態修正ならびに研磨を行う（図79）．
3. 口腔内では，クラウンの内面やマージンの最終的な調整を行い，仕上げ研磨後支台歯に仮着される（図80）．

### 3）製作時と装着前の確認事項

プロビジョナルレストレーションの歯冠形態，咬合接触関係，コンタクトポイントの位置や強さなどは，最終的な補綴装置とほぼ同等に製作されることが求められる．そのため，製作時と口腔内へ装着する前には，表9の事項を確認する必要がある．

### 4）仮着材の要件

**仮着材**は，プロビジョナルレストレーションや最終的なクラウンを支台歯に一定期間固定するセメントであり，接着材や合着材の要件とは少なからず異なる．
臨床的に求められる要件は表10の通りである[18,19]．

仮着
provisional cementation

仮着材
provisional cement

### 5）仮着材の種類

仮着材には現在，（1）ユージノール系，（2）非ユージノール系，（3）カルボキシレート系，（4）グラスアイオノマー系，（5）レジン系仮着材があり（162頁参照），種類によってその特徴は異なる[20]．

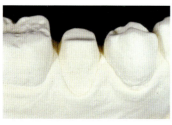

図75　間接法（シリコーンコアによる印象）
研究用模型上 5| の予想支台歯形成

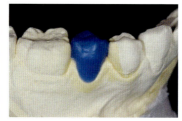

図76　クラウンのワックスパターン形成

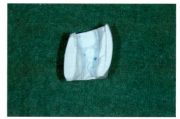

図77　シリコーンインデックスの採得

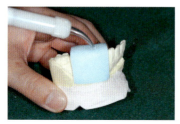

図78　当該部分へ常温重合レジンをシリンジを用いて填入

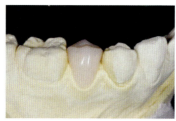

図79　プロビジョナルレストレーションの完成

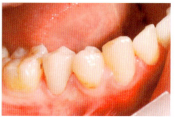

図80　口腔内に仮着されたプロビジョナルレストレーション

| 表9　製作時ならびに口腔内への装着前の確認の事項 | 表10　仮着材に臨床的に求められる要件 |
|---|---|
| 1. ブラッシングがしやすい歯冠形態である | 1. 歯髄に為害作用がない |
| 2. 側方運動時のガイドの方向や量が適切である | 2. 辺縁封鎖に優れている |
| 3. 咬頭嵌合位における咬合接触点と強さが適切である | 3. 必要なときに容易に撤去できる |
| 4. 隣在歯とのコンタクトポントの位置や強さが適切である | 4. 数日から数週間の間，脱離しない |
| 5. 色素やプラークの沈着を防ぐために十分な研磨がされている | 5. 合着材や接着材の接着力を阻害しない |
| 6. 支台歯の形成面はすべてプロビジョナルレストレーションで覆われている | 6. クラウンや支台歯面に付着した仮着材の除去が容易である |
| | 7. プロビジョナルレストレーションや最終的なクラウンの物性を損ねない |

(木本 克彦，星　憲幸，古川 辰之)

## 5. 作業用模型

### 1）作業用模型の構成

　口腔内の状態を精密印象採得して可及的正確に再現し，口腔外でさまざまな技工操作を行うことを間接法という．**作業用模型**は間接法の操作の多くで必要なものである．

　一般に作業用模型の構成は，**歯型**（しけい），歯型を含む歯列模型，対合歯列模型，咬合器からなる．症例に応じて種々の**咬合器**を選択し，模型を装着してさまざまな修復物の製作を行う（図81〜83）．

　歯型は支台歯を正確に再現したものでなければならず，咬合関係も重要なため，対合歯列模型を含めて残存歯列の咬合面も正確に再現されていなければならない．また，適度な強度を有し，技工操作が行いやすい構造であることが求められる．

作業用模型,
作業模型
definitive cast,
final cast,
master cast,
working cast
（non standard）

歯型
die

咬合器
articulator

### 2）石膏系模型材

　日常臨床で最も多く使用される模型材は**石膏**系模型材である．補綴装置製作時には手指や器具で触れることが多くなるため十分な機械的強度が必要であるが，操作に慣れればとても使用しやすい材料である．

　硫酸カルシウムの半水塩で水と混和することで二水塩となって硬化する歯科用石膏は，**α 半水石膏（硬質石膏，超硬質石膏）** と **β 半水石膏（普通石膏）** に分類できる．前者は粉末の粒子が規則的で緻密な形態をしていることから，後者と比べると表面が滑沢で硬度が高く硬化膨張量も少ないが，寒天印象材とはなじみが悪く，表面荒れを起こすことがある（**表11**）．

石膏（粉末）
plaster of paris

石膏（硬化物）
gypsum

α半水石膏,
硬質石膏
dental stone

超硬質石膏
high-strength dental stone

β半水石膏,
普通石膏
dental plaster

### 3）その他の模型材

　エポキシ系模型材に代表されるレジン系模型材は耐摩耗性などの機械的強度に優れているが，シリコーンゴム印象材でないと硬化が阻害されることや，重合時に収縮するため正確な精度で再現しにくく，石膏系模型材の性質が向上してきていることから，現在では徐々に使用されなくなってきている．

また一般的な模型材とは異なるが，ポーセレンラミネートベニアの製作ステップに**耐火模型材**で作業用模型を製作することがある．ポーセレンは約900℃前後で焼成することから，通常のα石膏ではその形状を維持できない．そこで耐火模型材で作業用模型を製作し，そこに直接ポーセレンを築盛，焼成してラミネートベニアを完成させる．

耐火模型材
refractory cast material, refractory die material

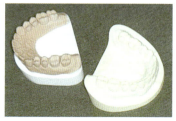

図81 歯型を含む歯列模型と対合歯列模型

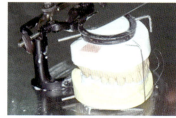

図82 咬合器装着

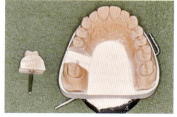

図83 取り出した歯型（歯型可撤式模型）

表11 石膏系模型材の性質[21]

|  | α石膏 |  | β石膏 |
|---|---|---|---|
|  | 超硬質石膏 | 硬質石膏 | 普通石膏 |
| 混水比 | 0.20〜0.26 | 0.24〜0.30 | 0.35〜0.50 |
| 線硬化膨張率（％） | 0.05〜0.15 | 0.2〜0.3 |  |
| 圧縮強さ（MPa） | 50 | 35〜45 | 15 |

表12 作業用模型の種類

1. 歯型可撤式模型
    分割復位式：ダウエルピン使用
    分割復位式：トレー使用
    歯型可撤式：分割なしで歯型単独の可撤式
2. 副歯型式模型
3. 歯型固着式模型
4. その他特殊なもの：シリコーンガム模型

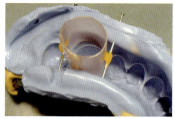

図84 支台歯部に模型材を注入

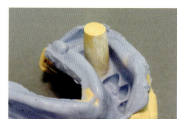

図85 歯型を印象体に戻し，模型材注入

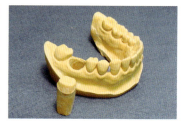

図86 完成した可撤歯型と歯列模型

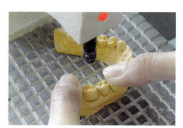

図87 ダウエルピン植立器で基底面にドリリング

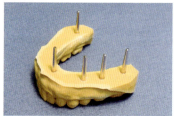

図88 支台歯以外にもダウエルピンを植立した模型基底面

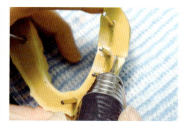

図89 回転防止溝の形成（ディンプルを形成することもある）

## 4）作業用模型の種類

表12に作業用模型の種類を示す．

## （1）歯型可撤式模型

歯型可撤式模型は歯列模型から歯型を着脱可能とした模型で，ワックスパターン形成などの操作時に取り外して形態付与や修正，フィニッシュラインの適合性を高めるなどの操作を行い，その後歯列模型に戻して隣接接触関係や咬合関係を回復する．

歯型の復位には**ダウエルピン**を応用する方法（図83）や，歯根部を石膏で製作して復位を可能とする方法などが用いられる（図84～86）．

ダウエルピン
dowel pin

技工操作中に歯型の着脱を繰り返すことから，歯型の浮き上がりがないよう十分注意すべきである．ダウエルピンは一部平坦な面があり回転しにくくなっているが，回転防止のV字溝や半円孔を一次石膏基底面に掘ることもある（図87～89）．

**チャネルトレー**や**ダイロックトレー**を使用して，糸鋸で分割した模型をトレーや石膏同士の凹凸を利用して再構築する方式を，分割復位式模型という（図90～92）．

チャネルトレー

ダイロックトレー

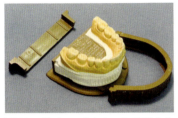
図90 ダイロックトレーに収めた作業用模型

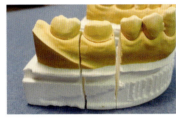
図91 歯型の分割（基底面は切断しない）

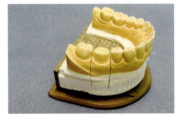
図92 分割面とトレーの凹凸による復位

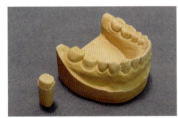
図93 副歯型式模型

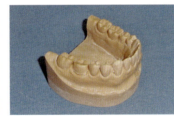
図94 歯型固着式模型

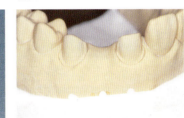
図95 完成した作業用模型

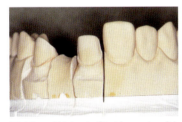
図96 パテタイプシリコーンゴム印象材で印象後に行った歯型の修正（カッティング，トリミング）

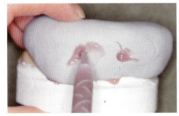
図97 注入孔を開けたシリコーンゴム印象材を戻し，ガム材料を注入

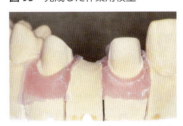
図98 トリミングした辺縁歯肉部がシリコーンガムに置換

## （2）副歯型式模型

副歯型式模型は，副歯型と歯型を含む歯列模型の2つからなる模型である．製作方法は，印象内面の支台歯部に石膏を注入し，硬化したらこれを撤去して再度全体に石膏を注入して完成させる．歯頸部などは副歯型で適合を図り，接触点や咬合接触関係は歯列模型上で適合を図るため操作が煩雑で不適合となりやすく，また，1つの印象体に2回石膏を注入することから，同一再現精度か

どうかは疑問が残る（図93）.

### （3）歯型固着式模型

歯型固着式模型は，歯型を含む歯列模型のみの模型のことで，単一式模型ともいわれる．取り外すことができないので技工操作が煩雑となるため，隣接面歯頸部の修復を必要としない症例，すなわち支台築造体やインレーなどの製作に利用される．場合によっては，隣在歯を可撤式にすることがあり，歯型と対合歯列模型との位置関係に誤差は生じにくい（図94）.

### （4）その他特殊なもの：シリコーンガム模型

歯型可撤式模型の特殊なタイプに，**シリコーンガム模型**がある（図95 〜 98）.一般に歯型可撤式模型の歯頸部は，クラウン歯頸部の適合を重要視することから，辺縁歯肉相当部の石膏を削除（トリミング，50 頁，「4）トリミング」参照）した後にワックスパターン形成を行う.

しかし，辺縁歯肉部の形状はクラウン歯頸部の豊隆，すなわち**エマージェンスプロファイル**（218 頁 参照）と密接な関係があり，補綴部位によっては歯肉縁上から歯肉縁下部にかけての豊隆付与には細心の注意を払う必要がある．こうした場合にトリミングを行ってしまうと参考とすべき歯肉がなくなり豊隆決定しづらくなるため，トリミング前の模型を印象しシリコーンゴムを注入して歯肉形態を再現する方法をとる.

シリコーンガム模型

エマージェンスプロファイル
emergence profile

## 6. 咬合器装着（付着）

### 1）フェイスボウトランスファー

作業用模型を半調節性咬合器に装着する場合は，頭蓋あるいは顎関節に対して上顎歯列が何処に位置しているかを個々の患者で記録する．これをフェイスボウによる記録といい，これに基づいて生体の顎関節に対する上顎歯列の位置関係を咬合器顆頭球と上顎作業用模型の位置関係として再現し，装着する操作を**フェイスボウトランスファー**という．（表13，図99，100）

フェイスボウ記録時の頭蓋の基準点は，**前方基準点** 1 点と**後方基準点**左右 2 点の計 3 点（上顎三角）が用いられる．半調節性咬合器はそれぞれ独自の基準水平面が設定されていて，フェイスボウ記録の際は使用する咬合器によって各基準点の設定を行わなければならない.

代表的な前方基準点には眼窩下点，鼻翼下縁，切歯切縁上方 43 〜 48 mm（内眼角に向けて）の皮膚上の点が用いられる．同様に，後方基準点には**平均的顆頭点**，外耳道，**蝶番軸点**（蝶番点），全運動軸点が適宜用いられる．平均的顆頭点は咬合器の設計者によって測定結果が異なるため，それぞれ指示された位置で設定しなければならない．外耳道はイヤーボウタイプフェイスボウの使用時に用いる基準で，イヤーピースを外耳道に挿入することで平均的顆頭点を採択したことになる．蝶番軸点はヒンジアキシスロケーターを用いて実測した顆頭点で，全運動軸点は矢状面内の下顎運動に対して顆頭点の運動軌跡上下幅が最小となる点で，これらもいずれも皮膚上の点を使用する.

フェイスボウトランスファー
facebow transfer

前方基準点
anterior reference point

後方基準点
posterior reference point

平均的顆頭点
arbitrary hinge position

蝶番軸点
posterior reference points,
hinge axis point

46

表13　フェイスボウトランスファーの目的

1. 顎関節に対する上顎の相対的位置の記録
2. 生体の下顎開閉軸と咬合器の開閉軸との関係を記録
3. 下顎運動の基準点の再現
4. 上顎三角の記録

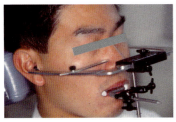
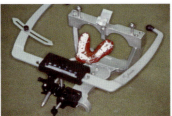

図99，100　フェイスボウ記録とフェイスボウトランスファー　　図101　自由運動咬合器

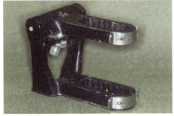
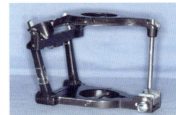
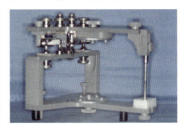

図102　平線咬合器　　図103　平均値咬合器　　図104　全調節性咬合器

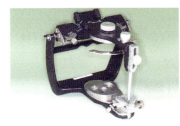
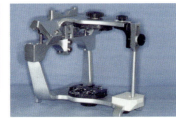
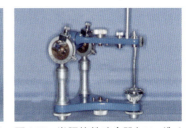

図105　半調節性咬合器（アルコン型）　　図106　半調節性咬合器（アルコン型）　　図107　半調節性咬合器（コンダイラー型）

## 2）咬合器の種類[22]

### （1）下顎運動の再現性による分類

#### ①自由運動咬合器（図101）

咬頭嵌合位が再現されていて，付属構造のバネで偏心咬合位に近似した動きが再現できる．少数歯の修復物製作に応用しやすい．

#### ②平線咬合器（蝶番咬合器）（図102）

咬頭嵌合位だけが再現されていて，開閉運動だけが行える．少数歯の修復物製作に応用しやすい．

#### ③平均値咬合器（図103）

矢状顆路傾斜角，側方顆路角，顆頭間距離，Balkwill角が平均値で固定されている．

#### ④調節性咬合器

　a．全調節性咬合器（図104）

作業側，非作業側両側の顆路を患者ごとに曲線で再現するもので，顆頭間距離やサイドシフトの調節が可能であるが，操作がきわめて複雑である．

b. 半調節性咬合器（図 105 〜 107）

　非作業側の顆路を患者ごとに直線で再現できる咬合器で，チェックバイト記録によって非作業側の顆路角や種類によってサイドシフトの調節が可能なものがある．

### （2）関節部の構造による分類
#### ①アルコン型咬合器（図 108）

　上顎フレーム（上弓）に顆路指導部，下顎フレーム（下弓）に顆頭球が配置された，生体の顎関節部と同じ構造の咬合器である．全調節性咬合器はすべてアルコン型である．

アルコン型咬合器
arcon articulator

#### ②コンダイラー型咬合器（図 109）

　アルコン型とは逆で，下顎フレーム（下弓）に顆路指導部，上顎フレーム（上弓）に顆頭球が配置された，生体の顎関節部とは逆の構造の咬合器である．半調節性咬合器はアルコン型とコンダイラー型の 2 種類がある．

コンダイラー型咬合器
condylar articulator

### （3）顆路部の形態による分類
#### ①ボックス型（フォッサ型）（図 108）

　顆頭球の上に顆路部が乗った形状のもので，顆路調節はしやすいが浮き上がりが生じやすい欠点がある．

#### ②スロット型（図 109）

　顆頭球が溝に挟まれた構造で，コンダイラー型に多くみられる．上顎フレーム（上弓）の浮き上がりが生じにくいが，顆路調節時の操作が複雑である．

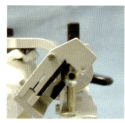
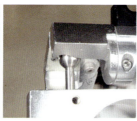

図 108　アルコン型の関節部の構造（ボックス型）

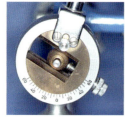
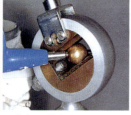
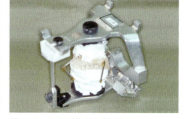

図 109　コンダイラー型の関節部の構造（スロット型）　　図 110　下顎模型の装着

## 3）咬合器の調節
### （1）顆路部の調節

　フェイスボウトランスファーによって上顎模型を装着した後，セントリックチェックバイトを利用して下顎模型を装着し（図 110），その後，顆路調節を行う[23]．ここではアルコン型半調節性咬合器の場合を記述する．
　下顎模型上に前方チェックバイトを適合させ，引き続き上顎模型を咬合採得材

に適合させると，顆頭球が前方に移動して浮き上がった位置関係になる．そこで，両側のフォッサボックスを顆頭球に接触するまで前傾させる．その時の角度が矢状前方顆路傾斜角である．同様に，下顎模型上に側方運動時のチェックバイトを適合させてから上顎模型を適合させると，非作業側顆頭が前内下方に移動した位置関係となる．フォッサボックスを前傾させて顆頭球に接触した時の角度が矢状側方顆路傾斜角である．この操作を反対側でのチェックバイト記録についても行い，両側の角度を求める（図 111，112）．

非作業側顆頭の調節機構は咬合器によって異なり，**側方顆路角**（Bennett角）を調節するものと**サイドシフト**量を調節するものとがある．今回のアルコン型ではサイドシフト量を求め，矢状側方顆路傾斜角と矢状前方顆路傾斜角とを比較して値の小さいほうに角度を設定する．サイドシフトの調節，あるいは小さい角度の顆路角を選択することで，咬頭干渉の少ない補綴装置の製作を可能とするためである（図 113）．

側方顆路角（Bennett角）
Bennett angle

サイドシフト
side shift

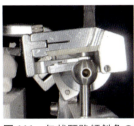
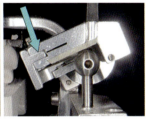

図 111　矢状顆路傾斜角の調節（顆頭球に接触するまでフォッサボックスを前傾させる）

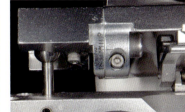
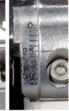

図 112　矢状顆路傾斜角の計測

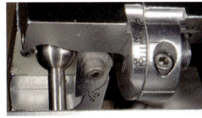
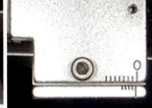

図 113　サイドシフト量の調整

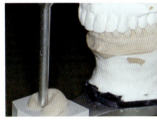
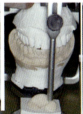
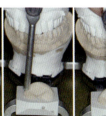
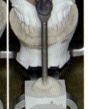

図 114　切歯路の調節

### （2）切歯路の再現

　下顎運動は顎関節部の誘導要素（**ポステリアガイダンス**）と前歯部の誘導要素（**アンテリアガイダンス**）がうまく調和が取れていれば，スムーズな運動が営める．臼歯部補綴の場合は，模型上でアンテリアガイダンスが確立されているため切歯路の調節は必要ないが，前歯部の補綴装置を半調節性咬合器上で製作する場合は調節した顆路に合わせて切歯路を調節してから補綴装置を製作することで，安定した下顎運動が行えるようになる[24]．

　この切歯路の調節には，顆路角より 5°程度大きく設定する方法と，すでに装

ポステリアガイダンス
posterior guidance
（condylar guidance）

アンテリアガイダンス
anterior guidance

着されているプロビジョナルレストレーションの形態を反映させる方法とがある[25]．後者の場合には，プロビジョナルレストレーションを装着した状態で印象採得，チェックバイト記録を行い，先の要領で顆路角を調節した後にインサイザルテーブル上に常温重合レジンを盛り，硬化する前に咬合器上で偏心運動を行わせ，インサイザルピンでテーブル上のレジンに歯の接触様相を印記する．こうすることでプロビジョナルレストレーションの接触状態がレジンに記録，反映できる．次いで模型を作業用模型に交換し，技工作業へと移る（図114）．

### 4）トリミング

支台歯歯頸部のフィニッシュラインは歯肉縁下0.5 mm程度に設定してあるため，フィニッシュラインの適合精度を高めるための細かな作業を行うには辺縁歯肉部が障害となる．そこで，ワックスパターン形成前に辺縁歯肉部を削除する．この作業をトリミングという．

歯肉圧排後に精密印象を行うと，支台歯フィニッシュライン直下の未切削部が再現される．トリミングはこの未切削部を露出させてフィニッシュラインが最突出部となるように，その下方を技工用カーバイドバーやラウンドバーで削除する．次いで，石膏を傷つけないよう軟質鉛筆でフィニッシュラインを明示する．必要に応じて，石膏表面硬化剤やセメントスペーサーを塗布する（図115）．

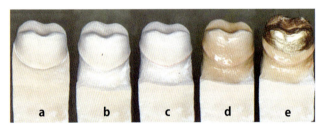

図115 トリミングでの一連の流れ
a：カッティング
b：トリミング
c：マージンの明示
d：石膏表面硬化剤塗布
e：セメントスペーサー塗布

## 7．ワックスパターン形成（ワックスアップ，ろう型形成）

### 1）種類

ワックスの盛り上げ方法には，**圧接法**，**浸漬法**，**盛り上げ法**などがある．硬化時の寸法変形が最も少ないのは，軟化温度が一番低い圧接法で，軟化時の温度が高くなればなるほど硬化時の変化量は大きくなる．したがって，軟化する場合はできるだけ低い温度で，できるだけ少量ずつ軟化する（図116～118）．

### 2）作業

歯型，隣在歯および対合歯にワックス分離剤を塗布した後，歯型にワックスを盛り上げる．ワックスパターン内面の適合性を高めるため，溶融した軟性ワックスに浸漬し，一層の被膜を形成する．これは，ワックスパターン完成までの過程で彫刻などでかかる応力を緩和するためで，直接インレーワックスを盛り上げて変形量が大きくなり不適合となるのを防ぐ．軟性ワックスの上にインレーワックスを，周囲歯の形態に調和するよう盛り上げていく．咬頭の高さや位置，各歯面の豊隆度，接触点，対合歯との嵌合状態，解剖学的形態などを考慮して歯冠形態を付与する[26]（図119～122）．

ワックスパターン形成
 waxing

圧接法

浸漬法

盛り上げ法
wax addition technique

フィニッシュラインの適合をより確実なものとするため、ワックスパターンの歯頸部辺縁を約1mm幅で削除する。ワックスパターンを歯型から外して歯型にワックス分離剤を再度塗布し、ワックスパターンを正確に戻した後、削除した部分にインレーワックスを流し込み、移行的に仕上げて完了する[27]。

滑沢な鋳造体を得るためにナイロン布や綿花などを用いて、ワックスパターンの全体を研磨し、ワックスパターン形成を完成する。

### 3）埋没前準備

鋳造や研磨といった作業により、鋳造後のクラウンはわずかではあるが小さくなる。隣接面も同様で、ワックスパターン形成の段階で適合していても最終的に隣在歯との間に間隙が生じては、食片圧入などのトラブルをまねくことになる。そこで、完成後のワックスパターンの接触点部にワックスを一層盛り上げる。目安としては、一層盛って隣在歯の圧痕をつけ、その大きさが上下的に1mm、頰舌的に2mm程度の楕円形になるようにし、最後にくぼみを埋めるようにして周囲と移行的に仕上げる。この段階で近遠心的にやや大きいクラウンとなっているため、歯列には戻せない。

完成後のクラウンを口腔内支台歯に試適する際、器具などをかける撤去用のノブが必要になる。頰舌側の鼓形空隙にワックスで直径1mm程度の小さな突起を付与する。支台歯試適後に仮着する場合はこのノブをさらに小さく修正して残したままにしておくと、再来院時に器具を使用しやすくなる。このノブを**リムーバルノブ**（**撤去用突起**）という。

リムーバルノブ,
撤去用突起
removal knob,
knob,
handling knob

最後にスプルー線の植立を行う。鋳造リングの高さを参考に長さを決定し、スプルー線（中空金属、ワックス、プラスチック）を非機能咬頭外斜面に植立する。この場所は、咬合関係を変えることがないワックスの厚い場所で、融解した金属が均等に流れ込みやすい部位だからである。スプルー線自体は太くて短いものがよいとされているが、スプルー線の途中に湯だまりを付与してもよい（図123）[28]。

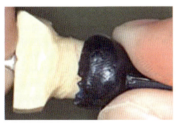

図116 ワックスの付着操作
圧接法

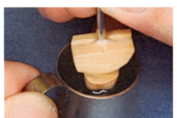

図117 浸漬法

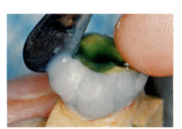

図118 盛り上げ法

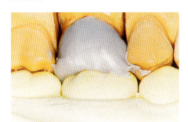

図119 咬合面に盛り上げたワックスが硬化する前に咬合させる。

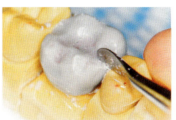

図120 対合歯の形態を印記し、各部を観察しながら形態を整えていく。

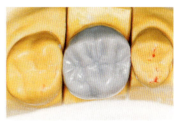

図121 完成後、咬合関係を再度確認

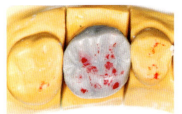

図122 調整

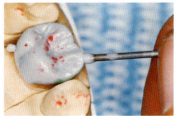

図123 ワックスパターンの完成と埋没前準備

## 8. 埋没, 鋳造, 研磨

### 1）埋没材

鋳造するために製作する鋳型材を埋没材という．埋没材は強度を有し形態を保持する結合材と，耐火性と熱膨張を目的とした耐火材からなる．結合材の成分で大別すると**石膏系埋没材，リン酸塩系埋没材**などに分類される[29]（**表14，図124**）．

石膏系埋没材
gypsum-bonded investment

リン酸塩系埋没材
phosphate-bonded investment

表14 鋳造用埋没材の種類と特徴

|  | 石英埋没材 | クリストバライト埋没材 | リン酸塩系埋没材 | アルミン酸塩系埋没材* |
|---|---|---|---|---|
| 結合材 | α半水石膏 | α半水石膏 | リン酸アンモニウム・酸化マグネシウム | アルミン酸カルシウム CaO・$Al_2O_3$ |
| 耐火材 | α石英 | αクリストバライト | クリストバライト，石英 | 酸化マグネシウム（マグネシア）MgO，ジルコニウム Zr |
| 加熱膨張 | α型⇒β型 約570℃ 0.8～1.4% | α型⇒β型 約230℃ 1.2～1.4% | 水で練和 約1% コロイダルシリカで練和 約2% | 室温から100℃の範囲で鋳造：硬化膨張は0.55～1.25% |
| 使用金属 | 低融銀合金 | 金合金，白金加金，金銀パラジウム合金 | 陶材焼付用金合金，Co-Cr合金 | チタン，Ti-6Al-7Nb合金 |

*59頁参照.

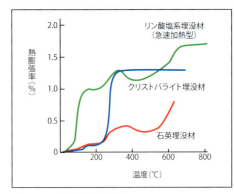

図124 埋没材の熱膨張

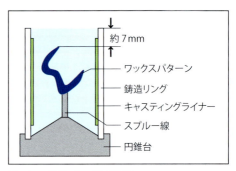

図125 鋳造リングの準備

## （1）石膏系埋没材

　耐火材の成分で，さらに**石英埋没材**と**クリストバライト埋没材**に分類できる．この埋没材を使用して鋳造する代表的な金属は，前者では低融銀合金，後者では金合金（陶材焼付用を除く）と白金加金，金銀パラジウム合金で，ともに融点が1,000℃以下の金属を対象としている．結合材は α 半水石膏で，耐火材として熱膨張を大きくするためにシリカ（石英およびクリストバライト）が使用されている．埋没材の熱膨張量は鋳造収縮を補償するためにきわめて重要な性質で，クリストバライトは約230℃で，石英は約570℃で α 型から β 型へ変態するときに大きく膨張（およそ0.8 〜 1.4％）する．

石英埋没材
quartz investment material

クリストバライト埋没材
cristobalite investment material

## （2）リン酸塩系埋没材

　陶材焼付用合金やCo-Cr合金など融点が1,000℃以上の金属の鋳造では石膏系埋没材は耐熱性が低いため使用できない．そこで，結合材としてリン酸アンモニウムと酸化マグネシウムの混合粉末を，耐火材としてクリストバライトや石英といったシリカを用い，水またはコロイダルシリカ溶液あるいはこれらの混合液で練和して硬化させる．コロイダルシリカ溶液で練和すると硬化膨張や熱膨張が増大（約2％）して強度も高まるが，水で練和すると膨張量は約半分にとどまる．

　硬化後の強度が高いので**リングレス鋳造**のための埋没が可能となるが，石膏系に比べて通気性に劣るため，埋没時にはエアベントの付与の必要性が高まる．

リングレス鋳造，リングレス埋没法
ringless investment technique

## （3）その他の特徴をもった埋没材

　石膏系埋没材で金合金を鋳造する場合，埋没からおよそ3 〜 4時間は必要であった．この待機時間を可及的に短縮化するために開発されたのが**急速加熱型埋没材**で，作業効率の向上が期待できる．

急速加熱型埋没材

　急速加熱型石膏系埋没材は，ワックスパターン埋没後30分で700℃に係留してある電気炉に挿入し，その30分後に鋳造が可能となる．耐火材はクリストバライトと石英が混合して使用されていて，結合材としての石膏の割合も高めなので，硬化膨張に期待した埋没材といえる．埋没後短時間で電気炉に挿入することからひび割れが生じやすいので，埋没時のリング内でのワックスパターンの位置には注意が必要である．

## 2）埋没法

### （1）鋳造リングの準備

　鋳造リング円錐台にワックスパターンをスプルー線を介して装着する．ワックスパターンがリング内のほぼ中央の位置で，リング底との距離が7 mm前後となるように設置する[28]．

　ワックスパターン表面への気泡付着を防ぐために界面活性剤を塗布する．

　鋳造リング内面に水で濡らしたキャスティングライナーを内貼りし，埋没材の膨張の自由化や吸水効果により膨張の増大を図る（**図125**）．

sec. 2 金属冠による補綴処置

2. 全部金属冠の支台歯形成から装着まで

### （2）埋没材の注入

　真空練和装置を用いて指定混水比で埋没材を練和し，ワックスパターン周囲に気泡を付着させず，ワックスパターンを破壊しないようにリング内に注入する．埋没する方法には次の3種類がある．

真空練和
vacuum mixing

#### ①単一埋没法（図126）

　練和した埋没材を小筆などで盛り，いったん埋没材をエアで飛ばして薄い埋没材の膜ができていることを確認してから，残りの埋没材を流し込む．

#### ②二重埋没法（図127）

　埋没材泥をワックスパターンに塗布した後に乾燥した埋没材粉末を振り掛けて吸水させる．この操作を数回繰り返して硬化させた後，新たに練和した埋没材に注入する．混水比が異なるため，バリができることがある．

#### ③真空埋没法（図128）

　**真空埋没**法とは埋没材を真空減圧下で練和する方法で，同じ環境で続いて埋没を行う．埋没材の圧縮強度が増すといわれている．

真空埋没
vacuum investing

### 3）埋没材の加熱

　埋没後1～2時間経過し硬化が確認できたら円錐台を外し，スプルー線が金属製の場合はスプルー線を加熱して抜き，電気炉に挿入する．

　鋳造の原理は，リングを加熱して**ワックスを焼却**し，湯（融解金属）が流れ込む空洞（鋳型）を作り，鋳型が膨張するよう2段階で加熱する．すなわち100℃から徐々に加熱し，250℃付近まで徐々に昇温させ，その後700℃まで加熱し30分間係留する．この時点で1.6％程度の膨張が見込める．

ワックスの焼却
wax elimination

### 4）鋳造機

　鋳込み方式による分類では，遠心鋳造機と**真空吸引鋳造**機がある（図129）．

　遠心鋳造機はアームが水平または垂直方向に回転する仕組みで，溶融金属に遠心力がかかり鋳型に鋳込む構造になっている．鋳造圧を高めるには，アームを長く，回転数を高め，比重の大きい金属を使用するなど工夫する．

　真空吸引鋳造機は金属を融解する電気抵抗炉とその上にセットした鋳造リングが密閉できるようになっていて，金属の融解を確認したら中の空気を吸引して鋳型に溶融金属を流し込む方式となっている．熱源が電流由来のため合金融解時のトラブルが少なく，比較的高融点の金属の使用も可能である．

真空吸引鋳造
vacuum casting

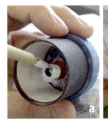

図126　単一埋没法
a：小筆を用いた埋没材の塗布
b：同時に練和した埋没材の注入

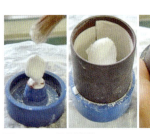

図127　二重埋没法
ワックスパターンに埋没材を塗布してから乾燥粉末を振り掛け，硬化後に埋没材を注入

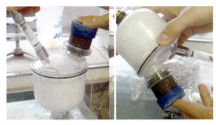

図128 真空埋没法
鋳造リングをセットしてから減圧下で埋没材を練和し,引き続き埋没材を注入

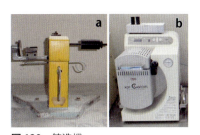

図129 鋳造機
a:遠心鋳造機,b:真空吸引鋳造機

図130～132は59頁参照.

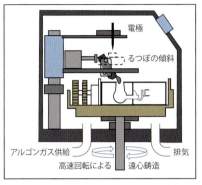

図130 直流アーク溶解式水平遠心鋳造機の構造模式図

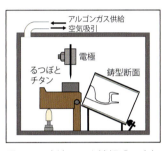

図131 直流アーク溶解式一室加圧型鋳造機の構造と排気中の模式図

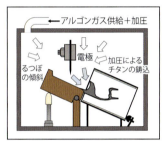

図132 アルゴンガス雰囲気下でのチタン加圧鋳造の模式図

## 5) 使用金属

### (1) 鋳造用金合金

JIS規定で機械的性質によりタイプ1～4に分類されている.基本的には,金,銅,銀の3元素が基本で,白金,パラジウム,亜鉛などが添加されるなどして用いられている.タイプ1が軟質,タイプ4が超硬質といった性質で,クラウン,ブリッジ領域では全部金属冠はタイプ2から,部分被覆冠ではタイプ3からと,金含有量が減るに従い強度の必要な補綴装置に対応した使用が望まれる.

### (2) 鋳造用白金加金

タイプ4金合金とほぼ同じ性質を示す金属に白金加金がある.白金を添加することで耐食性が向上し,強度や靱性が高まる.色調はやや白みがかったようになる.ブリッジあるいは金属床義歯に応用する.

### (3) 鋳造用金銀パラジウム合金

健康保険が適用されている代表金属である.JISで金12%以上,パラジウム20%以上と規定されていて,そのほか,銀40%以上,銅10%以上,亜鉛2%程度などと個々の製品での含有率は微妙に異なる.含有成分の違いでインレーやクラウンを対象とするものと,ブリッジやクラスプに用いるものとに大別される.

### (4) 鋳造用低融銀合金

健康保険で鋳造支台築造や乳歯メタルインレーに用いられる金属で,銀,イン

ジウムを基本とした第2種銀合金が適している．融点が低いため，鋳造時には石英埋没材での埋没が行われる．

### （5）陶材焼付用金合金

陶材との融点の関係から融点が高く設定された金合金で，リン酸塩系埋没材を使用しなければならない．陶材と化学的に結合させるための鉄，スズ，インジウムが添加され，それとは逆に陶材を着色するおそれがあるということで銅は添加されていない．

## 6）金属の溶解[29]

### （1）ブローパイプによる融解

都市ガスまたは天然ガスと圧搾空気をブローパイプで混合，調節してるつぼ内の金属を直接融解させる方法である．融解時に酸化すると劣化して鋳造欠陥の原因となるため還元炎（帯）を用いて加熱し，鋳型の温度が下がらないうちにできるだけ短時間で鋳込む．

鋳造欠陥については148〜149頁，section4-5-5「5）鋳造欠陥」参照．

### （2）電気抵抗炉方式の融解

筒状のるつぼを電気抵抗の高い白金線などで取り囲み，通電させることで発生する熱を利用してるつぼ内の金属を融解する方式である．還元雰囲気で設定温度で加熱できることから，不良酸化膜もできにくく，良好な鋳造体を得やすい．

### （3）その他の融解方法

高周波電流による方法は磁場の発生による誘導電流を利用したもので，コバルトクロムなど融点の高い非貴金属系合金の融解に応用される．

アルゴンアーク融解方式は陽極（銅）と陰極（タングステン）間にアルゴンガス雰囲気中でアーク放電させた際の高熱を利用した方式で，チタン合金などの融点の高い金属の融解に用いられる．

## 7）溶剤（フラックス）

合金の酸化防止および酸化膜の吸収，除去を目的に，合金融解の初期や鋳造直前に投入する塩類をフラックスという．

金属の種類によってフラックスは異なり，金合金や金銀パラジウム合金には**ホウ砂**（$Na_2B_4O_5(OH)_4 \cdot 8H_2O$〈四ホウ酸ナトリウム $Na_2B_4O_7$ の十水和物〉）を，低融銀合金にはホウ砂にホウフッ化カリウム（$KBF_4$）や塩化カリウム（$KCl$），フッ化カリウム（$KF$）などを添加したもの，高溶合金（コバルトクロムやチタン）にはフッ化物が用いられる．

金属鋳造以外に，ホウ砂は寒天印象材の補強，石膏の硬化遅延，陶材の融点低下など，多くの材料に使用されている．

ホウ砂
borax

## 8）金属の鋳造

鋳造機にるつぼとキャスティングシートをセットし，るつぼ内に必要量の金属をセットする．古い金属を再利用するときは，通常，使用量の約半分は新しい金

属を使用する．これは，含まれている脱酸剤としての亜鉛の融点が低く溶解時に蒸散するので，新しい金属に含まれた亜鉛に期待していることに由来している．

金属が融解し始めたらフラックスを入れ，さらに滑らかに融解して球状に軽く動き出したら鋳込むタイミングの目安なので，一気にアームを回転させて鋳込む．

真空吸引鋳造機の場合は，溶解温度を設定すれば自動的にその温度まで上昇し，準備してある金属が融解される．還元環境にあるのでフラックスは必要ない．金属が溶解できたら吸引後に回転させて鋳込む（図133，134）．

### 9）鋳造後の処理

室温で冷却した後，大まかに埋没材を破壊して鋳造体を取り出す．付着した埋没材は流水下でブラシなどを用いて洗い流してから酸浴（ピックリング）を行う．ビーカーにチオグリコール酸や塩酸などを入れ，超音波洗浄機を併用して洗浄し，鋳造でできた不良酸化膜を除去する．使用金属によっては酸浴に使用する薬液も異なり，金合金では塩酸，金銀パラジウムの場合は希硫酸，銀合金では酸浴は不要である．（図135～139）．

取り出したクラウンは，まず，歯型に適合するかどうかを確認し，その後，歯列模型に戻るように調整する．埋没前に接触点にワックスを盛り足しているため歯列模型には戻らないはずなので，歯列模型に戻るように慎重に調整する[28]（図140～144）．

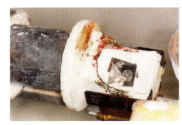
図133　金属の融解
加熱前

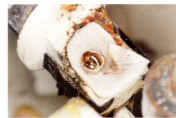
図134　加熱し，フラックスを投入して鋳造する直前の状態

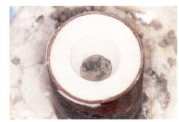
図135　鋳造後の処理
リングの冷却

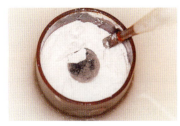
図136，137　鋳造体の取り出し

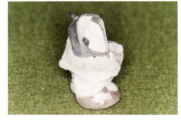

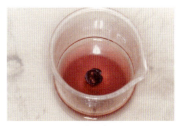
図138　酸浴（ピックリング）

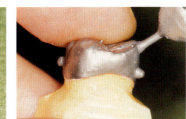
図139　鋳造体の完成

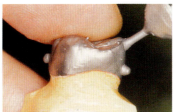
図140　鋳造体の試適
歯型への試適

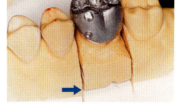
図141　歯列模型への試適（接触点がきついため歯列模型に戻らない（矢印部）

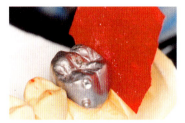 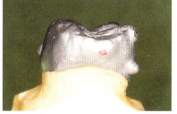 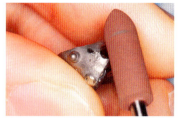

図142, 143 接触点の調整. 咬合紙を用いた接触部位の確認　　　図144 接触点部の調整

### 10）研削，研磨

　研磨の目的は，補綴装置表面を滑沢な面として食物残渣やプラーク付着の防止，患者に不快感を与えない，軟組織損傷の回避，耐食性向上などがあり，長期にわたって口腔内で維持，機能できるようにすることである．

　研磨は機械的研磨が主流で，技工用マイクロモーターや歯科用電気レーズを使用する．ほかに研磨方法としては，バレル研磨や電解研磨があるが，クラウン，ブリッジ領域ではあまり用いられない．

　まず，歯列に戻したクラウンは咬合関係をチェックし，咬合調整を行う．形態修正も含め，こうした調整にはカーボランダムポイントを使用する．咬合関係の確認が終了したら小窩裂溝を極細ラウンドバーやホワイトポイントで再度彫刻し，通常の研磨工程に進む．

　研磨材の基本的使用法は，硬いものから軟らかいものへ，粒子の粗いものから細かいものへという順に行う．研削として表面の粗い個所はサンドペーパーコーンなどで凹凸を平滑にし，シリコーンポイント（茶）を使用した後，磨き砂との併用で電気レーズにかけたらシリコーンポイント（青）までかけて，再度電気レーズと鹿革ホイールで艶出し研磨を行う．この工程で鏡面仕上げができ，クラウン表面には無定形の薄層が形成され，耐食性に優れた層が完成する．これをベイルビー層という．

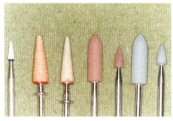 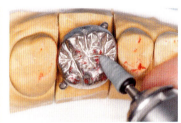 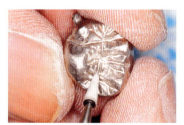

図145 研削と研磨　　図146 咬合接触状態を確認し，カー　　図147 ホワイトポイントや極細ラ
使用するポイント類　　　　　ボランダムポイントなどで削除，調整　　　ウンドバーで小窩裂溝を彫刻

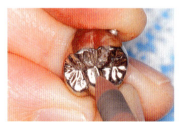 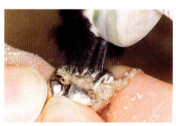 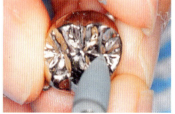

図148 先端を細く修正したシリ　　図149 磨き砂と電気レーズで裂溝　　図150 シリコーンポイント（青）
コーンポイント（茶）で裂溝を中心　　を研磨　　　　　　　　　　　　　　で仕上げの研磨
に研磨

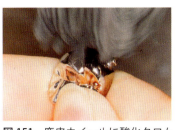
図151 鹿皮ホイールに酸化クロムなどを付け艶出し研磨

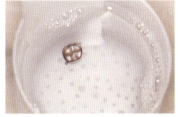
図152 希釈した中性洗剤水溶液で超音波洗浄

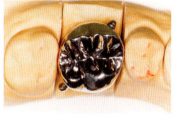
図153 完成したクラウン

研磨終了後は，スチームクリーナーや超音波洗浄器（中性洗剤希釈液）などで清掃する（図145〜153）.

（宇野 光乗）

## 9．チタン鋳造冠

### 1）特徴

クラウンの製作に使用されるチタンは日本産業規格（JIS）第2種のチタンであり，純チタンに近い組成である．**チタン**は比重が低く軽い，金属のなかでは生体に対する安全性が高いなどの特徴があり，インプラント材料として広く用いられている[30,31]．一方，チタンは溶解温度が高く，酸化しやすいため，鋳造体の製作においては，埋没材と鋳造機の選択，切削，研磨等の作業に配慮が必要である．

チタン
titanium

### 2）埋没材

高温，**不活性ガス**雰囲気における鋳造に適した埋没材として，**アルミン酸塩**系マグネシア埋没材が市販されている（52頁 表14）．この埋没材は，粉末成分に対し30％弱の**アルミン酸カルシウム**（CaO・Al₂O₃）が結合材となり，水和反応で硬化するとされている．耐火材兼鋳型材としては**酸化マグネシウム（マグネシア**，MgO）を70％弱含み，両者の組成をもって溶融チタンとの焼き付きを抑制する．また，加熱膨張を得るため，**ジルコニウム**（Zr）が添加されている．

不活性ガス
inert gas

アルミン酸塩
aluminate

アルミン酸カルシウム
calcium aluminate

酸化マグネシウム
magnesium oxide

マグネシア
magnesia

### 3）鋳造機

鋳造機は空気中の酸素を排除する必要があるため，排気と**アルゴン**（Ar）**ガス**供給の機能を有することが必要である（55頁 図130〜132）．さらに，チタンの溶解温度である1,672〜1,675℃以上の熱を供給するため，多くの機種が**直流アーク**溶解方式を採用している[30)]．

ジルコニウム
zirconium

アルゴンガス
argon gas

直流アーク
direct current arc

### 4）チタン鋳造冠の適応症例

チタン鋳造冠は一般的な鋳造冠適応症例のほか，貴金属，クロム含有合金などに対してアレルギー反応を示す患者に使用できる．一方，支台歯側の条件による臼歯部の適応としては，①歯冠高径が低い症例，②線角，点角が明瞭な形成を必要とする症例，③ホール，グルーブなど，保持形態を付与する症例，④歯肉縁下にナイフエッジの辺縁形態を形成する症例，⑤ポストクラウン（歯冠継続歯）などが挙げられる．これらは，CAD/CAMクラウン装着に適した支台歯形成が困難

となる症例である．

### 5）チタン鋳造冠の臨床と歯科技工
#### （1）支台歯形成，印象採得および顎間関係の記録
　支台歯形成と印象採得は，鋳造冠装着のための通法に従って行う．第二大臼歯は遠心側の軸面が低くなる傾向にあるため，保持形態を付与することがある（図154）[31]．これはチタン以外の修復物も同様である．顎間関係の記録は，大臼歯部の場合，印象と顎間関係の記録を同時に採得できる咬合印象を採用する場合もある．

#### （2）ワックスパターン形成と鋳造
　ワックスパターン形成から埋没までは鋳造の条件に合わせて作業を行う（図155）．チタン鋳造に適した埋没材と鋳造機の組み合わせにより，表面が滑沢な鋳造体が得られる．研削と研磨は冷却下で行われる（図156）．乾燥状態で切削を行うと火花を生じる．隣接面の調整は粗研磨のレベルにとどめ，口腔内で調整できる余地を残す（図157）．研磨材砥粒として，アルミナスラリーなどを使用して冷却下で仕上げを行うと滑沢な面が得られる（図158）[31]．

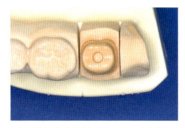
図154　咬合面中央にホールを形成した支台歯の作業用模型

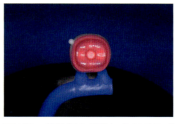
図155　鋳造機の構造に応じてスプルーの形態を変化させる

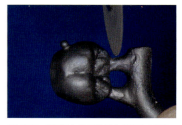
図156　研削と研磨は冷却下で行う

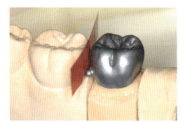
図157　隣接面調整の際，口腔内で調整できる余地を残す
（図154〜158は文献31より転載）

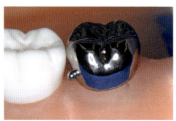
図158　アルミナスラリーで研磨したチタン鋳造冠

（松村 英雄，小泉 寛恭）

## 10. 試適，調整
### 1）適合検査
　口腔内試適に際して，ロストワックス法にて製作された鋳造体の場合，ワックスパターンの変形や鋳造欠陥があると作業用模型の歯型に正しく適合しない．鋳造後のクラウンブリッジは，手圧で無理なく歯型に挿入できる状態でなければな

試適
try-in

らない．特に，クラウンブリッジの内面に埋没時の気泡による突起がないかを確認する．もし，突起物が良好な適合を障害するならば，バー，ポイントを用いてこれを削り，歯型に適合させる．

クラウンブリッジを口腔内の支台歯に試適するときは，最初に隣在歯との**接触点**を適切に調整し，支台歯に挿入可能な状態にする．クラウンが適合不良の場合，通常はマージン部が支台歯歯頸部より浮き上がっていることを目視できる．不適合の場合は，シリコーンゴムなどの適合試験材料を使用して，当たりのある（その部分だけ接触して周囲は接触がない）部分を調べる．当たりの存在する部分は，その部分が露出するので，バー，ポイントを用いてこれを削り，支台歯に適合させる．

ワンピースキャスト法（92頁 参照）にて製作されたブリッジの場合は，鋳造収縮や支台歯模型と歯列模型との位置関係のズレの問題などにより，良好な適合が得られないこともある．解決法の一つとしては，連結部を切断することで，それぞれの支台装置に対応する支台歯への適合が確認でき，それぞれ良好な適合が得られている場合は，ろう付け操作を行い，再び連結する．

接触点
contact point

### 2）接触点の検査

正常な歯列を有する場合，隣接する歯の間にはわずかな隙間が存在している．クラウンを例に，隣在歯間関係の検査と調整法を説明する．検査は，接触状態の強さと接触点の位置の2項目について，クラウンが適切に隣在歯間関係を回復しているのかを調べる．

接触状態の強さを検査する方法は，コンタクトゲージ（**図159**），咬合紙およびデンタルフロスを用いる方法がある．現在，臨床で使用されているコンタクトゲージは，50 $\mu$m，110 $\mu$m，150 $\mu$m の厚さの金属板で，これを歯間部に挿入して定量的に歯間離開度を測定し，接触状態の強さを検査する．

**表15**に歯間離開度の検査基準を示す．一般的にはクラウンの隣接面を50 $\mu$mは挿入できて，110 $\mu$m は挿入できない状態に調整する．150 $\mu$m が挿入できる状態でクラウンを装着した場合，咀嚼時に食片圧入を誘発する．咬合紙を使用する方法は，市販されている厚さ30～40 $\mu$m のものを使用する．

検査は，10 mm×20 mm 程度の短冊形に小さく整形した咬合紙を隣在歯へ密着させておいてクラウンを試適して行う．クラウン試適後，咬合紙を引き抜き，やや抵抗を感じながら引き抜くことができれば，接触強さは適当であると判定する．もし，咬合紙が破れるようなら，それは接触強さが過度であることを示し，咬合紙が無抵抗のまま引き抜けるなら，接触強さは緩すぎることを示している．

デンタルフロスを使用する方法は，それが接触点を通過するときの抵抗感で接触状態の強さを評価する．フロスを用いて，同一口腔内の天然歯同士の接触状態を検査し，同程度の抵抗感になるように調整する．

接触点の位置の検査には咬合紙を使用する．接触点が上下的，頬舌的に適切な位置になければ，鼓形空隙は不適切な形態になり，食片圧入，清掃困難の原因となる．咬合紙を隣在歯へ密着させておいてクラウンを試適したときに咬合紙の色が付着した部位をサンドペーパーコーン，シリコーンポイントなどを使用して，接触点を適当な接触強さで適切な位置に付与する．

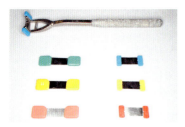

図159 コンタクトゲージとホルダー
青色：50 μm　黄色：110 μm　赤色：150 μm

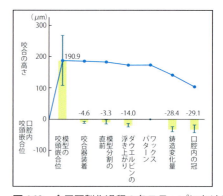

図160 金属冠製作過程の各ステップにおける咬合の高さの変化（棒グラフ）と変化傾向（折れ線グラフ）[33]

表15　歯間離開の検査基準[32]

|   | コンタクトゲージ | 判定 | 対処法など |
| --- | --- | --- | --- |
| A | 50 μm 入らない | 不可 | 接触点の接触状態が強すぎる．クラウンの接触点を調整してBの状態にする |
| B | 50 μm 入る　110 μm 入らない | 適正 |  |
| C | 110 μm 入る　150 μm 入らない | 注意 | 咬合接触に問題がなければ，クラウンは仮着して経過観察する |
| D | 150 μm 入る | 不可 | このまま装着すると食片が圧入される危険性が高く，許容できない |

### 3）咬合の検査

　接触点の調整が済み，良好な適合状態を確認した後，クラウンブリッジは口腔内で咬合接触関係の最終調整が行われる．作業用模型で製作したクラウンブリッジの咬合は，口腔内の試適時にその咬合面に早期接触を確認することが多い．

　その理由は，患者の咬頭嵌合位と咬合器に装着された作業用模型の咬頭嵌合位が一致していないことにあり，誤差の平均値は 190.9 μm と報告されている（図160）．誤差のほとんどが歯科材料の理工学的性質（印象材料の寸法安定性，模型材料の膨縮など）と臨床術式に起因しているが，どうしても製作したクラウンブリッジの咬合が口腔内では高くなってしまう不回避の要因もある．すなわち，咬合採得時に患者が強く噛みしめたなどの原因で咬合接触部位が変化した状態の咬頭嵌合位記録を用いて咬合器に装着した作業用模型は，患者本来の咬頭嵌合位を正しく再現できていない．このため，精密に製作したクラウンブリッジであっても，必ず口腔内で咬合調整を行うことになる．

　咬合の検査方法には，視診，触診，患者感覚の利用，咬合接触検査（ワックスによる方法，咬合紙法，引き抜き試験，シリコーンブラック法，歯接触分析装置の使用，感圧フィルムによる方法，マンディブラーキネジオグラフの応用）などがある．ここでは臨床で一般的に行われている咬合紙法と引き抜き試験について解説する．

#### （1）咬合紙法

　この方法は咬合調整時，操作の順を追って接触状態の変化が観察できる．一般的には厚さ 30〜40 μm の咬合紙を使用し，咬頭嵌合位で1回咬合させた後，咬合紙を透かして咬合接触状態を判定する．クラウンブリッジの咬合が数 100 μm 高い状態では，その接触部の咬合紙が穿孔するか，もしくは色が抜けている状態が観察される．

100 µm 程度高い状態では隣在歯の咬合接触は確認できないが，クラウンブリッジから離れた咬合接触部位に咬合紙の色が少し抜けた箇所を確認することができる．もし，咬合接触状態の記録を保存し，比較したい場合は，シリコーンブラック法，歯接触分析装置の使用もしくは感圧フィルムによる方法を推奨する．

### （2）引き抜き試験

引き抜き試験とは，上下顎咬合接触面間の距離を検査する方法である．正式な試験では厚さ約 12 µm のオクルーザルレジストレーションストリップスを使用するが，通常は咬合紙を利用している．患者の上下顎歯列間にストリップスを介在させ，咬頭嵌合位で咬合してもらい，引っ張って引き抜けるか否かで試適したクラウンブリッジが高いかどうかを判別する方法である．まず，咬頭嵌合位でクラウンブリッジ近心側の隣在歯の接触状態を検査し，咬合調整後のクラウンブリッジについても引き抜けるか否か，または，そのときの抵抗の強弱で咬合接触の緊密度を判別する．同様に滑走運動で作業側，非作業側の咬合接触の有無を検査する．この方法は，咬合接触の有無を高感度で検出できるが調整する部位を特定する能力には劣る．

### 4）咬合調整

クラウンブリッジの咬合が高いときは，咬合面の接触状態が歯列全体と調和するようになるまで削合調整を行う．咬合調整の過不足は顎口腔系諸器官にさまざまな為害作用を引き起こす．クラウンブリッジの高さは，大臼歯においては 0 ～ 30µm までを安全領域としている（図 161）．

咬合紙法による咬合調整では，クラウンブリッジを試適して患者に咬頭嵌合位で 1 回咬合してもらい，咬合紙を透かして見ると，ほかより高い部分は咬合紙の色が白く抜けている状態が観察される．一方，口腔内のクラウンブリッジの表面には，咬合紙の色の中心が抜けて色が付着している状態，すなわちドーナツ模様が印記されている部分が認められる．この部位には咬頭嵌合位における早期接触があるので，選択的に削合する．

咬合紙を歯列に沿わせ，患者にタッピング運動をしてもらったとき，クラウンブリッジの表面にドーナツ模様が印記されず，一様な色で接触している部分が確認できれば，咬頭嵌合位での咬合調整は終了である．

次に前方滑走運動，側方滑走運動について，赤と青の 2 種類の咬合紙を使用して同様に調整を行う．すなわち，調整が終了している咬頭嵌合位での接触部位を青色（または赤色）の咬合紙で確認し，続いて偏心咬合位での咬頭干渉の有無を

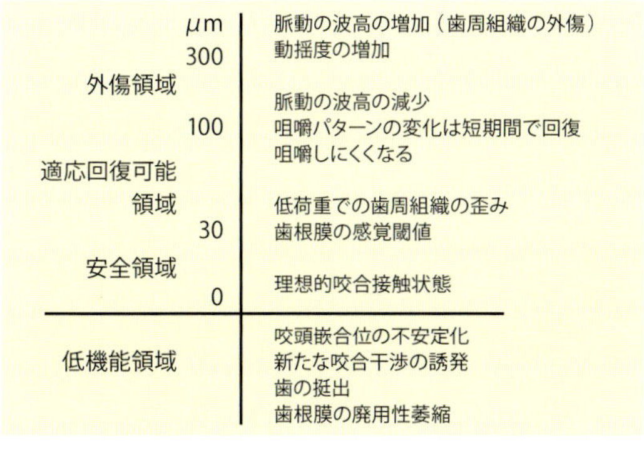

sec. 2
金属冠による補綴処置

2. 全部金属冠の支台歯形成から装着まで

| | µm | |
|---|---|---|
| 外傷領域 | 300 | 脈動の波高の増加（歯周組織の外傷）<br>動揺度の増加 |
| | 100 | 脈動の波高の減少<br>咀嚼パターンの変化は短期間で回復<br>咀嚼しにくくなる |
| 適応回復可能領域 | 30 | 低荷重での歯周組織の歪み<br>歯根膜の感覚閾値 |
| 安全領域 | 0 | 理想的咬合接触状態 |
| 低機能領域 | | 咬頭嵌合位の不安定化<br>新たな咬合干渉の誘発<br>歯の挺出<br>歯根膜の廃用性萎縮 |

図 161 咬頭嵌合位における補綴装置の高さが顎口腔系に及ぼす影響[34]

赤色（または青色）の咬合紙で確認する．咬頭嵌合位での接触部位を保存して，付与する咬合様式になるように誘導面の咬合調整を行う．

（廣瀬 由紀人，越智 守生）

## 11. 装着操作，セメント合着

### 1）装着材料の選択

歯科用セメントの合着機構は，①機械的嵌合力，②キレート結合，③歯質，金属，セラミックスなどの被着体へ接着性を示すレジンモノマーの重合による接着の３種類に分類できる．

装着材料
合着材
luting agent

### 2）セメントの主成分と製品の関係（表16，17）

歯科用**セメント**は，２種類の粉末と２種類の液を組み合わせた３種類のセメントと，レジンセメント，レジン添加型グラスアイオノマーセメントがある．粉末の主成分に酸化亜鉛を使用しているセメントは，リン酸亜鉛セメントとポリカルボキシレートセメントであり，粉末の主成分にアルミノシリケートガラスを使用しているセメントは，グラスアイオノマーセメントである．液の主成分は，リン酸亜鉛セメントが正リン酸，ポリカルボキシレートセメントとグラスアイオノマーセメントがポリアクリル酸とイタコン酸等との共重合体を使用している．レジンセメント，レジン添加型グラスアイオノマーセメントは粉末と液を練和するもの，２種のペーストを練和するものがある．

セメント
cement

表16　粉液型セメントの組成と特徴

| | | グラスアイオノマーセメント | カルボキシレートセメント | リン酸亜鉛セメント |
|---|---|---|---|---|
| 組成 | 粉末 | 酸化アルミニウム（アルミナ）$Al_2O_3$<br>酸化ケイ素（シリカ）$SiO_2$<br>フッ化カルシウム（フルオライト）$CaF_2$ | 酸化亜鉛 ZnO | 酸化亜鉛 ZnO |
| | 液剤 | ポリアクリル酸ほか*水溶液 | ポリアクリル酸ほか水溶液 | リン酸水溶液 $H_3PO_4$ aq |
| 硬化物 | | イオン架橋体 | イオン架橋体 | 第三リン酸亜鉛水和物 |
| 操作 | | 紙練板等で練和 | 紙練板等で練和 | ガラス練板，金属スパチュラ<br>1/6→15秒，1/6→15秒，<br>1/3→30秒，1/3→30秒で練和 |
| 特徴 | | 硬化後強度が高い<br>フッ素イオンを放出<br>溶解率，崩壊率が大きい | 硬化後強度が低い<br>歯髄刺激は少ない<br>仮着材等に転用 | 初期に強酸性<br>生活歯には原則使用禁忌 |

*アクリル酸 $-CH_2-CH(COOH)-$，イタコン酸 $-CH_2-C(COOH)(CH_2COOH)-$，酒石酸 $CH(OH)(COOH)-CH(OH)(COOH)$，マレイン酸 $-CH(COOH)-CH(COOH)-$

### （1）レジンセメント

**レジンセメント**（レジン系装着材料）は MMA 系レジンセメントとコンポジットレジン系セメントに分類される．

MMA 系レジンセメント[35]の粉末主成分は PMMA，液剤は MMA であり，重合開始剤はトリ-n-ブチルホウ素（TBB）である．接着機能性モノマーとして 4-META（4-methacryloyloxyethyl trimellitate anhydride）を含む．

コンポジットレジン系セメントは大半の製品が多官能性メタクリレートモノ

レジンセメント
resin-based luting agent

※4-METAについては175頁，**図11**参照．

マーおよび重合開始剤を含むペーストとモノマーおよび還元剤を含有するペーストを練和して使用する．モノマーとして Bis-GMA，UDMA（ウレタンジメタジメタクリレート）などが使用されている．重合方式は化学重合型と光・化学重合型（デュアルキュア型）がある．コンポジットレジン系セメントはフィラー含有のため MMA 系レジンセメントと比べ，硬化物自体の機械的強さ，耐久性が向上している．

## （2）グラスアイオノマーセメント

グラスアイオノマーセメント[36]は，装着材料，裏層材，フィッシャーシーラントとして使用されている．

練和は紙練板とプラスチックスパチュラを使用し，粉末を一度に液を加え 20 ～ 30 秒で行う．練和直後の pH は酸性を示すが，ポリカルボキシレートセメントより弱く，酸が象牙質へ浸透しにくいため，歯髄刺激は少ない．圧縮強さは 130 ～ 180 MPa で，修復用のものと比較して強度は小さい．これは合着用の粉液比が修復用より小さく設定してあるためで，硬化時間を延長させて合着操作に余裕をもたせる目的がある．また，被膜厚さを薄くするために修復用のものと比較してガラス粉末粒径を小さく，粒度分布を均一にしている．グラスアイオノマーセメントはフッ化物徐放性があるため二次齲蝕を予防する．硬化したセメントの熱膨張係数は歯質に近い．他のセメントよりも優れた理工学的特性をもつが，硬化反応の初期で水に触れることで，感水といわれる硬化反応の阻害を起こす．

## （3）レジン添加型グラスアイオノマーセメント

レジン添加型グラスアイオノマーセメントは，従来型グラスアイオノマーセメントの感水性を改善する目的で開発された．液はポリカルボン酸に HEMA（2-hydroxyethyl methacrylate）と多官能性ポリマーを添加し，練和することでグラスアイオノマーセメントにおけるポリアクリル酸とのカルボキシル基の反応と同時にレジンのラジカル重合を起こして硬化する．レジンの添加により，硬化体はグラスアイオノマーセメントと比較して水に溶解しにくく，引張強さと歯質に対する接着性が大きい．現在では 2 種のペーストを練和するものが多くなっている．

## （4）リン酸亜鉛セメント

セメントの硬化は発熱反応であり，練和時の硬化反応を過度に促進させないために，熱を吸収する厚めのガラス練板を使用し，粉末を液に少しずつ混ぜて発熱を抑制しながら練和する．効果時間は 4 ～ 8 分であるが，温度によって影響を受ける．練和後の pH は約 5 分後で 1 ～ 2 と強い酸性を示し，約 10 分後で 3 ～ 4，約 24 時間後で中性付近になる．

リン酸亜鉛セメント[37]は高分子成分をもたないため，脆性的な性質を示す．硬化したセメントは水中で徐々に崩壊し，特に酸性下では比較的容易に溶解する．

## （5）ポリカルボキシレートセメント

ポリカルボキシレートセメント[38]の練和は練和板とプラスチックスパチュラを使用し，液は水分の蒸発に注意して練和直前に取る．練和後の pH は 5 分後で 3 ～ 4 を示すが 60 分後には pH 6 になる．ポリアクリル酸が弱酸性であり，か

sec. 2
金属冠による補綴処置

2. 全部金属冠の支台歯形成から装着まで

つ硬化体の pH が速やかに上昇するため，また，ポリアクリル酸は分子量が大きく，象牙細管中を拡散しにくいため，歯髄刺激性はきわめて少ない．

表17　各種セメントの適応　　○：適応，△：場合によっては使用可，×：使用不可

| | レジンセメント | グラスアイオノマーセメント | レジン添加型グラスアイオノマーセメント | リン酸亜鉛セメント | ポリカルボキシレートセメント |
|---|---|---|---|---|---|
| 全部鋳造冠 | ○ | ○ | ○ | ○ | ○ |
| 陶材焼付冠 | ○ | ○ | ○ | ○ | ○ |
| CAD/CAMクラウン（コンポジットレジン，PEEK） | ○ | × | × | × | × |
| オールセラミッククラウン（ジルコニア） | ○ | △ | △ | △ | △ |
| オールセラミッククラウン（ガラスセラミックス） | ○ | × | × | × | × |
| ラミネートベニア | ○ | × | × | × | × |
| 接着ブリッジ | ○ | × | × | × | × |

### 3）粉液型合着材による固定性補綴装置の装着

　粉液型合着材の機械的性質は，粉液比に影響されるので，操作時間を延長させる目的や，装着時のクラウン等の浮き上がりを防ぐ目的で粉液比を小さく調整してはならない．セメント硬化後の理想的な機械的性質を保証するためには，メーカーが指示する標準粉液比で練和することが重要である．セメントの硬化時間が短くならないよう，かつ被膜厚さが厚くならないようにするためには，練和雰囲気の温度と湿度を管理する必要がある（**表18**）．

表18　セメントの練和条件が物性に及ぼす影響[39]

| 操作条件 | 物性 | | | | |
|---|---|---|---|---|---|
| | 圧縮強さ | 被膜厚さ | 崩壊率 | 酸性度 | 硬化時間 |
| 粉液比の減少 | ↓ | ↓ | ↑ | ↑ | ↑ |
| 粉末添加を早めて練和 | ↓ | ↑ | ↑ | ↑ | ↓ |
| 練和時の温度を高める | ↓ | ↑ | ↑ | ↑ | ↓ |
| 水分の混入 | ↓ | ↑ | ↑ | ↑ | ↓ |

（駒田　亘，笛木 賢治）

## 12. 固定性装置による補綴処置と金属アレルギー

　ジルコニアブロックやレジンブロックの CAD/CAM 加工やセラミック材料の射出成型加工によりメタルフリー修復が可能になっているものの，金属修復はいまだ主要な位置を占めている．修復に用いる金属は毒性のないこと（生物学的要件），咬合力や温熱の変化に耐える（物理的要件），過酷な口腔環境でも安定していることが求められる．

　金属アレルギーはⅣ型アレルギーの反応で，細胞性免疫型の反応である．口腔内環境は金属がイオン化しやすい環境であり，それがタンパクと結合してハプテンとなる．ランゲルハンス細胞により抗原提示されると，CD 4 陽性 T 細胞が感作さ

れ，マクロファージやリンパ球が炎症性サイトカインなどの生理活性物質を産生することにより組織破壊が生じ，遅延型アレルギーとして発症する（図162）[40]．

パッチテストにおける陽性率の高い金属は報告による違いはあるが，おおむねNi，Pd，Co，Cr，Irなど高く，AgやAlなどで低いとされる[41-43]．歯冠補綴装置やインプラント材料として使用されるTiの陽性も報告されているので注意が必要である[44]．特定の金属に感作している人に，抗原陽性金属元素を含む合金で修復した場合，遠隔部位の症状として接触皮膚炎，手足の水泡，アトピー様皮膚炎，掌蹠膿疱症などを，口腔内症状では扁平苔癬や粘膜のびらん，発赤，腫脹や，舌炎，口内炎，口唇炎を呈することもある．対症療法として投薬することもあるが，原因金属の除去が必須である．パッチテストによる原因金属の特定やリンパ球刺激試験によるⅣ型アレルギーの検出などが実施される．口腔内の金属が不明な場合は修復物表面からポリッシングフィルムやホワイトポイントで微量採取し，電子線マイクロアナライザなどで特定することもできる（図163）．

原因金属を含む修復物の除去に切削器具を用いる場合には，切削金属屑によって一時的に症状が悪化する場合もある．金属除去後は代替材料を用いて修復する．

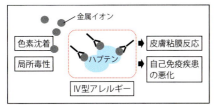

図162　金属アレルギーの模式図（文献40を改変）

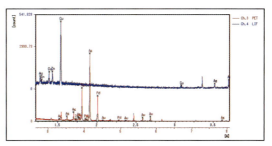

図163　電子線マイクロアナライザによる口腔内金属組成の特定（新潟大学　秋葉陽介先生のご厚意による）

（中本哲自）

## section 2　文献

1) 安藤康代，新谷明幸，吉野諭ほか：口唇機能時における歯冠と歯肉の露出頻度について．補綴誌，38(4)：842-847，1994．
2) 矢谷博文，三浦宏之，細川隆司ほか編：クラウンブリッジ補綴学 第6版．115，東京：医歯薬出版，2021．
3) 日本大学歯学部歯科補綴学第Ⅲ講座編：第11版 クラウンブリッジ実習マニュアル．2-5，名古屋：三恵社，2018．
4) Tajiri-Yamada Y, Mine A, Nakatani H, et al: MDP is effective for removing residual polycarboxylate temporary cement as an adhesion inhibitor. Dent Mater J, 39: 1087-1095, 2020.
5) 日本補綴歯科学会：補綴歯科治療過程における 感染対策指針，補綴誌．51: 628-690, 2007．
6) 日本補綴歯科学会編：歯科補綴学専門用語集 第6版．17，東京：医歯薬出版，2023．
7) 日本補綴歯科学会編：歯科補綴学専門用語集 第6版．37，東京：医歯薬出版，2023．
8) 五十嵐孝義 編：クラウン・ブリッジの臨床テクニック．128-129，東京：医歯薬出版，2003．
9) 松下和夫：歯冠補綴装置の咬合面精度に関する研究－全部鋳造冠の製作過程が咬合の高さに及ぼす影響－．日補綴歯会誌，26: 250-266, 1982．
10) 藤本順平 共著監訳：クラウンブリッジの臨床．420-422，東京：医歯薬出版，2010．
11) 日本補綴歯科学会編：歯科補綴学専門用語集 第6版．35，東京：医歯薬出版，2023．
12) 松下和夫，塩沢育己，長谷川成男ほか：模型の製作法が鋳造冠の咬合の高さに及ぼす影響．日補綴歯会誌，29：1143-1149, 1985．
13) Hayashi A, Tanaka J, Mukai N, et al: Analysis of occlusal contacts on dental casts in the intercuspal position － Comparison between dual-arch and conventional impressions －．日口腔リハ会誌，26: 8-21, 2013．

14） Mayer FS: Cast bridgework in functional occlusion. J Am Dent Assoc, 20: 1015-1030, 1993.

15） 矢谷博文, 三浦宏之, 細川隆司ほか編 : クラウンブリッジ補綴学 第 6 版 .291, 東京 : 医歯薬出版 ,2014.

16） 日本補綴歯科学会編集 : 歯科補綴学専門用語集 第 6 版 . 99, 東京 : 医歯薬出版 , 2023.

17） 五十嵐孝義 編 : クラウンブリッジの臨床テクニック . 110-111, 東京 : 医歯薬出版 , 2003.

18） 中嶌　裕, 長沢悠子, 日比野　靖 : 仮着材の種類とその特性 . 日歯評論, 70: 42-48, 2010.

19） 矢谷博文, 三浦宏之, 細川隆司ほか編 : クラウンブリッジ補綴学　第 6 版 . 145-150, 東京 : 医歯薬出版 , 2021.

20） 木本克彦, 星　憲幸 : 今選びたい仮封材・仮着材・暫間修復用材料 67 ＋ . QDT, 38: 12-47, 2013.

21） 永澤　栄 : 模型用材料 . 楳本貢三, 中嶌　裕, 西山典宏ほか編 : スタンダード歯科理工学－生体材料と歯科材料－第 5 版 . 127-133, 東京 : 学建書院 , 2013.

22） 村岡秀明, 榎本一彦 : 咬合器を知る . 榎本一彦, 鈴木　尚, 齊木好太郎ほか編 : 咬合器の臨床活用テクニック 第 1 版 . 20-67, 東京 : 日歯評論 . 1998.

23） Guichet NF（波多野泰夫 編訳）: Guichet's Introduction to occlusal treatment（ギシェーの咬合治療入門 第 1 版 . 119-178, 東京 : ヨシダ , 1982）, 1969.

24） 河野正司, 加藤　均, 中野雅徳 : 顎口腔系の機能におけるアンテリオール・ガイダンスの働き . 顎機能, 2 : 1-5, 1982.

25） 河野正司 : 顆路と歯牙路の関係 . 補綴臨床, 17: 329-338, 1984.

26） 石神　元 : 歯の保存治療, 齲蝕およびその関連疾患の治療 . 竹内　宏, 山本宏治 編 : 総合歯学概論 臨床編 第 1 版 . 23-40, 京都 : 永末書店 , 2000.

27） 久野富雄, 佐々木雅史, 陸　誠 : ワックス・アップとマージンの再調整 . 新装版 初心者のための臨床的クラウンの製作法－歯科技工士・歯科技工所レベルアップのために－ 第 2 版 . 81-98, 東京 : クインテッセンス出版 , 2008.

28） 石神　元 : 歯の保存治療, 齲蝕およびその関連疾患の治療 . 竹内　宏, 山本宏治 編 : 総合歯学概論 臨床編 第 1 版 . 48-49, 京都 : 永末書店 , 2000.

29） 米山隆之, 廣瀬英晴, 菊地久二 : 鋳造用材料 . 楳本貢三, 中嶌　裕, 西山典宏ほか編 : スタンダード歯科理工学－生体材料と歯科材料－ 第 5 版 . 167-200, 東京 : 学研書院 , 2013.

30） Koizumi H, Takeuchi Y, Imai H, et al: Application of titanium and titanium alloys to fixed dental prostheses. J Prosthodont Res, 63: 266-270, 2019.

31） Furuchi M, Takeuchi Y, Kamimoto A, et al: Fabrication of titanium restoration by means of calcium aluminate-bonded magnesia investment material and one-chamber arc casting apparatus. J Oral Sci, 63: 119-120, 2021.

32） 草刈　玄 : 接触点に関する研究　特に歯間離開度について . 補綴誌, 9: 161-182, 1965.

33） 松下和夫 : 歯冠補綴装置の咬合面精度に関する研究 ―全部鋳造冠の製作過程が咬合の高さに及ぼす影響 ―. 補綴誌, 26: 250-266, 1982.

34） 田中伐平 : 咬頭嵌合位における補綴装置の高さが顎口腔系に及ぼす影響 . 補綴誌, 19: 666-692, 1976.

35） 松家茂樹 : Ⅲ 合着・接着・裏層材 6 レジン系装着材料 . 小倉英夫, 髙橋英和, 宮﨑隆ほか編 : コア歯科理工学 . 118-123, 東京 : 医歯薬出版 , 2008.

36） 松家茂樹 : Ⅲ 合着・接着・裏層材 3 ポリカルボキシレートセメント . 小倉英夫, 髙橋英和, 宮﨑隆ほか編 : コア歯科理工学 . 111-115, 東京 : 医歯薬出版 , 2008.

37） 宮崎　隆 : Ⅲ 合着・接着・裏層材 2 合着用グラスアイオノマーセメント . 小倉英夫, 髙橋英和, 宮﨑隆ほか編 : コア歯科理工学 . 108-111, 東京 : 医歯薬出版 , 2008.

38） 中嶌　裕 : Ⅲ 合着・接着・裏層材 1 リン酸亜鉛セメント . 小倉英夫, 髙橋英和, 宮﨑隆ほか編 : コア歯科理工学 . 104-108, 東京 : 医歯薬出版 , 2008.

39） Craig RG, Powers JM: Restorative Dental Materials. 11th ed. 603, St. Louis: Mosby, 2002.

40） Arakelyan M, Spagnuolo G, Iaculli F, et al: Minimization of adverse effects associated with dental alloys. Materials. 15, 7476, 2022.

41） 北川雅恵, 安藤俊範, 大林真理子ほか : 歯科用金属アレルギーの動向 : 過去 10 年間に広島大学病院歯科でパッチテストを行った患者データの解析 . 日口腔検会誌, 4: 23-29, 2012.

42） 腰原輝純, 松坂賢一, 佐藤亨ほか : 補綴治療前に行ったパッチテストの結果とその検討 . 日口腔検会誌, 5: 38-44, 2013.

43） 國分克寿, 秦暢宏, 吉橋裕子ほか : 歯科金属アレルギーの臨床統計的検討 : 東京歯科大学千葉病院における歯科金属アレルギー外来について . 日口腔検会誌, 5: 45-50, 2013.

44） Hosoki M, Nishigawa K, Miyamoto Y, et al: Allergic contact dermatitis caused by titanium screws and dental implants. J Prosthodont Res, 60: 213-219, 2016.

section **3**

# 固定性装置による補綴処置の 診察から前処置まで

## 診察，検査，診断，処置 | **1**

### 一般目標

1. クラウンブリッジ補綴処置を行うにあたって，基本的に必要な診察，検査，診断，処置の一連の流れや難易度を理解し，説明する．

2. クラウンブリッジ補綴処置だけでなく，包括的歯科，口腔治療を理解する．

### 到達目標

1. 基本的に必要な，全身ならびに口腔の診察ができる．

2. 口腔関連の基本的検査ができる．

3. 口腔関連の基本的診断ができ，治療計画ができる．

4. 処置経過について説明できる．

5. 補綴前処置ならびに応急処置を説明できる．

# 1. 診察

## 1）医療面接
### （1）医療面接にあたっての注意

　患者の導入にあたって，適切な身だしなみ，挨拶，自己紹介，本人の確認，面接を行うことの了承，適切な位置関係を保つことが必要である（図1）．

　次に良好な（共感的）コミュニケーションができるように，アイコンタクトを保つこと，わかりやすい言葉で会話すること，患者の状態に合った適切な声の大きさや話すスピードをコントロールすること，傾聴的，共感的態度をとることが必要である．

1. **主訴の聴取**：**主訴**は患者の訴えを言葉で書くので，主なものに集約させ，専門用語はあえて必要ではない．
2. **現症の聴取**：**症状**の性質，頻度，強度，持続時間などを聞き取る．
3. **現病歴の聴取**：正確で経時的な現病歴の聞き取りを行う．
4. **既往歴の聴取**：問診表を参考に以下の病変については特に注意を払って問診を進める．
    a. **循環器系**：循環器系では高血圧，虚血性心疾患，貧血，糖尿病の既往について，少なくともこれらの状況を把握する．
    b. **消化器ならびに内臓臓器系**：消化器ならびに内臓臓器系では肝機能障害や腎機能障害の既往について漏らさず聞いておく必要がある．
    c. **その他**：現在，クラウンブリッジ補綴治療の選択肢としてインプラント治療は不可欠なものであるので，骨粗鬆症，関節リウマチ，栄養状態などの聴取は大切である．
5. **常用薬，アレルギー歴，嗜好（飲酒，喫煙など）の聴取**：常用薬では降圧薬，抗凝固薬，骨粗鬆症治療薬の聴取が重要である．急性のアレルギーだけでなく，歯科治療に関連する金属アレルギーについても聴取する．また，喫煙は歯周病，創傷治癒不全と大きくかかわるので，聴取は必ず行う．
6. **生活環境等患者の家族歴，社会的背景の聴取**：超高齢社会と核家族の問題が大きくなってきており，本項目がクラウンブリッジ補綴治療の難易度などに大きく影響するので，配慮した問診が求められる．
7. **解釈モデルの聴取**：患者が自分の病気をどのように思っているのか，何を希望しているのか，来院の動機などを再確認する．

主訴
chief complaint

症状
clinical symptom

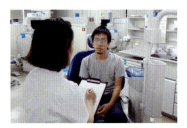

図1　医療面接
患者との適切な位置関係を保つ．

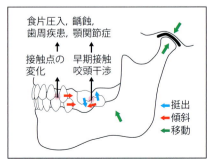

図2　歯の欠損を放置した場合に生じる障害

### 2）全身的診察と局所的診察（現症）

#### （1）全身的診察

1. **チェアに座るまでの確認事項**：患者の体格，歩き方を含めた動作，表情などを確認し，診察に備える．
2. **全身，顔面，顎の視診**：視診により全身の姿勢，顔色，対称性を確認する．
3. **バイタルサインの把握**：
   a. 呼吸，b. 体温，c. 脈拍，d. 血圧，e. その他（酸素飽和度など）

#### （2）局所的診察

1. **口腔外の診察**：顎顔面の必要な部位（咀嚼筋，顎関節，上顎，下顎，リンパ節）を触診し，所見（圧痛，波動，熱感など）を確認する．顎関節痛，咀嚼筋痛などの詳細な所見は後述の検査で行う．
2. **口腔内の診察**：
   a. **視診による口腔粘膜，舌の診察**：視診により，口腔粘膜や舌の変化（腫脹，腫瘤，潰瘍）を診察する．
   b. **視診による歯列，咬合の診察（歯式の記載を含む）**：視診により，歯列，咬合状態を詳細に診察する（**図2**）．さらに歯式を記載する．
   c. **触診による診察**：患部に触れ，圧痛，波動および硬結の有無を診察する．
   d. **患部と思われる歯の診察（視診，触診，打診，温度診，電気診，歯の動揺度検査）**：患部と思われる歯の状態（特に齲蝕の状態，歯周病の状態）の視診をするとともに，探針，エキスカベーターを用いて触診を行い，ミラーやピンセットの柄を用いて適切な強さで打診を行い，他の歯と比較する．また，適切な刺激（冷：スリーウェイシリンジ，氷，温：加熱ストッピングなど）を用いて，反応の有無をみる．適切な器具（ピンセット，探針）などを用いて歯の動揺度を検査する．

### 3）プロブレムリスト

診察した内容は，**診療録**に以下の項目に注意して転記する．

1. 歯式の記載の確認
2. 視診，触診，打診，温度診，動揺度検査の結果と**徴候**
3. （診察で得られた情報での）病名の記載
4. 行われた診療行為

これらの内容を踏まえ，①医科的プロブレムリスト（具体的には高血圧症〈2014年4月1日から〉など），②局所的（口腔，歯列，歯）プロブレムリスト（具体的には左側顎関節症〈2014年4月1日から〉など）の作成を行う．

診療録
medical record

徴候
clinical sign

## 2. 検査

クラウンブリッジ補綴の検査を**表1**に示す．そのうち，歯周検査，口内法エックス線検査（10〜14枚法），模型検査が基本的3項目として必要であり，補綴治療に際しては，咬合接触検査，顎機能検査が特に重要である．

表1 クラウンブリッジ補綴の検査

| | |
|---|---|
| 歯質（齲蝕を含む）<br>歯髄の検査<br>歯列の検査 | まず，齲蝕や咬耗による歯質の実質欠損を視診，探針等の触診で検査する．歯髄については生活歯か失活歯かを電気診等を用いて判別する．さらに，低位唇側転位歯の存在等歯列不正の有無を検査する． |
| 歯周検査 | まず，O'Leary のプラークチャートを採取し，プラーク指数を測定する．次に歯周ポケットプローブを用いてポケットの測定，プロービング時の出血と排膿を評価し，ペリオドンタルチャートを完成させる． |
| 口内法エックス線検査<br>パノラマエックス線検査<br>顎関節エックス線検査 | 口内法エックス線画像（10〜14枚法）より歯槽骨吸収を確認し，臨床検査（ペリオドンタルチャート）を用いて，歯周病診断を確定する（図3）．<br>インプラント補綴まで考慮するときは，パノラマエックス線検査が不可欠となる．顎関節症が疑われる症例では顎関節エックス線検査が必要である． |
| 模型検査 | アルジネート印象材で上下顎の印象採得を行い，硬質石膏を注入，硬化後，解剖学的なランドマークを損傷せず，研究用模型の底面と咬合平面が平行になるようにトリミングし，前方，側方，後方，咬合面観から咬合状態を検査する．咬合器に装着後，必要に応じて**診断用ワックスパターン形成**を行い，クラウンブリッジ補綴の最終形態を模索する（図4 a，b）．咬合器を用いた模型検査は下顎運動検査の項で記述する（図5）． |
| 口腔内写真検査 | カメラのデジタル化が進んだことから，模型検査を補助する位置づけとして一般的に口腔内写真検査を実施する． |
| 咬合接触検査 | 1. 咬合紙法（図6 a，b）　　2. 引き抜き試験法（図7）<br>3. シリコーンブラック法（図8）　　4. 感圧フィルム法（図9 a，b）<br>5. ワックス法 |
| 下顎運動検査（誘導様式を含む） | 1. 咬合誘導様式の視覚的検査<br>2. チェックバイト法と，半調節性咬合器を用いた下顎運動検査（顆路測定を含む）<br>3. 描記法や電気的測定法による下顎運動路検査 |
| 顎機能検査 | 1. 下顎の運動量の検査（開口量など）（図10）<br>2. 顎関節の機能検査（運動痛と触診）（図11 a）<br>3. 咀嚼筋の機能検査（図11 b〜f） |
| その他の検査 | 1. 構音検査　　2. 嚥下検査　　3. 咀嚼能率検査<br>4. 唾液検査　　5. 口臭検査　　6. 歯の色調検査 |

診断用ワックスパターン形成
diagnostic waxing up
シムストック
横指
Querfinger Breite(n)
（QFB）〈独〉

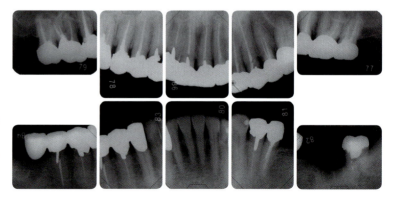

図3 口内法エックス線画像（10枚法）
全顎にわたる歯および歯周組織の詳細な検査のために必要である．

図4 上顎前歯部ブリッジ形態不良による審美障害症例
a：診断用模型．どのような形態が適切かつ可能か，事前の診断が重要である．
b：診断用ワックスパターン形成．最終形態の明示とそれに必要な補綴前処置を検討する．治療計画の立案のみならず患者への説明と動機づけに役立つ．

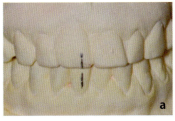
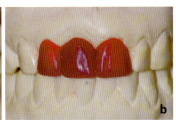

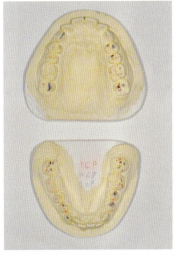

図5 模型上での咬合接触部位の観察
咬頭嵌合位での咬合接触が少なく，側方運動時の平衡側（非作業側）において，最後臼歯での滑走が認められる．

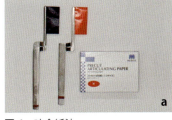

図6 咬合紙法
a：咬合紙とホルダー．厚みの薄い咬合紙を用いて，咬合接触部位を精密に咬合面に印記する．さらに薄いプラスチック製咬合紙を用いれば，より精密な印記が可能である．ホルダーを用いるため，不適切な使用により，咬合接触部位の印記がずれる可能性がある．
b：馬蹄形咬合紙．厚みがあるため，咬合接触部位の印記の精密性には劣る．ホルダーが不要なため，自然に咬合させやすい．

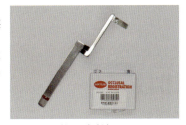
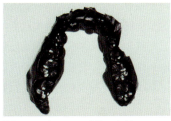

図7 引き抜き試験法
厚みの非常に薄い**シムストック**（shim stock：8〜12 μm）と呼ばれるストリップスを介在させ，咬合させたときの引き抜きの感触により，咬合接触の程度を詳細に検査できる．1歯単位の検査に使用する．厚みの薄い咬合紙でも検査可能である．

図8 シリコーンブラック法
歯列全体にわたり，咬合接触の程度や分布を色の抜け具合で詳細に検査できる．

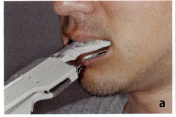
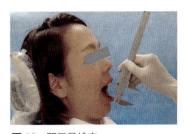

図9 感圧フィルム法
a：デンタルプレスケールシステムを用いた咬合接触試験．感圧フィルムシートを咬合させる．
b：解析の実際．歯列全体にわたる咬合接触状態を検査できる．噛みしめの強弱による咬合接触圧，咬合接触の分布および面積の変化も分析できる．

図10 開口量検査
ノギス等を用いて開口量を測定する．**横指**で表示することもある．同様に，前方や側方の運動量も検査する．

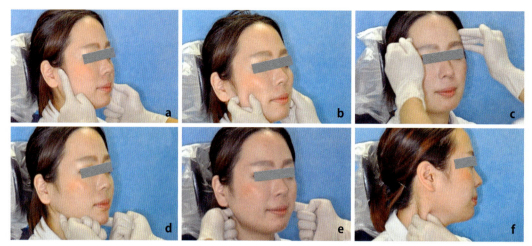

図11 咀嚼筋・顎関節の触診の実際
a：顎関節の前方の咬筋深部，b：咬筋浅部，c：側頭筋前部
d：内側翼突筋（口外法），e：顎二腹筋後部，f：胸鎖乳突筋

## 3. 診断

### 1）評価と診断

クラウンブリッジ補綴治療にとって重要な評価項目は，支台歯の状態である．健全歯質の残存量，特に失活歯においては**フェルール**がどの程度確保できるかなどが鍵となる．さらに歯周病に罹患している支台歯について，歯周ポケットが3mm以内までに改善できるか評価し，支台歯を診断する．

次に歯列，咬合状態，咬合習癖の有無について評価し，総合的診断を進める．

フェルール
ferrule

### 2）治療計画を左右する因子

治療計画を左右する因子である，局所的因子，全身的因子，心理社会的因子を表2に示す．

### 3）症例の難易度

診断を下すとともに補綴治療の難易度を判定，評価することが重要である．特に歯の欠損が起こると咬合支持の箇所の量は難易度に大きく影響する．日本補綴歯科学会では症型分類を行い，難易度をレベルⅠからⅣ度に分類する方法を提唱し，推進している（図12）．

## 4. 処置と経過

### 1）経過の記録

ブリッジ処置では10年以上経過すると急速に生存率が低下し，15年では60〜70％まで生存率が低下することが，近年の研究から明らかになってきた．そのため，定期的な経過観察と記録が重要で，適切な間隔で（3カ月，6カ月，1年など）メインテナンスすることが重要である．

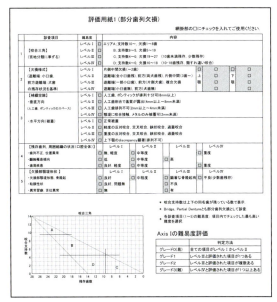

図12 日本補綴歯科学会の症型分類，部分歯列欠損用評価用紙の一部（文献1より転載）

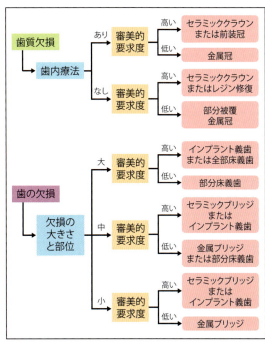

図13 補綴処置のディシジョンツリー
「セラミック」は「陶材焼付冠」を含む．

表2 治療計画を左右する因子

| 局所的因子 | 支台歯の状態：残存歯質，歯周病の進行度，歯列の状態（図13） |
| --- | --- |
| | 咬合に関連する因子：咬合の悪習癖（ブラキシズム，クレンチング，咬合干渉（早期接触を含む），咬合性外傷など（図2） |
| | 残存顎堤の状態：吸収が大きいときには顎堤形成を症例によって適応するか，有床義歯による補綴を行うかも検討対象となる |
| | 審美的要求度 |
| | 口腔衛生状態の改善，維持能力 |
| | 使用する補綴材料による因子（審美的，力学的，生物学的因子） |
| | その他の因子：患者の口腔内感覚の個人差など |
| 全身的因子 | 循環器系疾患（既往歴の項目参照）：高血圧，糖尿病などの疾患 |
| | 消化器ならびに内臓臓器系疾患 |
| | その他の全身疾患（骨粗鬆症など） |
| 心理社会的因子 | 職業：スピーチの多い職業など |
| | 習慣：ショ糖の入っている飲料の多飲など |
| | 受療要件：遠距離通院，訪問診療など |

## 2）補綴前処置

補綴治療の前に行う処置を，表3に示す．

### 3）応急処置

クラウンブリッジ補綴の応急処置の多くは，クラウンブリッジ脱離と破折である．脱離の多くは支台築造ごと脱離することが多い．二次齲蝕などの問題がないときは再装着するが，新たな処置に進まねばならないことが少なくない．一方，破折に関しては多くが前装材料の破折で，全面的な前装材料の破折からわずかなチッピングまで幅が広い．陶材のわずかなチッピングであれば研磨などで応急処置することが多いが，全面的な前装材料の破折では応急的にレジンで修復した後，再修復が必要になることが多い．

表3　補綴治療の前に行う処置

| | |
|---|---|
| 保存的前処置 | ブラッシング指導 |
| | スケーリング，ルートプレーニング |
| | 歯周外科処置 |
| | 歯内療法処置 |
| 外科的前処置 | 抜歯 |
| | ヘミセクション，（歯根分割抜去〈法〉）（図14），歯根切除 |
| | ルートセパレーション（歯根分離）（外科的），トンネリング |
| | エクストルージョン（歯根挺出）（外科的） |
| | 歯根尖切除術 |
| | 小帯切除術 |
| | 顎堤形成術（硬組織，軟組織） |
| 矯正的前処置 | アップライティング（整直） |
| | エクストルージョン（矯正的）（図15） |
| | 限局矯正（MTM，小矯正）：正中離開の修正など |
| 補綴的前処置 | 咬合調整：早期接触や咬頭干渉の除去 |
| | 歯冠修復：挺出歯の再修復，歯冠歯軸方向の修正 |
| | 暫間クラウンブリッジによる歯冠形態・咬合調整，暫間義歯 |

ヘミセクション，
歯根分割抜去
hemisection

歯根切除
root resection

ルートセパレーション，
歯根分離
root separation

トンネリング

エクストルージョン，
歯根挺出
extrusion,
elongation

アップライティング
uprighting

限局矯正，
マイナートゥース
ムーブメント，
小矯正
minor tooth
movement,
limited tooth
movement

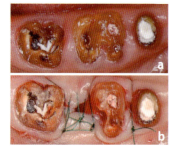

図14　ヘミセクション
a：下顎右側第一大臼歯遠心根に破折が認められる．
b：遠心根のみ分割抜歯した．根分岐部の鋭端歯質を除去し，スムーズかつ移行的な歯根面形態を作る．そのため，術時にはフラップ形成が必要である．

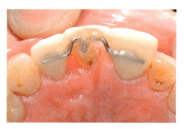

図15　矯正的エクストルージョン
外科的エクストルージョンとは異なり，アンカーとなる隣在歯が必要である．矯正および保定期間が必要であり，その後，歯冠延長術（歯とともに挺出した歯槽骨の削合）を必要とする．

（松浦　尚志）

section **3**

# 固定性装置による補綴処置の診察から前処置まで

## 支台築造 | **2**

### 一般目標

1. 歯冠修復のための支台築造の臨床的意義と手法について理解する.

### 到達目標

1. 支台築造の臨床的意義を説明できる.
2. 支台築造の種類と方法を説明できる.
3. 支台築造の選択基準を説明できる.
4. 支台築造のための窩洞形成の原則と手順を説明できる.
5. 築造体の製作手順を説明できる.

## 1. 臨床的意義

　**支台築造**（**core buildup**）とは，齲蝕や外傷などで生じた歯冠部歯質の欠損をコンポジットレジンや金属などにより適切な支台歯形態に回復する操作のことである．

　支台築造の多くは失活歯に対して行われるが，生活歯の支台歯に対しても行う場合がある．補綴治療の臨床において，失活歯が対象となる割合は非常に高い．

　歯冠部歯質が高さ2mm以上残存していれば，全周を補綴装置によって被覆することで，歯冠および歯根破折を防止することができる．これを**帯環効果**と呼び，補綴装置が残存歯質を輪状に抱え込む部分のことを**フェルール**という．支台歯の全周にわたって十分なフェルールが確保されるように支台築造法を選択し，帯環効果が発揮されることにより，補綴装置の長期維持が期待される．

　帯環効果を発揮するためには歯冠部歯質をできるだけ多く残すことが大切であるが，補綴治療の臨床においては，全周にわたって十分なフェルールが確保できる症例（図1）は少なく，すでに大半の歯質を喪失していることのほうが多い（図2）．歯冠部歯質のほとんどが崩壊した症例も珍しくはなく（図3），そのような歯であっても，支台歯としての機能が回復可能な支台築造の術式を習得することは重要である．

支台築造
foundation restoration, core buildup

帯環効果
ferrule effect

フェルール
ferrule

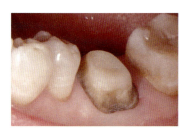

図1　コンポジットレジン単独による支台築造

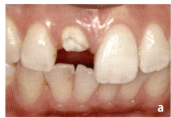

図2
a：大半の歯冠部歯質を喪失した上顎右側中切歯
b：コンポジットレジンとファイバーポストによる支台築造

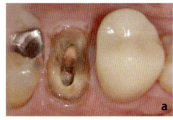

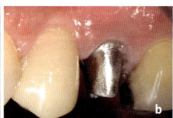

図3
a：歯冠部歯質のほとんどが崩壊した上顎左側第二小臼歯
b：鋳造体による支台築造

## 2. 支台築造の種類

　支台築造は，口腔内で支台歯形態を直接回復する直接法，あるいは印象採得後に口腔外で製作された**支台築造体**を装着する間接法に分類される．

　築造体は歯冠修復装置を保持する**コア**（**core**）と，コアを保持する**ポスト**（**post**）によって構成される．ポストは必ずしも必要というわけではなく，歯質欠損が大きく，コアのみでは築造体の保持が困難と判断された場合に設置する．

　築造窩洞形成後の歯冠部歯質の残存量から，適切な支台築造の方法を選択する．支台築造の臨床的ガイドラインと材料を**表1，2**に示す[2]．また，前歯部の

支台築造体
foundation restoration post-and-core

コア
core

ポスト
post

築造法を図4に，臼歯部の築造法を図5に示す．

表1 根管処置歯の支台築造の臨床的ガイドライン（単独冠支台歯）

| クラス | 残存壁数 | 部位 | ポスト | コア | 歯冠修復物 |
|---|---|---|---|---|---|
| クラスI<br>クラスII<br>クラスIII | 4壁残存<br>3壁残存<br>2壁残存 | 前歯群・臼歯群 | 設置なし | コンポジットレジン | 種類* |
| クラスIV | 1壁残存 | 前歯群 | ファイバーポスト | コンポジットレジン | クラウン |
|  |  | 臼歯群 | ファイバーポスト or<br>金属ポスト | コンポジットレジン or<br>鋳造金属 | アンレー or<br>クラウン |
| クラスV | 0壁残存 | 前歯群・臼歯群 | ファイバーポスト or<br>金属ポスト | コンポジットレジン or<br>鋳造金属 | クラウン |

残存壁数の判定基準：歯質厚径1 mm以上・フィニッシュラインから歯質高径が2 mm以上
* 単独冠支台歯，PD支台歯は種類を選ばない．Br支台歯はコンポジットレジン以外の種類を選ばない．

表2 支台築造用材料

| 成形材料 | コンポジットレジン | 光重合型，光・化学重合型（デュアルキュア型） |
|---|---|---|
|  | 合着用セメント（歯質の欠損がきわめて少ない場合に使用） | |
| 既製材料 | 金属製ポスト | チタン，チタン合金 |
|  | ファイバーポスト | グラスファイバー，カーボンファイバーなど |
|  | セラミックポスト | ジルコニア |
| 鋳造用合金 | 銀合金，12%金銀パラジウム合金，金合金，チタン，チタン合金 | |

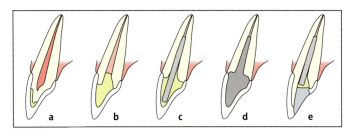

図4 前歯部の支台築造の種類
a：生活歯
b：コンポジットレジン単独
c：コンポジットレジンと既製ポストを併用
d：鋳造体
e：コンポジットレジン充填の前処置

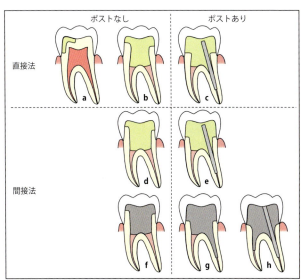

図5 臼歯部の支台築造の種類
a：生活歯
b：コンポジットレジン単独（直接法）
c：コンポジットレジンと既製ポストを併用（直接法）
d：コンポジットレジン単独（間接法）
e：コンポジットレジンと既製ポストを併用（間接法）
f：鋳造体（ポストなし）
g：鋳造体（ポストあり）
h：鋳造体（分割築造）

### 1）成形材料単独による支台築造

生活歯では，既存の充塡物や軟化象牙質を除去後，歯面に対する接着処理を行い，コンポジットレジン充塡による直接法支台築造を行う（図4a, 5a）．

失活歯では，支台築造のための窩洞形成後に，歯冠部歯質の高さが2mm程度残存していれば，コンポジットレジン単独による支台築造（図4b, 5b, 5d）が可能であり，直接法および間接法の両方に適応できる．支台築造用コンポジットレジンとしては，現在，デュアルキュア型のものが主流である．

直接法（図5b）で行う場合，歯面に対する接着処理後，築造窩洞内に支台築造用コンポジットレジンを填入する．この際，一度に行わず，数回に分けて積層充塡し，重合収縮による影響を抑えるようにする．口腔内での接着処理からコンポジットレジンの重合が完了するまでの間，防湿には細心の注意が必要となる（表3）[3]．

間接法（図5d，図6）で行う場合は，作業模型に分離材を塗布し，支台築造用コンポジットレジンを築盛，光重合した後，作業模型から慎重に取り外す．必要に応じてエアバリア材を塗布し，さらに光重合を行う．形態修正して築造体を完成させる．完成した築造体は，口腔内での試適，調整後，接着処理を行い，レジンセメントあるいは支台築造用コンポジットレジンにて接着を行う．

表3　レジン支台築造における直接法と間接法の比較

|  | 直接法 | 間接法 |
|---|---|---|
| 利点 | その日のうちに築造できる<br>その日のうちに支台歯形成，印象採得が可能である<br>臨床操作が単純である<br>アンダーカットを許容する<br>歯質削除量が少ない | 適正な支台歯形態を付与できる<br>レジンの重合収縮の影響を小さくできる<br>1回のチェアタイムを短縮できる<br>唾液，滲出液の影響を受けにくい<br>築造体の重合度が向上する |
| 欠点 | 1回のチェアタイムが長い<br>レジンの重合収縮の影響が大きい<br>防湿，形態付与が難しい | 製作過程が複雑である<br>来院回数が1回増える<br>大きなアンダーカットの除去が必要である<br>仮着材の影響や築造窩洞が汚染される可能性がある |

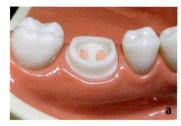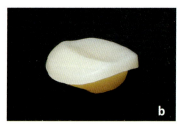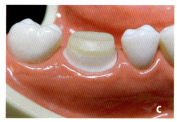

図6　間接法によるレジン支台築造
a：築造窩洞形成終了後，b：コンポジットレジンによる築造体，c：装着された築造体

## 2）成形材料と既製ポストによる支台築造

　歯冠部歯質が歯肉縁上に残存しているものの，髄腔内のみでは築造体を維持できず，ポストによる維持を必要とする症例に適応する．築造体は，支台築造用コンポジットレジンと既製ポストを併用して製作される．原則として既製ポストを露出させないように設計する．直接法（**図5c**）および間接法（**図5e**）の両方に適応できる．

　既製ポストには現在，**ファイバーポスト**（**図7**）および金属ポスト（**図8**）が使用される．形状はさまざまであるが，先端のみが細くなっており，テーパーが付与されていないものが多い．

　ファイバーポストは主に直径 10 μm のグラスファイバーを束ねたものをレジンマトリックスで成形したものである．象牙質と弾性係数が近似しており，ファイバーポストを用いた支台築造では，補綴装置装着後，歯冠部に力が加わると応力は歯頸部に集中するため，重篤な歯根破折を起こしにくい．

　既製金属ポストにはチタン，チタン合金等が用いられる．機械的強度に優れ，破折強度が高い反面，弾性係数は象牙質よりもはるかに高いため，ポスト先端での応力集中を起こしやすく，破折が生じた際には，重篤な歯根破折をまねきやすいという問題がある．

> ファイバーポスト
> fiber post,
> fiber-reinforced composite resin post,
> FRC post

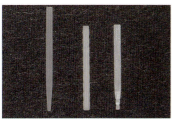

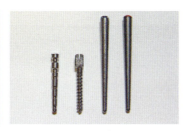

図7　各種ファイバーポスト　　図8　各種既製金属ポスト

### （1）ファイバーポストを用いた支台築造[4]
#### ①ファイバーポストの特徴
- 弾性係数が象牙質に近似しているため，応力集中が起こりにくい．
- レジンセメントや支台築造用コンポジットレジンとの接着性に優れている．
- 白色または半透明であるため，ジャケットクラウンの審美性が向上する．
- 腐食抵抗性が高く，歯質の変色が起こらない．
- 支台歯形成時に起因するメタルタトゥー（金属イオンが沈着あるいは切削粉が迷入して歯肉が黒変する現象）が生じない．
- メタルフリーを獲得することが可能となる．
- 金属ポストに比較して容易に削り取ることができるため，再根管治療時に歯質の喪失が少ない．

#### ②直接法
　a．ファイバーポストの試適

　ポスト孔にファイバーポストを試適し，所定の位置まで挿入できていることを確認した後，ポストの長さを決定し，口腔外で必要な長さにポストを切断する．ポストの切断にはダイヤモンドディスクなどを用いる（**図9，10**）．

b. ファイバーポストの処理

口腔内試適後はリン酸による清掃を行い，水洗，乾燥後，シラン処理を行う（図11，12）．ファイバーポスト表面のブラスト処理は行わない．

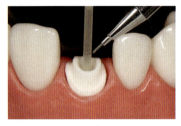
図9　ファイバーポストの試適

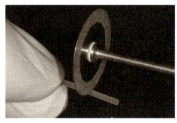
図10　ファイバーポストの切断

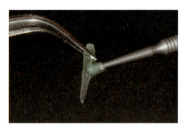
図11　リン酸による清掃

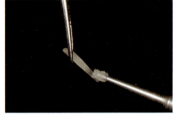
図12　シランカップリング剤の塗布

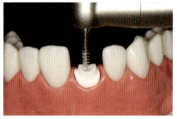
図13　ポスト孔の機械的清掃

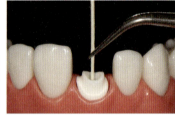
図14　ペーパーポイントによる吸水

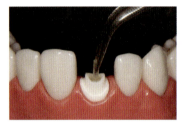
図15　ファイバーポストの接着

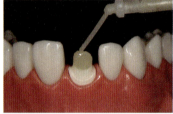
図16　支台築造用コンポジットレジンを築盛

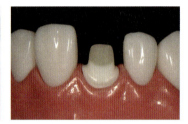
図17　直接法による支台築造の完了

c. ポスト孔内面の処理[5]

根管ブラシでポスト孔の機械的清掃を行う（アルミナ粒子を併用する方法もある）．水洗後，ペーパーポイントなどで吸水し確実に乾燥させる．ポスト孔はエアブローのみでは乾燥しないため，十分な接着強さが得られない（図13，14）．

d. ポストの接着

レジンセメントまたは支台築造用コンポジットレジンを用いてポストを接着する（図15）．歯面処理剤の液だまりが残留しないよう留意する．

e. 支台築造用コンポジットレジンの築盛

ポスト植立後，支台築造用コンポジットレジンを築盛する（図16）．既製の築造用キャップを利用する方法もある．多方向から光照射し，重合させる．光重合が完了し，所定の硬化時間が経過した後，通法どおり支台歯形成を行う（図17）．

③間接法

a. 技工操作

・石膏の注入時に印象材のポストが変形しないよう注意して作業模型を製作する．

- 模型窩洞内のアンダーカット部分をブロックアウトし,レジン分離材を塗布する.
- ファイバーポストが模型に適合することを確認し,必要な長さに切断する.
- ファイバーポストをアルコールで清拭し,乾燥後,シラン処理を行う.
- 気泡を巻き込まないように注意しながらポスト孔に支台築造用コンポジットレジンを填入し,ポストを挿入する.所定の位置までポストを挿入できていることを確認し,光照射する.必要な量の支台築造用コンポジットレジンを築盛し,所定の光重合を行う.
- ポストコアを模型から慎重に取り外す.デュアルキュア型の場合は,指定の硬化時間経過後に模型から外す.必要に応じてエアバリア材を塗布し,さらに光重合を行う.
- 重合完了後,形態修正しポストコアを完成させる(**図18**).
- コア被着面を弱圧(0.1〜0.2 MPa)でブラスト処理する.1秒程度の噴射で表面の汚れを落とす程度にとどめる.ファイバーポストが露出している部分があるときは,噴射時間を短縮(1秒以内)する.

b.臨床操作

- 口腔内試適後,コア被着面をリン酸で清掃し,水洗,乾燥後,シラン処理を行う(**図19,20**).
- 仮封材,仮着材を除去した後,根管ブラシでポスト孔の機械的清掃を行う.水洗後,ペーパーポイントなどで吸水し確実に乾燥させる.
- レジンセメントあるいは支台築造用コンポジットレジンによる装着を行う.使用する製品により接着処理などが異なるので注意する.多方向から光照射し,重合させる.光重合が完了し,所定の硬化時間が経過した後,通法どおり支台歯形成を行う(**図21,22**).

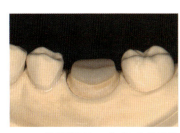
図18 作業模型上で完成した築造体

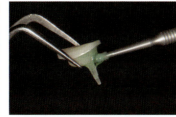
図19 リン酸による清掃

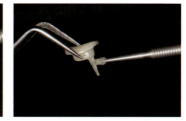
図20 シランカップリング剤の塗布

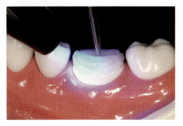
図21 築造体の装着

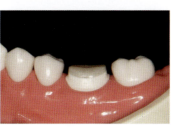
図22 間接法による支台築造の完了

（2）既製金属ポストを用いた支台築造
①直接法
　a．金属ポストの試適
　ポスト孔にポストを試適し，所定の位置まで挿入できていることを確認した後，ポストの長さを決定し，口腔外で必要な長さにポスト上端を切断する（図23，24），もしくは露出しない長さのポストを選択する．
　b．金属ポストの処理
　ブラスト処理後，金属接着プライマーを塗布する．ブラスト処理およびプライマー塗布後は手指で触れるなど，汚染しないよう注意する．
　c．ポスト孔内面の処理[5]
　根管ブラシでポスト孔の機械的清掃を行う（アルミナ粒子を併用する方法もある）．水洗後，ペーパーポイントなどで吸水し確実に乾燥させる．ポスト孔はエアブローのみでは乾燥しないため十分な接着強さが得られない．
　d．ポストの接着
　レジンセメントまたは支台築造用コンポジットレジンを用いてポストを接着する（図25）．歯面処理剤の液だまりが残留しないよう留意する．
　e．支台築造用コンポジットレジンの築盛
　ポスト植立後，支台築造用コンポジットレジンを築盛する（図26）．既製の築造用キャップ（図27）を利用する方法もある．多方向から光照射し，重合させる．光重合が完了し，所定の硬化時間が経過した後，通法どおり支台歯形成を行う（図28）．
②間接法
　ファイバーポストを用いた支台築造と同様に作業模型上で築造体を製作する．口腔内試適後，ブラスト処理を行い，レジン部分にはシラン処理，ポストには金属接着プライマーを塗布する．接着処理を行った築造体の汚染に注意する．歯面処理を行った後，レジンセメントもしくは支台築造用コンポジットレジンを用いて築造体を装着する．

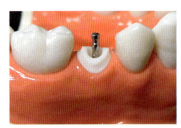
図23　ポストの試適

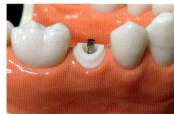
図24　ポスト上端を切断

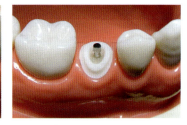
図25　ポストの接着

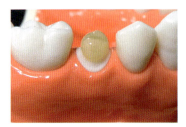
図26　支台築造用コンポジットレジンを築盛

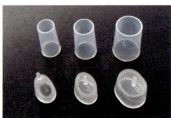
図27　築造用キャップ

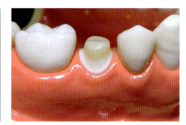
図28　直接法による支台築造の完了

### 3）鋳造体による支台築造

鋳造体による築造法には長い歴史があり，信頼性が高く，すべての症例に適応できる術式であるが，築造体の製作方法は煩雑である．間接法での製作となるため，築造窩洞内のアンダーカットの除去や，築造体の適合精度を良くするため，できるだけ窩洞を単純化，平滑化する必要があり，必然的に歯質削除量は大きくなる．また，光透過性を有する補綴装置を選択した場合には，築造体の金属色が透過することによる補綴装置の色調への影響や，金属アレルギーに関しての考慮が必要である．

鋳造用合金には銀合金や12％金銀パラジウム合金，金合金などが用いられる．

歯冠部歯質の高さが2mm程度残存していれば，ポストの設置がなくとも築造体の保持が可能であるが（**図5f**），このような場合には，歯質削除量の少ない直接法の選択が望ましい．残存歯質のみでは築造体の維持が困難であると判断された場合にはポストの設置が必要となる（**図4d，5g，図29**）．

ポストの設置については，複根歯であっても，すべての歯根に必要というわけではなく，歯根の形態をエックス線画像から把握し，歯根の彎曲状態や太さ，長さを考慮し，最も効果的と思われる歯根に対して設置すればよい．上顎大臼歯であれば口蓋根，下顎大臼歯であれば遠心根を選択することが多い．

主に大臼歯部において，残存歯質が少なく，ポストを設置する根管の非平行性を利用して複数のポストによって築造体を維持しなければならない場合，分割支台築造を行う（**図5h，図30**）．上顎大臼歯であれば口蓋根，下顎大臼歯であれば遠心根のポストが分割されることが多い．口腔内に装着する際には，コアを先に装着し，分割したポストを後で装着して一体化させる．後から装着するポストは，セメントの背圧を受けるため，所定の位置まで挿入できているか注意を要する．セメント硬化後にポストの余剰部分を削除し，完成させる．

歯冠部歯質が完全に崩壊し，歯肉縁下にまで歯質欠損が及んでいる，あるいは漏斗状根管のように内側の歯質が失われているような条件の悪い症例においても，鋳造体による築造法は高い破折強度を示し，支台歯形態の再構築を可能とする．しかしながら，機械的強度に優れる反面，金属ポストと象牙質の弾性係数はかけ離れており，ポスト先端での応力集中により歯質の破折をまねきやすく，破折に至った場合には，骨縁下に及ぶ歯根破折を惹起し，抜歯となる可能性が高くなるという問題がある．

### 4）コンポジットレジン充填の前処置としての支台築造

支台築造とは，補綴装置装着を前提として支台歯形態の再構築を行う処置である．しかしながら，根管処置後の失活歯においても，歯質の欠損が少なく，コンポジットレジン充填により歯冠修復が可能な場合があり，このような症例においては，必要に応じて支台築造を行った後，残存歯質を最大限に残してコンポジットレジン充填による歯冠修復を行うことがある（**図4e**）．

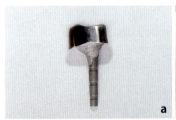
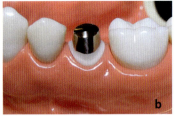

図29 鋳造体による支台築造
a：銀合金と既製金属ポストによる築造体
b：装着された築造体

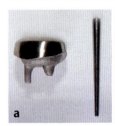
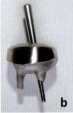
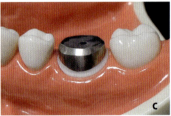
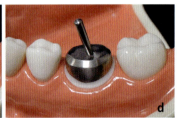

図30 鋳造体による分割支台築造
a：分割した築造体，b：ポストを挿入した築造体，c：コアを装着した状態，d：ポストを挿入し，一体化させた状態

## 3．支台築造のための窩洞形成

　支台築造を行った支台歯の延命のために重要なのは，残存した健全歯質の量である．窩洞形成後の歯冠部歯質の残存量が支台築造法の選択基準であることから，適切な形成手順を順守し，できるかぎり健全歯質を残すことが重要である．

### 1）軸面の概形成

　仮封材や充填物を除去した後，歯質欠損の程度にかかわらず，最終の補綴装置の支台歯形態を想定した軸面の概形成を行う．この時点では，フィニッシュラインは歯肉縁の高さまでとし，支台歯形成の最終的な調整の余地を残しておく．

### 2）窩洞形成

　髄腔内の仮封材や根管充填材を除去し，健全な歯質を露出させる．薄い窩壁は厚さが1mm程度になるように整理する．間接法ではアンダーカットを除去し，窩洞を単純化する．直接法ではアンダーカットを除去する必要はない．

### 3）ポスト孔の形成

　窩洞形成が終了した時点で，残存した歯冠部歯質によるコアの保持が難しいときには，ポスト孔を形成し，コアの保持をポストに求める．
　ポスト孔の形成には，穿孔を避けるため，先端に刃のないピーソーリーマー（図

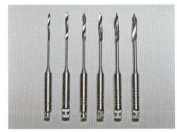
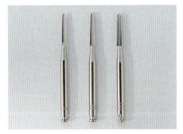

図31　ピーソーリーマー　　　図32　根管形成バー

31）を細いものから順に使用して根管充塡材を除去し，根管壁に根管充塡材が付着していない状態まで形成する．さらに根管形成バーでポスト孔の形成面を平滑化し，適切な形態に整える（図32）．既製ポストによっては専用の根管形成バーが用意されているので，適宜使用する．ポストの長さは歯冠長と等長あるいは歯根長の2/3とし，太さは歯根断面の1/3を超えないことを原則とする（図33）．歯槽骨の吸収が進んだ歯周疾患罹患歯においては，歯槽骨骨頂より深い位置までポストが達していることが必要である．また，発熱による歯根膜炎を避けるため，ポスト孔の形成は低速回転で間欠的に行う．

単根管で歯冠部歯質がほとんど残存していない歯に鋳造体による支台築造を行う場合，ポスト孔形成後に，築造体の回転を防止するための補助的形態を付与することがある（図34）．既製ポストを用いる場合は，使用するポストを試適し，適合の確認をしておく．

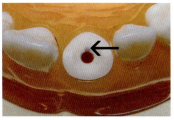

図34 回転防止のための補助的窩洞（矢印）の付与

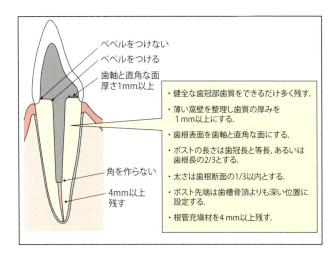

図33 支台築造のための窩洞形成の原則

## 4. 印象採得

間接法による支台築造を行う場合には，築造窩洞形成後に印象採得を行う．築造窩洞の印象採得には，シリコーンゴム印象材による連合印象法，二重同時印象法あるいは寒天アルジネート連合印象法が用いられる．いずれの印象法を用いる場合であっても，印象撤去時に，ポスト孔の途中で印象材が切れたり，石膏注入時に細長いポスト部の印象が変形したりするおそれがあるため，ラジアルピンやプラスチックピンなどを併用してポスト部の印象の補強や，変形の防止を図る必要がある（図35，36）．

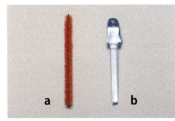

図35 a：ラジアルピン，b：プラスチックピン

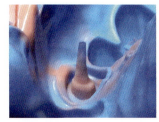

図36 プラスチックピンを併用した連合印象

## 5. 築造体の装着

### 1）築造体の試適

　築造体を支台歯に試適して適合や形態を確認し，必要に応じて調整を行う．試適を行う前に築造窩洞内の仮封材や仮着セメントを確実に除去する．特にポスト孔内はセメントなどが残留しやすいので，根管ブラシで機械的に清掃しておく．

### 2）接着処理

　築造体の材料に合わせた接着処理を行う．コンポジットレジン単独，またはコンポジットレジンと既製金属ポストを併用した築造体であれば，ブラスト処理を行った後，レジンに対してはシラン処理を，既製金属ポストに対しては金属接着プライマーを塗布する．ファイバーポストを用いた築造体では，ファイバーポストに対してはブラスト処理を行わず，リン酸で清掃した後，水洗，乾燥させ，シラン処理を行う．鋳造による築造体にはブラスト処理を行い，金属接着プライマーを塗布する．いずれの築造体であっても，ブラスト処理およびプライマー処理後は手指で直接触ったり，油分などにより汚染したりしてはならない．

### 3）装着操作

　プライマーによる歯面処理を行った後，築造体にセメントを塗布し，支台歯に装着する．装着が完了するまで，防湿には細心の注意を要する．

（柏木 宏介，藤井 孝政）


## 6. 支台築造の前処理と後処理

　二次齲蝕や根尖病巣が支台歯に生じている場合，歯冠補綴装置および支台築造体の除去が必要となる．下記に，前装鋳造冠，全部金属冠，ブリッジ，鋳造支台築造体の除去方法を説明する．

### 1）前装鋳造冠および全部金属冠の除去

　前装鋳造冠の除去ステップは次のとおり（図37）.

1. 唇側前装部および切端，咬合面部の中央に細めのダイヤモンドポイントで金属が見えるまで溝を形成する（図37a, b）．また，ダイヤモンドポイントで前装部分の除去を行ってよい．
2. 唇側面および咬合面の金属部分を細めのダイヤモンドポイントおよび除去用カーバイドバー（マイクロモーターの使用推奨）で，支台歯（もしくはセメント層）まで削合する（図37c, d）.
3. クラウン除去用のリムービングドライバー（図38）およびクラウンスプリッティングプライヤー（図39）等を使用し，クラウンを近遠心的に拡張する（図37e）．このとき近遠心的に拡張しない場合は，さらに舌側まで金属の削合を広げる．
4. リムーバー等を用いて補綴装置の撤去を行う（図37f）.

※ 全部金属冠の除去に関しては，上記2.以降を同様に行う．

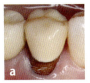 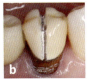 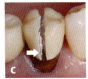 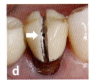 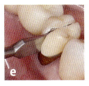 

**図 37 前装鋳造冠の除去**
a：除去前の前装鋳造冠，b：前装部の削合および金属部の露出，c：歯頸部から中間部まで金属を削合，d：歯頸部から歯冠頂まで金属を削合，e：頬側面および咬合面を削合後，補綴装置を近遠心的に拡張，f：撤去された補綴装置

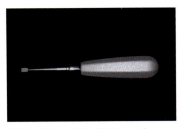 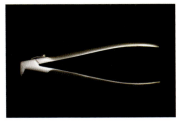

図 38　リムービングドライバー　　図 39　クラウンスプリッティングプライヤー

## 2）ブリッジの除去

　ブリッジの除去に関しては，まず支台歯間の切断を行う．切断部位を以下に示す．

**a. 隣接する支台装置間部位**

**b. ポンティックの近心部位**

　上記の該当部位を最遠心部から順に切断する．

　図 40 に ７５３１|２３６７ 支台のブリッジの模式図を示す．以下にブリッジの切断ステップを示す．

1. |６７ 間の切断（**図 40a**：最遠心の隣接する支台歯間の切断部）
2. ６５| 間の切断（**図 40b**：a の次に遠心の切断部）
3. ４３| 間，|３４ 間の切断（**図 40c**：左右のどちらからでもよい）
4. |２３ 部の切断（**図 40d**：c の次に遠心に位置する切断部）
5. ２１| 間の切断（**図 40e**：d の次に遠心に位置する切断部）
6. １|１ 間の切断（**図 40f**：最も近心に位置する切断部）

　ブリッジを上記の順で切断した後，個々の支台歯の補綴装置の除去は歯冠補綴装置の除去に準じる．最遠心部の支台歯の歯冠補綴装置より除去を行う（**図 40**）．

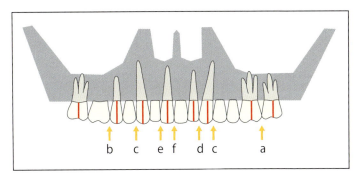

図 40　ブリッジの模式図
黄色の矢印はブリッジの切断部位を示す．赤線は，支台歯の補綴装置の撤去の溝を示す．

### 3）鋳造支台築造体の除去

鋳造支台築造体の除去方法には，大きく分けて次の3つに分類される．

①歯質と支台築造体の境界部を削合し（図41），兼松式合釘除去鉗子（図42）や合釘除去器（リトルジャイアント）（図43）などを用いて支台築造体の引き抜きを行う．

②歯質と支台築造体の境界部を削合し（図41），支台築造体除去用の超音波チップ（図44）を使用する．

③マイクロモーターに装着した除去用カーバイドバー（図45）およびダイヤモンドポイントで支台築造体の削合を行う．必要に応じて，拡大鏡下および歯科用実体顕微鏡下で行う．

①の除去を行う場合，支台築造体の方向を事前に確認する必要がある．分割コアなどを使用していた場合，撤去時に歯根破折が生じることがある．また，歯根の歯質が薄いと破折をまねく場合がある．

②の除去を行う場合，支台築造体の合着時に接着力が強力なセメントを使用していた場合は撤去が困難である．リン酸亜鉛セメントのような機械的嵌合効果による合着用セメントを使用している場合に有効である．

③の除去を行う場合，支台築造体が長いと除去用カーバイドバーで削合しきれないことがある．口内法エックス線画像上で大まかな築造体の長さを確認し，カーバイドバーで築造体先端まで削合可能かどうかを十分確認する．

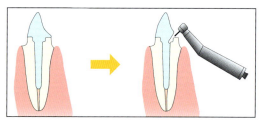

図41 矢印のように築造体と歯質の境界部を全周切削することにより，築造体の除去が可能となる．

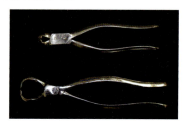

図42 兼松式合釘除去鉗子

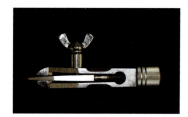

図43 合釘除去器（リトルジャイアント）

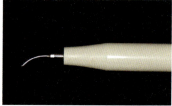

図44 築造体除去用の超音波チップ

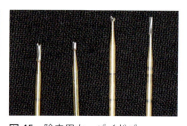

図45 除去用カーバイドバー
築造体が根尖深くまで存在する場合はロングネックのカーバイドバーも併用．

（今　一裕）

#### section 3　文献

1) 日本補綴歯科学会症系分類シート：http://www.hotetsu.com/s2_07.html（2022年10月28日）．
2) 坪田有史：接着と合着を再考する - 支台築造を中心に -. 補綴誌, 4: 364-371, 2012.
3) 矢谷博文, 三浦宏之, 細川隆司ほか編：クラウンブリッジ補綴学 第6版. 126-133, 東京：医歯薬出版, 2021.
4) 日本補綴歯科学会編：ファイバーポストを用いた支台築造. 2017.
5) 日本接着歯学会編：接着歯学 第2版. 東京：医歯薬出版, 64-70, 2015.

section **4**

# ブリッジによる補綴処置

## ブリッジ概説 | **1**

### 一般目標

1. 少数歯欠損に対するブリッジの臨床的意義と適応症を理解するうえで必要となるブリッジの種類と構造，構成要素，設計の基準を学ぶ.

### 到達目標

1. ブリッジの臨床的意義を説明できる.
2. ブリッジの適応症を挙げ，説明できる.
3. ブリッジを分類し，その構造を説明できる.
4. ブリッジの構成要素を説明できる.
5. 支台歯の負担能力について説明できる.
6. 支台装置の要件と種類を説明できる.

## 1. 少数歯欠損に対する固定性補綴

### 1）ブリッジとは

**ブリッジ**とは，少数歯欠損に対し，残存歯またはインプラントを支台歯として連結補綴することにより，形態・機能・審美性を回復する歯根膜負担の**義歯（補綴装置）**である．ブリッジは，**支台装置**，**ポンティック**，**連結部**で構成される．支台装置とポンティックとの連結方法の違いにより，**固定性ブリッジ**，**半固定性ブリッジ**，**可撤性ブリッジ**に分類される[1].

### 2）臨床的意義

少数歯欠損，たとえ一本の歯の欠損であっても放置した場合，健全な歯列のバランスが崩れる．欠損に隣接する歯の移動・傾斜や対合歯の挺出は，咬合平面の乱れ，咬合干渉を引き起こし，さらに，歯間離開，食片圧入により歯肉炎，歯周ポケット形成，歯槽骨吸収，外傷性咬合へと症状は波及する．これらの症状を予防し，歯列を維持するための補綴治療の選択肢としてブリッジがある．ブリッジは，歯根膜支持であるため可撤性部分床義歯に比較して装着感が良く，さらに，失われた咀嚼機能，発音機能，審美性を回復することで患者の**QOL**に貢献する．

### 3）構成要素

ブリッジは，支台装置，ポンティック，連結部で構成される（**図1**）.

支台装置は，ブリッジを支台歯に連結するための装置で，支台歯の歯周状態と各種クラウンの臨床的意義と適応症に準じて選択される．ポンティックは，支台装置と連結されることによって歯の欠損部を補う人工歯で，適用部位，基底面形態，自浄性，使用材料や支台装置との位置関係の違いなどにより各種に分類される．

連結部は，支台装置とポンティックとの連結において，十分な強度と適正な歯間空隙を必要とする．また，連結方法には，ブリッジ全体を一塊として鋳造するワンピースキャスト法と，鋳造後に支台装置とポンティックを連結するろう付け法およびレーザー溶接法がある．

### 4）種類，構造，適応症

ブリッジは，支台装置とポンティックとの連結方法の違いにより，固定性，半固定性，可撤性に分類される．また，歯質の削除をエナメル質の範囲にとどめる**ミニマルインターベンション（最小侵襲）**のコンセプトと接着性セメントの開発と進化により部分被覆冠を支台装置として選択する**接着ブリッジ**がある．これらのブリッジの種類，構造，適応症を**表1**にまとめた．

固定性ブリッジは，原則的に1歯あるいは2歯の中間欠損において適応されるが，中間支台歯を含めた欠損歯数の増加したロングスパンのブリッジでは，連結部に**キーアンドキーウェイ**を用いた半固定性（**図2**）とすることで良好な予後を図る場合もある．また，可撤性ブリッジは，可撤性部分床義歯と同様の構造であるが，歯根膜負担を原則とするため，支台歯の選択は固定性および半固定性ブリッジに準ずる（150頁，section 4-5-6「3）半固定性連結－半固定性ブリッジの連結法－」参照）.

---

ブリッジ，橋義歯
fixed partial denture,
fixed complete denture,
fixed dental prosthesis,
bridge（slang）
fixed bridge（obsolete, slang）

義歯（補綴装置）
dental prosthesis,
denture

支台装置
retainer

ブリッジの支台装置
fixed dental prosthesis retainer

ポンティック
pontic

連結部
connector

固定性ブリッジ
fixed dental prosthesis,
fixed denture

半固定性ブリッジ
fixed movable dental prosthesis

可撤性ブリッジ
removable dental prosthesis,
removable bridge

QOL
quality of life

ミニマルインターベンション，
最小侵襲
MID
minimal intervention dentistry

接着ブリッジ
resin-bonded fixed partial
denture,
resin-bonded prosthesis,
resin-bonded fixed dental
prosthesis

キーアンドキーウェイ
key and keyway attachment

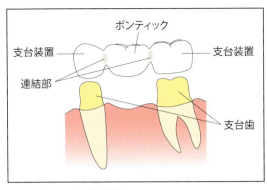

図1　ブリッジの構成要素
注）支台歯はブリッジの構成要素には含まれない．

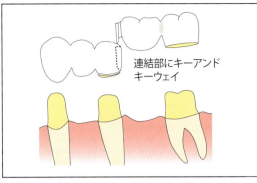

図2　半固定性ブリッジ（中間支台歯の存在）
キーアンドキーウェイは，半固定性に用いるスライド型連結装置である．固定性ブリッジに比較して，支台歯のある程度の生理的動揺を可能とすることで，ブリッジに加わる咬合力を緩圧すると言われている．

表1　ブリッジの種類，構造，適応症

| 種類 | 構造 | 適応症 |
|---|---|---|
| 固定性 | 支台装置とポンティックが連結固定 | ・支台歯間の平行性を確保<br>・顎堤粘膜は健康な組織<br>・顎堤の形態は滑らかな曲線<br>・ポンティックの十分な垂直的スペースの存在 |
| 半固定性 | 一側の支台装置とポンティックが，キーアンドキーウェイで連結 | ・支台歯間に保持力の差が存在<br>・支台歯間に動揺度の差が存在<br>・中間支台歯の存在<br>・支台歯間の平行性の確保が困難 |
| 可撤性 | 支台装置にコーヌステレスコープクラウンやアタッチメントを用いることで，有床型ポンティックが可撤 | ・顎堤の吸収が著しい<br>・顎堤の清浄性の確保が困難<br>・支台歯間の平行性の確保が困難<br>・部分床義歯のクラスプによる審美障害 |
| 接着 | 支台装置に部分被覆冠を用い，レジン系装着材料で支台歯と接着 | ・原則的に1歯ないし2歯までの少数歯欠損<br>・支台歯はエナメル質が十分に残存した生活歯（ミニマルインターベンションのコンセプトに基づき歯質削除量はエナメル質範囲内）<br>・支台歯の動揺が生理的範囲内<br>・支台歯がブラキシズムや咬合干渉の環境下にない |

## 5）延長ブリッジ（遊離端ブリッジ）

　通常のブリッジは，少数歯の中間欠損において両端を支台装置とする．しかし，**延長ブリッジ（遊離端ブリッジ）**は，ポンティックの近遠心側の一側のみに支台装置を有する（図3）．したがって，片持ち梁構造のため，ポンティックに加わる咬合圧に対する支台歯の負担は，通常のブリッジよりも大きくなる．延長ブリッジの特徴を表2にまとめた．

延長ブリッジ，
遊離端ブリッジ
cantilever fixed dental prosthesis,
cantilever bridge,
extension bridge

## 6）支台歯の負担能力（Ante の法則と Duchange の指数）

　ブリッジに加わる咬合圧は支台歯の歯根膜によって支持されるため，支台歯の咬合圧負担能力を適切に評価することが重要である．したがって，ブリッジの支台歯選択において，支台歯の歯周状態に応じた咬合圧負担能力を評価すること

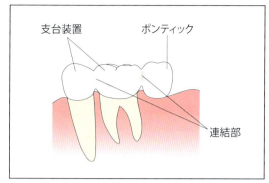

図3 延長ブリッジ（遊離端ブリッジ）

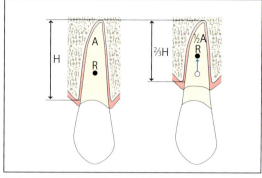

図4 支台歯支持組織における歯槽骨の高さ，歯根膜表面積，歯の回転中心（文献2を改変）．
歯根の形態はほぼ円錐形であるため，歯槽骨の高さ（H）が2/3に吸収した場合，歯根膜表面積（A）は1/2に減少し，歯の回転中心（R）が根尖方向に移動する．したがって，咬合圧による支台歯支持組織に加わる力が増大するとともに，歯の動揺も大きくなる．

表2 延長ブリッジ（遊離端ブリッジ）の特徴

1. ポンティックの一側のみに支台装置をもつブリッジ
2. 片持ち梁構造のため支台歯の咬合圧負担は超過
3. 支台歯数の増加が必要（1歯欠損に対し2歯以上の支台歯が必要）
4. 支台歯の機能圧軽減のため，ポンティック咬合面は縮小
5. 2歯以上の遊離端欠損は固定性ブリッジの禁忌
6. 前歯部延長ブリッジでは，審美性のみで，下顎誘導面は禁忌
7. 臼歯部延長ブリッジでは，対合歯の挺出防止のみで，咬合圧負担は回避

は，予後の予測も含めたブリッジ設計でまず行われるきわめて重要なステップである．その際，一般的に用いられる法則が，**Anteの法則**（1926）である．また，わが国の医療保険制度に導入されているブリッジの抵抗性の判定に用いる指数には，**Duchangeの指数**（1948）が用いられているが，健全歯と仮定して算出した指数であるため，歯周組織の喪失による咬合圧負担能力の変化は考慮されていない．また，Duchangeの指数は，欧米ではあまり周知されていないようである．

Anteの法則
Ante's law

Duchangeの指数
Duchange's index

### （1）Anteの法則

Anteの法則では，支台歯の歯根膜表面積の総和は，補綴される歯の歯根膜表面積の総和に等しいか，それ以上でなければならないとする．また，Anteの法則とは別に，支台歯の歯根膜の長さは少なくとも健全歯根膜の1/2〜2/3でなければならないとする考え方も付記しておく．

### （2）Duchangeの指数

Duchangeの指数は，ブリッジの設計において，支台歯の抵抗性の良否の判定を目的とした指数である．すなわち，各歯種に指数が設定されており，支台歯の指数の総和を支台歯の抵抗（R：resistance）とし，また，欠損歯の指数の総和

をポンティックの疲労（F：fatigue）とした場合，ブリッジの咬合圧に対する抵抗性は，R ≧ F とならなければならない．

　Ante の法則や Duchange の指数は，ブリッジ設計における支台歯の咬合圧負担能力を評価する際の一助となるものの，実際には，支台歯の歯周組織検査やエックス線検査によって歯周状態を適切に診断しなければならない．また，歯根の形態から想像できるように，歯槽骨の高さから予測できる以上に支台歯の歯根膜表面積は減少しており，歯の回転中心が根尖方向に移動することで，咬合圧による支台歯支持組織に加わる力が増大するとともに，歯の動揺も大きくなる（**図4**）．したがって，支台歯の歯周組織の喪失がブリッジの予後に大きく影響することを忘れてはならない．

## 7）支台装置

### （1）要件

　ブリッジの支台装置は，クラウンの項と同様に，生物学的，機能的，力学的，審美的，材料学的の5つの要件を満たさなければならない．なかでも咬合圧負

6～7頁，Section1-1「6. クラウンブリッジの要件」参照.

**表3　ブリッジの主な支台装置**

前歯部

| 全部被覆冠 | 前装冠 | レジン前装冠 |
| --- | --- | --- |
| | | 陶材焼付冠 |
| | （オール）セラミッククラウン | |
| 部分被覆冠 | 3/4冠，3/4クラウン<br>ピンレッジ<br>接着ブリッジの支台装置 | |

臼歯部

| 全部被覆冠 | 全部金属冠 | |
| --- | --- | --- |
| | 前装冠 | レジン前装冠 |
| | | 陶材焼付冠 |
| | （オール）セラミッククラウン<br>コンポジットレジンクラウン | |
| 部分被覆冠 | プロキシマルハーフクラウン<br>4/5冠，4/5クラウン<br>7/8冠，7/8クラウン<br>アンレー<br>接着ブリッジの支台装置 | |

クラウンの分類は8頁「7. クラウンの種類」参照.

**表4　可撤性部分床義歯の適応症**

| |
| --- |
| 1. 遊離端欠損 |
| 2. 長い中間欠損 |
| 3. 多数歯欠損（中間支台歯の存在） |
| 4. 高齢者や有病者 |
| 5. 過度な歯質削除を避けるべき症例 |

担という観点からは，力学的および材料学的要件が重要となる．そのうえで，前歯部であれば審美的要件と発音という機能的要件を考慮し，臼歯部であれば咀嚼・嚥下という機能的要件を考慮しなければならない．

### （2）種類

ブリッジの支台装置の選択においては，欠損の歯数，部位およびその顎堤状態と関連して，支台歯の歯数，部位およびその歯周状態が影響することとなる．支台装置の種類は，クラウンの項と同様である（**表3**）．

### 8）固定性ブリッジと可撤性部分床義歯の比較

固定性ブリッジは，原則的に2歯までの中間欠損に適応されるものであり，この欠損状態においては，可撤性部分床義歯に比較して，形態・機能・審美性において優れていることは言うまでもない．しかしながら，「4）種類, 構造, 適応症」で述べたとおり，固定性ブリッジでは，良好な予後を望めない場合がある．すなわち，このような場合には，可撤性部分床義歯の適応症（**表4**）となる．最近では，固定性ブリッジと可撤性部分床義歯の問題点を解決するために，インプラント治療という選択肢がある．

(阿部 泰彦，津賀 一弘)


## 2. ポンティック

### 1）要件

ポンティックとは，ブリッジにおいて歯が欠損した部分に設置される人工歯のことで，隣接する支台装置と連結部を介して連結される．ポンティックにより，欠損部の歯冠形態を回復し，咀嚼，構音などの機能および審美性も併せて回復する．ポンティックの要件を**表5**に示す．

ポンティックは，咬合面部，体部，基底面部に分けられ，それぞれに求められる機能が付与される．咬合面部は，咬合接触および咀嚼機能に直接関与する．この部分で受ける負荷は，対合歯や支台歯に作用する．体部とは機械的強度を発揮する部位で，この部の形態や剛性が弱いと，ブリッジ全体のたわみや破折をまねく．基底面部においては，欠損部顎堤粘膜との接触関係または近接関係において，生物学的に重要な部位である．

離底型ポンティック
hygienic pontic
（自浄型ポンティック）

船底型ポンティック
spheroid pontic

偏側型ポンティック
semihygienic pontic
（半自浄型ポンティック）

リッジラップ型ポンティック
ridge lap pontic

鞍状型ポンティック
saddle pontic（obsolete, slang）

有床型ポンティック

有根型ポンティック

オベイト型ポンティック
ovate pontic

### 2）基底面形態と特徴

ポンティック基底面形態の分類と特徴を**図5**，**表6**に示す[3,4]．欠損部顎堤の形態や欠損部位に合わせ，ポンティックの要件を満たす基底面形態を選択する．なお，ポンティック形態は明確に定義されていない部分もある．

### 3）適用部位

各ポンティックの適用部位を**表7**に示す．適用は形態，機能，審美性，清掃性などによって規制される．

表5 ポンティックの要件

| | |
|---|---|
| 1. 咀嚼，構音機能を回復できる | 5. 装着感に優れる |
| 2. 周囲組織に対する生体親和性が良い | 6. 審美性に優れる |
| 3. 支台歯の負担過重とならない | 7. 唾液および口腔機能による自浄性に優れる |
| 4. 力学的に十分な強度を有する | 8. 器具による清掃性に優れる |

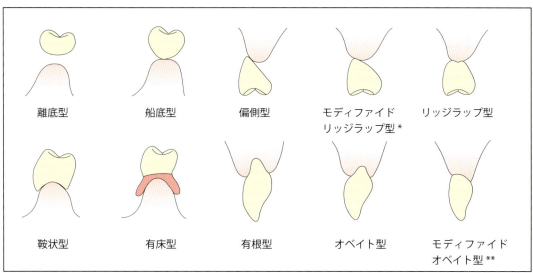

図5 ポンティックの種類（* 文献5，** 文献6を基に作成）

表6 ポンティック基底面形態の分類と特徴

| | |
|---|---|
| 離底型 | 顎堤粘膜から完全に離れて空隙があり，プラークによる為害作用を低減できる形態である<br>自浄性に優れる．審美性，装着感，発音への影響が大きい |
| 船底型 | 基底面の船底型や楕円型の頂部が顎堤粘膜と線状，点状に接触する形態である<br>自浄性に優れる |
| 偏側型 | 基底面の頬側縁を顎堤粘膜に接触させ，舌側に向かって離底していく形態である<br>自浄性と審美性に優れる |
| リッジラップ型<br>（モディファイド<br>リッジラップ型） | 基底面の頬側縁から顎堤粘膜歯槽頂部に向かってT字型に接触し，頬舌的に歯槽頂部から舌側へ超える（リッジラップ），または歯槽頂部付近でとどまる（モディファイドリッジラップ）形態である<br>自浄性，審美性，装着感に優れ，発音への影響も少ない |
| 鞍状型 | 基底面が鞍状に彎曲し，顎堤粘膜を広く覆う形態である<br>審美性と装着感に優れ，発音への影響も少ない．可撤性ブリッジのみに用いられる |
| 有床型 | 基底面と周囲に義歯床形態を有し，顎堤粘膜を頬舌的に広く覆う形態である<br>広範囲の歯槽骨または顎欠損症例に適用される．可撤性ブリッジのみに用いられる |
| 有根型 | 抜去歯の歯根長1/4～1/5程度の根部を備えた形態である．上顎前歯部の審美性を維持する目的で抜歯窩に嵌入される．可撤性ブリッジのみに用いられる |
| オベイト型<br>（モディファイドオ<br>ベイト型） | 基底面の卵形凸面が顎堤粘膜の凹部に嵌入し，頬舌的に凸面頂部が顎堤中央（オベイト），または頬側（モディファイドオベイト）に位置する形態である．審美性と装着感に優れ，発音への影響も少ないが，基底面の清掃はきわめて困難である |

表7 欠損部位と適用可能なポンティック基底面形態

| 欠損部位 | ポンティック基底面形態 |
|---|---|
| 上顎前歯 | 偏側型，リッジラップ型，モディファイドリッジラップ型，オベイト型，モディファイドオベイト型 |
| 上顎臼歯 | 偏側型，リッジラップ型，モディファイドリッジラップ型，船底型 |
| 下顎前歯 | 偏側型，船底型，リッジラップ型，モディファイドリッジラップ型，モディファイドオベイト型 |
| 下顎臼歯 | 偏側型，船底型，離底型 |

※欠損部位と基底面形態の適用は顎堤の状態を考慮するため，絶対的なものではない．

表8 清掃性を基準としたポンティックの分類

| 分類 | ポンティック基底面形態 |
|---|---|
| 完全自浄型 | 離底型 |
| 半自浄型 | 船底型，偏側型，リッジラップ型，モディファイドリッジラップ型 |
| 非自浄型 | 鞍状型，有根型，有床型，オベイト型，モディファイドオベイト型 |

表9 素材によるポンティックの分類と特徴

| 種類 | 特徴 |
|---|---|
| 金属 | 機械的強度に優れる，審美性に劣る，臼歯に適用 |
| レジン前装 | 前装部の吸水性，変色，摩耗，粗造化の可能性あり |
| 陶材焼付 | 審美性に優れる，硬くて脆い，陶材の剝離・破損の可能性あり |

### 4）清掃性による分類

ポンティックの清掃性を基準にした分類を**表8**に示す．この分類により，清掃法と使用器具が異なる（229頁, section 6「3. 固定性補綴の術後管理」参照）．

### 5）素材による分類

素材を基準にしたポンティックの分類を**表9**に示す．歯冠色の材料は審美的観点から採用され，金属材料は強度確保のための構造材料として採用される．

前装用レジンは，表面が粗造であるとプラークが付着しやすいとされ，レジン前装ポンティックの基底面はコンポジットレジンとしないことが推奨されている．

一方，金属に比して陶材のほうが生体親和性に優れるとされており，陶材焼付ポンティックでは，フレームワークが金属であっても，ポンティック基底面は陶材グレーズ面とすることが推奨されている．また，オベイトなどに代表される顎堤粘膜との接触面が広いポンティックの場合にも，陶材グレーズ面が有効とされている．

（小峰 太）

section **4**

# ブリッジによる補綴処置

## レジン前装冠 | **2**

| 一般目標 |
| --- |
| 1. レジン前装冠による補綴歯科治療を理解するうえで必要となる基礎的知識を学ぶ. |

| 到達目標 |
| --- |
| 1. レジン前装冠の意義と特徴を説明できる. |
| 2. レジン前装冠の支台歯形態を説明できる. |
| 3. レジン前装冠の適用範囲を説明できる. |
| 4. レジン前装冠の製作法を説明できる. |
| 5. レジン前装冠の製作に必要な材料の基本的操作を説明できる. |

## 1. 概説

### 1）臨床的意義

　**レジン前装冠**とは支台歯に適合する部分を金属製の**フレームワーク**で，外観に触れる部分を前装用レジン（**間接修復用コンポジットレジン，歯冠補綴用コンポジットレジン**）で製作する修復物である[7,8]．前装用レジンによる審美性とともに，支台歯に適合する部分を金属で製作することにより補綴装置としての強度を確保していることから，前歯から大臼歯まで天然歯列に近似した形態と色調を回復することができる[9]．したがって，レジン前装冠は審美性が要求される部位での，歯冠修復およびブリッジの支台装置として使用される．

レジン前装冠
resin-veneered restoration,
（resin-veneered crown）
（resin facing restoration）

間接修復用コンポジットレジン,
前装冠用レジン,
歯冠補綴用コンポジットレジン,
indirect composite resin,
prosthodontic composite resin

フレームワーク
framework

### 2）前装用レジンの変遷

　最初期の前装用レジンの組成は床用材料に類似したもので，色調が歯冠色の加熱重合レジンを用いた．続いて，その成分に**無機質フィラー**が添加されるようになり，硬さを増大させた．

　一方で，粉液を混合し，加熱／加圧重合を行う前装用レジンが開発された．これはその後，ペースト型で光重合を行うタイプへと発展し，賦形性の良さや色調変化が少ないことから，前装用レジンの主流となっている．現在では，物性の向上のために**フィラー**の充填率を非常に高くした材料も用いられている．

　現在市販されている前装用レジンの組成を，**表 1**[*5] に示す．

無機質フィラー
inorganic filler

フィラー
filler

## 2. 支台歯形成

### 1）支台歯形態

#### （1）支台歯形態の特徴

　唇・頬側では前装用レジンの厚みを確保する必要があるため，削除量は多くなり，**辺縁形態**は**ショルダー，ラウンド（ラウンデッド）ショルダー**または**ディープシャンファー**となる．また，フレームワークのみの部分となる舌，口蓋側の削除量は少なくでき，辺縁形態は**シャンファー**となる．両者の移行部は隣接面接触点を舌側寄りに超えたところに設定し，ここにウイングを付与することもある．**ウイング**は，残存歯質の保全，歯髄の保護という点からは有意義であるが，隣接面部での光の透過性が妨げられ，透明感を再現するうえでは不利となる．また，臨床的にも形成自体が容易ではないため，ウイングを付与せずにショルダーからシャンファーに連続的に移行させる場合も多い[10]．ウイングを付与したレジン前装冠の支台歯形態を**図 1**に示した．

辺縁形態
finish line design
margin design

ショルダー
shoulder finish line

ラウンドショルダー
ラウンデッドショルダー
rounded shoulder finish line

ディープシャンファー
deep chamfer finish line

シャンファー
chamfer
chamfer finish line

ウイング
wing preparation

表1　前装用レジンの組成 [1,5]

| フィラー[2] | 無機質フィラー | 形態：不定型，針状，球状など<br>成分：酸化ケイ素（シリカ）系，酸化ジルコニウム（ジルコニア）系など<br>粒径（$\mu m$）：マクロ（20），ミクロ（0.04），ハイブリッド（マクロ-ミクロ併用）など | |
|---|---|---|---|
| | 複合フィラー | モノマーとミクロフィラーの混合物を重合後に粉砕する．結果的に無機質ミクロフィラーを含む | |
| | 有機質フィラー | 一部の製品で粉砕した高分子材料をフィラーとしている．無機質を含まない | |
| モノマー[3] | 二官能モノマー | ウレタン系ジメタクリレート（UDMA）など | |
| | 三官能モノマー | トリメチロールプロパントリメタクリレート（TMPT）など | |
| | 四官能モノマー | ウレタン系テトラメタクリレート（UTMA）など | |
| 重合開始剤[4] | 可視光線重合開始剤 | カンファーキノン（CQ）など | 硬化深度は深い．表面に未重合層を生じる．単独，あるいは紫外線重合，加熱重合と併用 |
| | 紫外線重合開始剤 | ベンゾインメチルエーテル（BME），アシルフォスフィンオキサイド（APO）など | 表面未重合層を生じにくい．硬化深度は浅い．可視光線重合，加熱重合と併用 |
| | 加熱重合開始剤 | 過酸化ベンゾイル（BPO）など | 単独，あるいは可視光線重合，紫外線重合と併用 |
| その他 | 還元剤（重合時に重合開始剤の反応を促進），重合禁止剤（保存中，材料の無用の硬化を防止），顔料（材料に色を付与） | | |

* 1　レジン前装冠の前装部に使用される材料の構成成分についての記載とした．
* 2　2種以上のフィラーを含む材料をハイブリッド型と称する．
* 3　メタクリレートの前のジ，トリ，テトラは，1分子中の二重結合の数で，di = 2，tri = 3，tetra = 4を示す．
　　例として，二重結合を2個有するメタクリレートをジメタクリレートと命名し，これは二官能モノマーに分類される．
* 4　前装用レジンの重合において，紫外線重合単独の材料はなく，可視光線照射または加熱重合との併用である．
* 5　最新歯科技工士教本 歯科理工学 第2版．78，医歯薬出版，2024．より引用改変

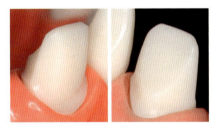

図1　レジン前装冠の支台歯形態

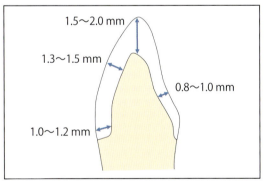

図2　各部位の削除量[11]

## （2）支台歯形成の手順と各部の標準的削除量（図2）

1. 切端の形成：歯軸に対して45°の傾斜をつけ，歯冠長の1/4（1.5～2.0 mm）まで削除する．
2. 唇側の形成
    a. 歯頸側1/3は歯軸に対してほぼ平行に1.0～1.2 mm削除する．
    b. 辺縁形態はショルダーとし，歯肉縁下0.5 mmに設定する．
    c. 切端側2/3は，歯面に対してほぼ平行に1.3～1.5 mm削除する．

3. 舌側の形成
  a. 歯頸側は，唇側歯頸側に対して約 6° のテーパーを付与して 0.8 〜 1.0 mm 削除する.
  b. 辺縁形態はシャンファーとし，歯肉縁下 0.5 mm に設定する.
  c. 切端側は，歯面形態に合わせた曲面状に 0.8 〜 1.0 mm 削除する.
4. 仕上げ
  a. 咬頭嵌合位，前方・側方運動時のクリアランスが十分確保されているかを確認する.
  b. 支台歯の各構成面の移行部は，鋭利にならないように仕上げる.

## 2）特徴

　審美歯冠修復物である**陶材焼付冠**と比較した場合の特徴としては，使用可能な金属の種類が多いこと，技工操作が簡便であること，前装作業時に高温加熱を伴わないのでフレームワーク**変形**のおそれが少ないこと，などが挙げられる．しかしながら，前装用レジンは機械的強度や耐**摩耗**性に劣るため，原則として対合歯と咬合接触する部位は金属で回復する必要があるほか，経時的な前装用レジンの吸水に伴う**変色**や，フィラー脱落による表面の粗造化から**着色**や**プラークの付着**を起こしやすくなる.

　また，前装用レジンとフレームワークを結合させるためには，リテンションビーズなどの機械的維持装置の付与や，金属接着プライマーによる化学的処理を行う必要がある.

陶材焼付冠
metal-ceramic restoration,
porcelain-fused-to-metal
restoration

変形
deformation

摩耗
abrasion, wear

変色
discoloration

着色
pigmentation

プラークの付着
plaque accumulation

## 3）利点と欠点

　部分被覆冠，全部金属冠および陶材焼付冠と比較して，レジン前装冠には**表 2**のような利点と欠点がある.

## 4）適用範囲と適応症

　レジン前装冠の適用範囲と適応症を，**表 3** に示す.

# 3. 製作法

## 1）構造と製作

### （1）構造

　支台歯に適合するフレームワークを金属で製作し，外観に触れる部分を前装用レジンで被覆した構造となっている．咬合状態やブラキシズムの有無などにより，切端までフレームワークで裏打ちする（**メタルバッキング**）場合と，切端は前装用レジンで被覆する場合とがある（**図 3**）．後者の場合，審美的に有利となるが，前装用レジンの破折の危険性がある.

メタルバッキング
backing

　前装用レジンの層は，金属色を遮蔽するオペークレジンと，歯頸部色調再現のためのサービカル（歯頸部色）レジン，歯冠全体の基本色となるデンティン（象牙質，ボディ色）レジン，切端部の透明性を再現するエナメル（切端，インサイザル）レジンの多層構造となる.

表2 レジン前装冠の利点と欠点

| 利点 | 欠点 |
|---|---|
| 審美性に優れる（全部金属冠との比較） | 歯質削除量が多い（全部金属冠との比較） |
| 前歯部にも適用可能（全部金属冠との比較） | 歯周組織への為害性（全部金属冠，陶材焼付冠との比較） |
| 保持力が大きい（部分被覆冠との比較） | 技工操作が煩雑（全部金属冠との比較） |
|  | 材料のコストがかかる（全部金属冠との比較） |
|  | 前装部の摩耗，変色，破折のおそれ（陶材焼付冠との比較） |

表3 レジン前装冠の適用範囲と適応症

| 適用範囲 | 適応症 |
|---|---|
| 前歯部から大臼歯部まで適用可能 | 広範囲の齲蝕による実質欠損，失活歯の支台築造後の歯冠修復 |
| 健康保険では前歯部のみ適用可能．ただし，ブリッジの支台装置となる場合は，第二小臼歯も適用可能 | 形成不全歯や変色歯の審美性改善 |
| ポンティックは前歯，臼歯ともレジン前装金属ポンティックとして健康保険適用 | ブリッジの支台装置 |
|  | インプラントの上部構造 |
|  | コーヌステレスコープデンチャーの外冠 |

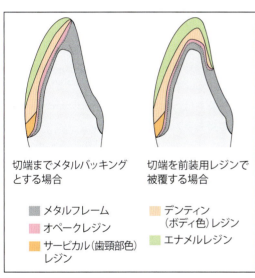

図3 レジン前装冠の構造

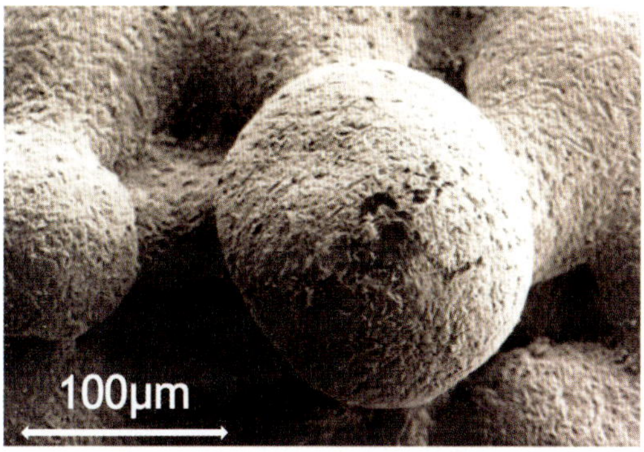

図4 リテンションビーズの電子顕微鏡像

　フレームワークには，前装用レジンを機械的に維持するための構造を付与する．維持装置への**機械的嵌合**に，**金属接着プライマー**を用いた**化学的接着**を併用することによって，オペークレジンがフレームワークに結合している．機械的維持のための構造としては，バー，おろし金，ループなどが使われてきたが，現在は球状の**リテンションビーズ**を用いるのが主流である．リテンションビーズは粒径150〜200 μmのものが広く用いられている（図4）．

機械的嵌合
mechanical interlocking

金属接着プライマー
adhesive metal primer

化学的接着
chemical bonding

リテンションビーズ
retention beads
retentive beads

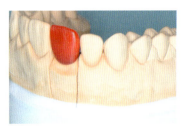
図5 全歯冠形態のワックスパターン形成

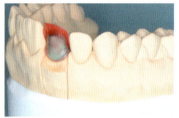
図6 前装部分の窓開け

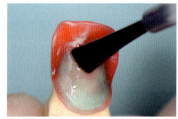
図7 窓開け部への接着材の塗布

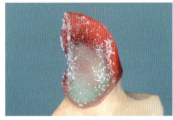
図8 リテンションビーズのふりかけ

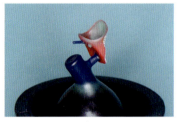
図9 ワックスパターンの円錐台への植立

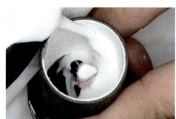
図10 埋没

（2）製作

　フレームワークの製作にあたっては，**ワックスパターン形成**によりあらかじめ全歯冠形態を製作してから，前装部分の**窓開け**を行う．**隣在歯との接触点**はフレームワークと前装用レジンの境界部に確保する（図5，6）．切端側では，フレームワークと前装レジンの境界部が咬頭嵌合位での接触点と一致しないように，窓開け部の辺縁を設定する．窓開け部の全面に接着材を薄く塗布してから，リテンションビーズをくまなくふりかける（図7，8）．球形のリテンションビーズの下半分をアンダーカットとして，前装用レジンの機械的維持に利用する．さらに，必要に応じて**リムーバルノブ（撤去用突起）**を付与する．エアベントは，前装作業時にフレームワークを把持するための**作業用把持部（作業用の持ち手）**として利用できる．

### 2）埋没，鋳造（図9，10）

　**埋没**は，リテンションビーズの接着材が十分に乾燥した後に行う．埋没に先立ち，**埋没材**とワックスパターンのぬれを改善する目的で界面活性剤を用いるが，これは接着材を溶解し，リテンションビーズを脱落させることがあるので，前装部には用いない．

### 3）試適，調整

　**試適**の段階では，フレームワークは中程度の研磨にとどめておいてよい．試適においては，まず，隣在歯との接触点をフレームワーク上にも確保しておく．そのうえで，フレームワークの歯頸部辺縁が支台歯の歯頸部辺縁に**適合**しているか確認する．

　続いて，咬頭嵌合位ならびに偏心運動時のフレームワークの**咬合調整**を行う．偏心運動時の誘導面を形成する場合には，あらかじめ滑走面を形成できるように調整する．

---

ワックスパターン形成
waxing

窓開け
cut-back

接触点
contact point

隣在歯との接触点
interproximal contact area

リムーバルノブ，撤去用突起
removal knob
knob
handling knob

作業用把持部，作業用の持ち手
handling sprue,
handle,
handling grip,
grip

埋没
investing

埋没材
dental casting investment

試適
try-in
trial placement

適合
adaptation,
marginal adaptation

咬合調整
occlusal adjustment,
occlusal reshaping,
occlusal equilibration

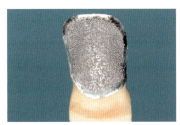
図11 辺縁部の平坦化

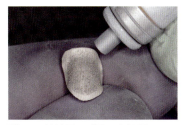
図12 前装面のブラスト処理

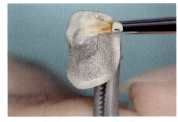
図13 前装用レジンの築盛
オペークレジンは液状に近いため筆で塗布する．

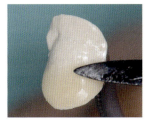
図14 ペーストタイプのレジンはヘラ状のインスツルメントで築盛する．

表4 金属接着プライマーに含まれる機能性モノマー

| 被着体（合金）／化合物（官能基） | 官能基構造式 | モノマー |
| --- | --- | --- |
| 貴金属合金（金銀パラジウム合金，金合金他） | | |
| 　チオン（チオキソ基） | =S | MTU-6 |
| 　チオン（チオキソ基） | =S | VTD |
| 　チオン（チオキソ基） | =S | MDTP |
| 　ジスルフィド（ジスルフィド基） | -S-S- | 10-MDDT |
| 非貴金属合金（Co-Cr合金，チタン合金他） | | |
| 　芳香族カルボン酸（カルボキシル基） | -COOH | 4-MET（A） |
| 　リン酸エステル（ホスホリル基） | $-OP(=O)(OH)_2$ | MDP |
| 　ホスホン酸（ホスホニル基） | $-P(=O)(OH)_2$ | 6-MHPA |

接着機能性モノマーの名称，略号および構造式は175頁，図11参照．

　なお，前装部分に歯冠色ワックスで仮前装を施しておき，形態やリップサポートなどの確認・調整を行う場合もある．フレームワークの試適・調整後に，シェードガイドを使用して前装部の**色調選択**を行う．

色調選択
tooth color selection,
shade selection

### 4）前装作業の前準備

　前装に先立ち，色調再現性ならびにメタル－レジン境界部の作業性を考慮して，前装部の辺縁部ではリテンションビーズを削合して平坦にしておく（**図11**）．続いて，アルミナ（酸化アルミニウム）粉末を用いて，前装面の**ブラスト処理**を行う（**図12**）．これは前装面の清掃，表面の粗造化とそれに伴う接着面積の増加を目指すものである．さらに，化学的接着の獲得を目的に金属接着プライマーを塗布する（**表4**）．合金の種類により用いるプライマーが異なる．一般的に，貴金属に有効な機能性モノマーはその構造中にイオウを，非貴金属に有効な機能性モノマーは酸性の官能基をもち，金属表面と結合する．この機能性モノマーの層を介して，オペークレジンとの接着が成立する．

ブラスト処理
airborne-particle abrasion,
air-borne particle abrasion

表5　歯科技工用重合装置

| 箱型光重合器の光源 | 規格例（W） | 主波長*（nm） |
|---|---|---|
| キセノンフラッシュランプ | 325 | 370〜700 |
| ハロゲンランプ | 150，360 | 400〜600 |
| メタルハライドランプ | 150，155 | 250〜600 |
| 蛍光管 | 27 | 400〜600 |
| 超高圧水銀ランプ | 150 | 380〜550 |
| **LED**ランプ | 160 | 375〜495 |

| 中間（予備）重合器の光源 | 規格例（W） | 主波長（nm） |
|---|---|---|
| ハロゲンランプ | 75，150 | 400〜600 |
| LEDランプ | 30，50 | 375〜495 |

| 加熱重合器の熱源 | 規格例（W） | 重合条件 |
|---|---|---|
| 電気熱源（オーブン） | 250，300 | 110℃，10〜15分 |

LED
light emitting diode

*波長：紫外線 10〜400 nm；可視光線 360〜830 nm；紫外線-可視光線重複領域 360〜400 nm
（最新歯科技工士教本 歯科理工学 第2版, 79, 医歯薬出版, 2024. を引用改変）

## 5）前装用レジンの築盛と重合

　最初に，メタルフレームの前装面全体にオペークレジンを筆で塗布し（**図13**），重合する．次にサービカルレジン，デンティンレジン，エナメルレジンの順に**築盛**・重合し，歯冠形態を再現する．これらのレジンはペースト状で供給されるため，賦形性が良く（**図14**），また，重合後の色調の変化が少ないため作業性に優れる．

築盛
build-up,
application

## 6）歯科技工用重合器

　前装用レジンは，技工用の専用の**重合器**で重合する．その重合様式は，**光重合**によるものと，光重合に**加熱重合**や**加圧重合**を併用するものなど，いくつかの重合方法がある（**表5**）．前装用レジン内の未重合のモノマーが可能なかぎり少なくなるように，光線の強度が高い重合器を用いる．また，加熱や加圧重合の併用が指示されている材料では，指示どおりの温度や時間, 圧の下で重合操作を行う．

重合器
curing unit,
polymerization unit,
polymerization apparatus

光重合
photoactivation,
light-activated polymerization

## 7）前装用レジンの種類と特徴

　前装用レジンには，基本的な構成としてのオペークレジンと，歯冠色レジンとしてサービカルレジン，デンティンレジン，エナメルレジンに加えて，その他の特徴的な審美的表現を行うレジンがある．

　オペークレジンはメタルフレームと前装用レジンとの結合を成立させると同時に，金属色を遮蔽し色調の下地をつくるレジンである．サービカルレジンは歯頸部の色調を再現する．デンティンレジンは前装部全体の色調と形態の基本となるレジンであり，色調は**シェードガイド**により分類される．エナメルレジンは切端部の色調と形態を再現するためのレジンである（**図3**）．

　これらに加えて，切端の透明感を強調するトランスルーセントレジン，歯肉色を再現するガムレジンなどがある．さらに細かな色調の修正や，キャラクタライズのために使用されるステインレジンやキャラクタライズレジンもある．

加熱重合
heat curing,
heat-activated polymerization

加圧重合
pressurized polymerization

シェードガイド
shade guide

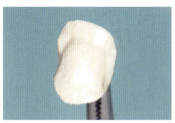
図15 オペークレジンの築盛

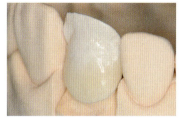
図16 サービカルレジンの築盛

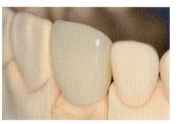
図17 デンティン,エナメルレジンの築盛

### 8) 前装用レジンの重合方法

1. フレームワークの前装面全体にオペークレジンを筆で塗布し,重合する.オペークレジンは重合時の照射光を透過しにくいので,①金属接着プライマーに**重合促進剤(還元剤)**を添加しておく,②**デュアルキュア(光-化学重合)**型にする,③オペーク層は維持装置が完全に被覆されるまで何層かに分けて築盛する,などの工夫が必要である(図15).
2. サービカルレジンを歯頸側に築盛し,重合する(図16).続いてデンティンレジンを築盛・重合して,歯冠形態の大部分を再現した後にエナメルレジンを築盛・重合して最終的な歯冠形態を再現する(図17).
3. 歯冠色レジンの築盛・重合においては,照射光の透過不足による重合不良を防ぐために,1回の築盛量は厚さ3 mm以内とし,築盛・重合を繰り返して必要な形態を再現する.前装用レジンは,重合操作後にも酸素に触れている表層部は重合が阻害され**未重合層**として残る.これを利用して,その上に積層・重合されたレジンが一体化する.
4. 前装部の形態が完成した後に,最終重合を行う.

重合促進剤
polymerization accelerator

還元剤
reducing agent

デュアルキュア,
光-化学重合
dual-curing,
dual-polymerization

未重合層
oxygen inhibited layer

### 9) 前装部の研磨

前装用レジンは,多量の無機質フィラーを含有していることから,形態修正や**研磨**はセラミックスに準じた器材を用いることが多い.形態修正や粗研磨にはダイヤモンドポイントやカーバイドバー,カーボランダムポイントを用いる.隣接歯接触点は,フレームワークと前装用レジンの境界の両方にわたって確保する.さらに,中程度の研磨にはシリコーンポイントを用いる.最終的に,研磨用ホイールと,ルージュや研磨ペーストを用いて仕上げ研磨を行う(図18〜20).

研磨
polishing

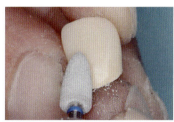
図18 形態修正と研磨
カーボランダムポイントによる形態修正後にシリコーンポイントで研磨

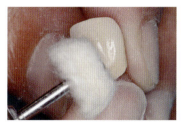
図19 ホイールと研磨材を用いた仕上げ研磨

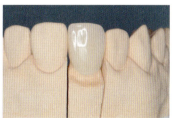
図20 研磨終了後

(南 弘之,村原 貞昭)

section **4**

# ブリッジによる補綴処置

## 陶材焼付冠 | **3**

### 一般目標

1. 陶材焼付冠による補綴歯科治療を理解する
   うえで必要となる基礎的知識を学ぶ.

### 到達目標

1. 陶材焼付冠の意義と特徴を説明できる.
2. 陶材焼付冠の支台歯形態を説明できる.
3. 陶材焼付冠の適用範囲を説明できる.
4. 陶材焼付冠の製作法を説明できる.
5. 陶材焼付冠の製作に必要な材料の基本的操
   作を説明できる.

## 1. 概説

### 1）陶材焼付冠の意義

　審美性が要求される部位に適用される全部被覆冠には，前装冠とジャケットクラウン（オールセラミッククラウン，コンポジットレジンクラウン）がある．**陶材焼付冠**は前装冠の一種で，前装材料に陶材を用いたクラウンであり，鋳造したフレームワークに金属焼付陶材を焼き付けた，天然歯に近い色調を備えたクラウンである．メタルボンドクラウンや，メタルセラミッククラウンとも呼ばれる（図1，2）．

　陶材焼付冠は，ロストワックス法にて製作されるフレームワークの優れた適合精度と機械的強度および前装用陶材による精緻な色調再現性と色調安定性を併せもち，長きにわたり審美性の要求される部位に標準的に適用されてきた補綴装置である．

　陶材焼付冠の適応症と禁忌症を，**表1**に示す．

陶材焼付冠
metal-ceramic restoration,
porcelain-fused-to-metal
restoration

## 2. 支台歯形成と構造

### 1）支台歯形成

#### （1）歯頸部辺縁形態

　唇側または頰側の前装面の歯頸部辺縁は，前装材の厚みを確保するためにディープシャンファー，**ラウンド（ラウンデッド）ショルダー**または**ショルダー**とする．舌側面など，前装せず金属で被覆する歯頸部辺縁は，全部金属冠に準じて**シャンファー**またはナイフエッジとする（**図3**）．

　唇側または頰側のショルダーは，他の辺縁形態に比べ適合精度がやや劣る．ショルダー部にベベルを付与することにより（ベベルドショルダー）適合性は向上するが，歯頸部に金属が露出し審美性が損なわれるため歯頸部が露出する部位にはあまり用いられない（**図4**）．

ラウンドショルダー,
ラウンデッドショルダー
rounded shoulder finish line

ショルダー
shoulder finish line

シャンファー
chamfer finish line

#### （2）隣接面部

　隣接面部は唇側，頰側のディープシャンファーから舌側のシャンファーまたはナイフエッジへ徐々に移行するようにウイングレスとする（**図5**）．

#### （3）支台歯の削除量

　前歯部と臼歯部における削除量を**図6**に示す．前装部は陶材の厚みを確保するために削除量が大きくなる．臼歯部咬合面を陶材で修復する場合には破折に抵抗するため2.0 mm程度の削除が必要となる．

### 2）構造

　陶材焼付冠は**図7**に示すように，フレームワークの前装部は，最内層のオペーク陶材，歯頸部のサービカル陶材，歯冠の大部分を占めるデンティン陶材および歯冠中央から切縁部のエナメル陶材で構成されている．

表1 陶材焼付冠の適応症と禁忌症

| 適応症 | 禁忌症 |
| --- | --- |
| 審美性の要求される上下顎前歯部，臼歯部すべての部位の単独冠，連結冠，ブリッジの支台装置として用いられ，生活歯にも失活歯にも適応可能 | 歯髄腔が大きく，支台歯形成により露髄の可能性が高い症例で，歯髄を保存したい場合や，若年者で歯肉縁の位置が変化する可能性がある場合 |
| 審美的な要求があるが，過度な咬合力が生じる可能性があり，オールセラミッククラウンでは破折のリスクが高い場合 | 歯冠長が短く，咬合面に十分な陶材のスペースが確保できない場合 |
| 審美的な要求があるが，スパンの長いブリッジや連結冠で，ろう付けにより精度補償が必要な場合 | |

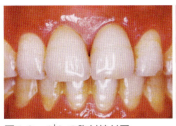
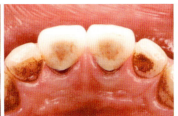

図1, 2　1|1 の陶材焼付冠

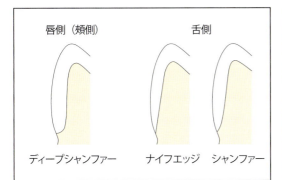

図3　歯頸部辺縁形態

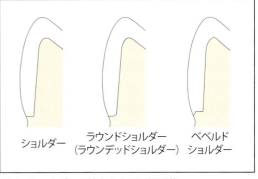

図4　ショルダーを基本とする辺縁形態

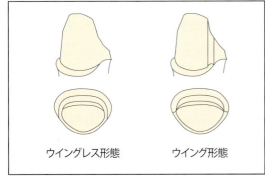

図5　隣接面部の形態

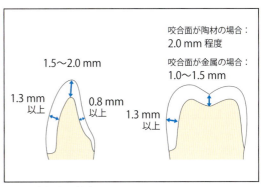

図6　支台歯の削除量

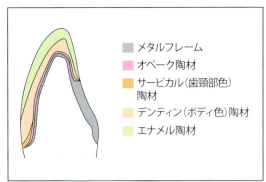

図7 陶材焼付冠の構造

## 3. 製作法

### 1）陶材と金属の結合[12]

陶材と金属との結合は大きく**表2**の4つのメカニズムによると考えられているが，化学的結合力によるところが大きい．

### 2）熱膨張係数

陶材は950℃前後まで加熱して金属に焼き付けるが，焼き付け後の温度低下の際にどちらも収縮する．陶材の熱膨張係数が金属より大きいと，陶材内部に引張応力が生じ，陶材のクラックや剝離が起こる．そのために陶材の熱膨張係数は金属よりわずかに小さいか同じ値になるように調整されている．陶材の熱膨張係数が金属よりわずかに小さいと，焼成－冷却後，陶材内部に圧縮応力が生じ，陶材と金属の結合力が増大する（**表3**）．

### 3）焼付用合金の融解温度と陶材の焼成温度の差

焼付用陶材の焼成温度は900～980℃であるため，焼付用合金の融解温度は，PtとPdを添加することにより，それよりも高い1,200～1,300℃に調整されている．

### 4）陶材焼付用合金の組成と性質[15]

#### （1）陶材焼付用合金の組成

陶材焼付用合金は，貴金属合金と非貴金属合金があるが，使用実績の多いのは貴金属合金である陶材焼付用金合金である．主成分のAuは72～87％含まれ，PtとPdが10％前後添加され，合金の融解温度を1,200～1,300℃に高くし，熱膨張係数を小さく，弾性係数および弾性限を大きくしている．また，陶材との焼き付きをよくするために，In, Sn, Feが約1～3％添加されている．一方，他の鋳造用合金に比べ特徴的な点として，陶材への着色を防ぐためにCuは添加されていない．陶材を黄変させるためAgも添加されていないか，添加されていてもごく少量である．

#### （2）陶材焼付用合金に要求される性質

陶材焼付用合金に要求される性質は，**表4**のとおりである．

表2　陶材と金属との結合メカニズム

| 化学的結合[13,14] | オペーク陶材に含まれる金属酸化物の酸素原子と，焼付用金属の表面に形成される $In_2O_3$，$SnO_2$，$Fe_2O_3$ などの酸化膜との化学的結合 |
|---|---|
| 圧縮応力による結合 | 陶材の熱膨張係数が，金属よりわずかに小さいことによって生じる，焼成 - 冷却後の陶材内部の圧縮応力による結合 |
| 機械的結合 | 金属表面の微細な凹凸への陶材の陥入による，嵌合効果による機械的結合 |
| ファンデルワールス力による結合 | 分子間に働く引力，いわゆるファンデルワールス力による結合 |

表3　陶材と焼付用合金の熱膨張係数

| 材料 | 熱膨張数 |
|---|---|
| 焼成陶材 | $13–15×10^{-6}/℃$ |
| 焼付用金属 | $13–16×10^{-6}/℃$ |

差が $0.5–1.0×10^{-6}/℃$ となるよう調整（金属＞陶材）

焼成温度（950℃）→室温　0.6–0.8％収縮

表4　陶材焼付用合金に要求される性質

1. 陶材の焼成温度よりも高い融解温度を有する
2. 焼成時に変形しない
3. 陶材と強固に化学的に接合する
4. 熱膨張係数が，陶材よりわずかに大きいか，同じ値

表5　金属焼付陶材の成分

| 長石 | 80〜90% カリ長石（$K_2O・Al_2O_3・6SiO_2$）と，ソーダ長石（$Na_2O・Al_2O_3・6SiO_2$）の混合物．カリ長石は陶材の主成分で，透明性の増加，石英，カオリンとの結合および，形状の維持を役割とし，その融点や粘性を低下させるためにソーダ長石が少量混入されている |
|---|---|
| 石英 | 10〜15% 石英（$SiO_2$）は機械的強度を増大させるが，透明度は低下する |
| カオリン | 0〜5% 陶土（$Al_2O_3・2SiO_2・2H_2O$）により可塑性をもたせ成型を容易にするが，透明性を低下させる働きもあるため添加量は5% 以下にしてある |
| 着色剤 | 酸化鉄や酸化チタンなどの金属酸化物が，色調調整に用いられている |
| フラックス | 炭酸ナトリウムなどのアルカリ化合物が，焼成温度を下げるためのフラックスとして用いられている |
| リューサイト結晶 | オペーク陶材とデンティン陶材には，陶材の熱膨張係数を焼付用金属に近似させるために，長石に組成が類似したリューサイト結晶を（$K_2O・Al_2O_3・4SiO_2$）散在させている |

## 5）金属焼付陶材の特徴 [16]

### （1）金属焼付陶材の成分

　金属焼付陶材は，焼成温度が 900 〜 980℃の低融長石系陶材で，表5 の成分からなる．

### （2）金属焼付陶材の種類

　金属焼付陶材の種類を表6 に示す（110 頁「2）構造」参照）．

## 6）作業用模型製作への配慮

　一般的にダウエルピンを使用した歯型可撤式模型を製作する．歯型のトリミングにより辺縁歯肉の形態が損なわれることから，歯間乳頭，歯頸部辺縁歯肉の形態との関係を考慮して歯冠形態を決定する場合には，ガム模型（人工歯肉付模型）を製作する．

作業用模型,
作業模型
definitive cast,
final cast,
master cast,
working cast（non standard）

表6　金属焼付陶材の種類

| オペーク陶材 | オペーク陶材は直接金属に接する陶材で，In，Snなどの金属酸化物を含んでおり，金属表面の酸化膜と強固に結合する．また，結合時に不透明な層を形成することから，金属色の遮蔽と歯冠色のベースの色調になる．焼成温度はデンティン陶材より10〜20℃程度高い |
|---|---|
| サービカル陶材 | 歯頸部のデンティン陶材の厚みが不十分な場合など必要に応じて濃いめの色調のサービカル陶材を歯頸部に築盛し，オペーク陶材から直接的な光の反射を防止する |
| デンティン陶材 | 陶材焼付冠を構成する陶材の大部分を占め，象牙質の色感を出してオペーク陶材とともに歯冠色のベースとなる |
| エナメル陶材 | 歯冠中央付近から切端までの層を構成し，透明度が高くエナメル質の色感を出す |
| その他 | 陶材の色調に深みを与える透明層を形成するトランスルーセント陶材や最終的な色調の微調整，キャラクタリゼーションに用いるステイン陶材などがある |

## 7）設計とワックスパターン形成

### （1）設計 [17]

1. **前装範囲**：陶材の被覆する範囲によって，パーシャルベイクタイプとフルベイクタイプに分かれる．パーシャルベイクタイプは，唇側（頬側）から切縁（頬側咬頭）をやや超えた範囲まで陶材で被覆する．このタイプは上顎歯に応用されることが多く，対合歯の咬耗を防ぐことや，過度の咬合力に対する破折のリスクの軽減を目的とする．

   フルベイクタイプは，舌側の歯頸部付近まで，歯冠のほぼ全体を被覆する．フルベイクタイプでは陶材の厚みを確保するために，支台歯形成時に前歯舌面，または臼歯の咬合面のクリアランスを多くとる必要がある（図8）．

2. **前装部の形状**：前装部の陶材の厚みはできるだけ均一になるようにし，丸みのある曲面形態とする．また，パーシャルベイクタイプは切縁や咬頭を超えた位置まで陶材で被覆し，フレームワークを包み込むようにする．

   このような形態を付与することにより，陶材内部の応力集中を避け，破折や剝離を防ぐ（図9）．

3. **陶材と金属の境界部**：陶材と金属の境界部はサポーティングエリアを確保し，**バットジョイント**とする（図10）．

   バットジョイント
   butt joint

4. **接触点と咬合接触**：接触点は陶材で回復する．パーシャルベイクタイプの咬合接触はできるだけ金属で咬合接触させ，境界部での咬合接触は避ける（図11）．

5. **ポーセレンマージンまたはカラーレスマージン**：シャンファー部分の金属色が透過すると，歯頸部辺縁歯肉がやや黒く見えることがある．これを改善するためにシャンファー，ショルダー部分の金属を一部除去し，その部分を専用のマージンポーセレンを用いて製作する（**カラーレス陶材焼付冠**）．ただし，作業が煩雑で高度な技術が必要であり，適合性の問題もある（図12）．

   カラーレス陶材焼付冠
   collarless metal
   ceramic restoration

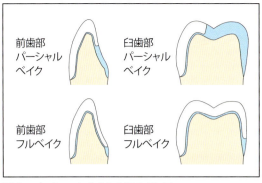

図8 パーシャルベイクとフルベイク

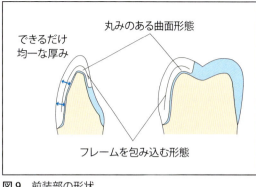

図9 前装部の形状

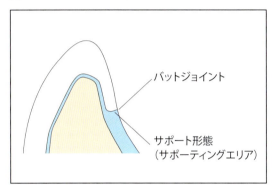

図10 陶材と金属の境界部

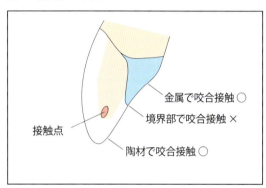

図11 接触点と咬合接触

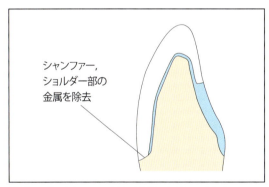

図12 ポーセレンマージン（カラーレスマージン）

## （2）ワックスパターン形成[18]

1. **歯冠形態回復**：最終的な歯冠形態を回復し，歯列との形態的調和と咬合関係を確認する（**図13，14**）．
2. **唇面コア**：シリコーンゴム印象材のパテタイプにより採得し，ワックスパターンで製作した唇面の最終的形態を記録し，この後行われる窓開け後の前装スペースの確認と，陶材築盛時のガイドに用いる（**図15**）．
3. **窓開け（カットバック）**：フレームワークの設計に基づいて陶材と金属の境界部を決定し，唇面コアを指標として用い，陶材を築盛する領域のワックスを必要十分量削除して前装部を形成する（**図16**）．

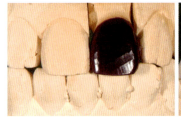
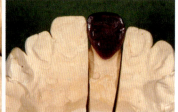

図13, 14 歯冠形態の回復

図15 唇面コア

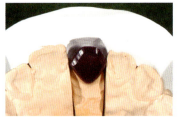
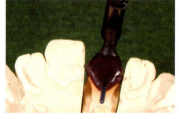
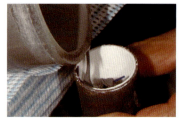

図16 窓開け（カットバック）パーシャルベイクタイプ

図17 スプルー植立

図18 リン酸塩系埋没材による埋没

### 8）スプルー植立

スプルーには，レディキャスティングワックスを用いる．太めで短めのスプルーを前歯，臼歯ともに窓開けされた切縁部（頬側咬頭部）に植立する．

陶材を前装しない舌側部には，細めのレディーキャスティングワックスによりハンドルを付与し，陶材築盛，焼成時に鉗子による把持部とする．舌側には併せてリムーバルノブを付与する（図17）．

### 9）埋没

焼付用合金の融解温度は 1,200 ～ 1,300℃であるため，高温鋳造用のリン酸塩系埋没材を用いる．リン酸塩系埋没材の結合材はリン酸アンモニウムと酸化マグネシウムで，耐火材はクリストバライトと石英である．水またはコロイダルシリカ溶液で練和する．両者の混合比により硬化膨張量を調整できる（図18）．

### 10）鋳造

高融点の金属を融解するため，都市ガスと酸素の組み合わせによるブローパイプや高周波誘導加熱，アーク融解などの電気式融解により金属を融解後，鋳造を行う（図19）．

### 11）コーピングの前処理[19]

1. **フレームワーク修正**：鋳造後埋没材を除去し，陶材焼付面をカーバイドバーにより形態修正を行う．焼成面はなだらかな曲面に仕上げ，陶材と金属の境界部のバットジョイント部を明確にする．焼成面の金属の厚みは 0.3 mm と薄く，変形を防ぐため，歯型に装着したままで修正する．なお，金属の研削に用いるカーボランダムポイントは，バリやめくれが生じるので，陶材焼成面の研削には不適切である（図20 ～ 22）．カーバイドバーによる形態修正後，アルミナブラストにより

コーピング
coping

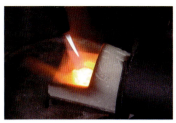
図19　都市ガスと酸素によるブローパイプによる高温鋳造

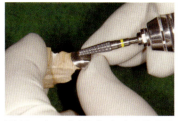
図20　カーバイドバーによる焼成面の切削修整

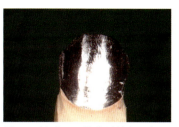
図21　焼成面の修整が終わったフレームワーク（唇側面）

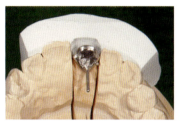
図22　焼成面の修整が終わったフレームワーク（舌側面）

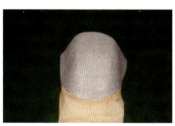
図23　アルミナブラスト処理後のフレームワーク

焼成面に微細な凹凸を付与して陶材の機械的結合を得る（図23）．
2. **酸処理**：以前は陶材焼成面の不純物の除去を目的にフッ化水素酸が用いられてきたが，毒性が強いため，低濃度フッ化水素酸を含むメタル処理液やスチームクリーナーで洗浄する．
3. **ディギャッシング**：ディギャッシングは，鋳造時に合金内部に取り込まれたガスを抜くことを意味するが，実際には $In_2O_3$，$SnO_2$，$Fe_2O_3$ などの酸化膜の生成が主目的であり，メーカー指示にもよるが，陶材焼成温度より 20〜30℃ 高い温度（1,000℃程度）で，10〜15分間大気中，または真空中で加熱係留する（図24，25）．

## 12）陶材の築盛と焼成[20]

1. **オペーク陶材築盛，焼成**：オペーク陶材を，筆を用いてフレームワークに薄く一層塗布する（図26）．歯冠色陶材の層を少しでも厚く確保するために，金属色を遮蔽できる範囲で可及的に薄く築盛する．金属との結合強度を高めるために，最初は薄く塗布した状態で真空中（減圧下）にてファーストベイクを行う（図27）．
   焼成開始温度は 500℃ で昇温速度 50℃/分，960℃ まで焼成する（メーカーにより異なる）．次に，金属色を完全に遮蔽するために，薄い箇所に追加塗布して同様に焼成する（図28，29）．焼成温度は，ファーストベイクより 10〜20℃ 低い温度で焼成する．
2. **サービカル（歯頸部色）陶材**：歯頸部の陶材層が薄くなる場合には，サービカル陶材を築盛，焼成する．焼成温度は，築盛する陶材の量が少なく，築盛位置が先端部分であることから加熱効率が良いので，歯冠色陶材より 20〜30℃ 低い温度で焼成する．
3. **デンティン色陶材築盛，カットバック**：デンティン色陶材の粉末を，

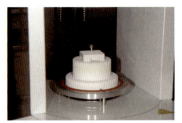
図24 陶材焼成炉

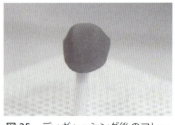
図25 ディギャッシング後のフレームワーク．表面に酸化膜が形成されている．

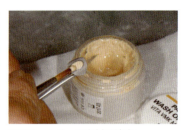
図26 オペーク陶材の塗布

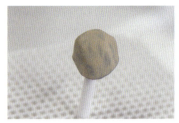
図27 オペーク陶材の焼成（1回目）

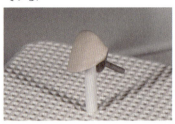
図28 オペーク陶材の焼成（2回目）

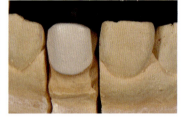
図29 焼成が終了したオペーク陶材

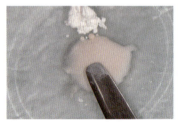
図30 デンティン色陶材の混和

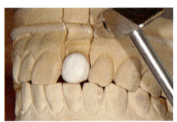
図31 デンティン色陶材の築盛とハンマーによるコンデンス

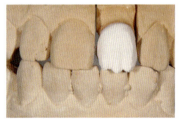
図32 デンティン色陶材のカットバック（切縁に指状構造を付与）

　　専用液または蒸留水で混和する（図30）．
　　筆で少量ずつ築盛し，歯冠形態を回復する．築盛時にはコンデンスを行い，水分を吸収して陶材粉末を密に詰める（図31）．唇面コアを参照に歯冠形態を回復したのち，切端から歯頸側1/3までと隣接面部をカットバックする（図32）．ワックスパターン形成の際に行うカットバックは陶材焼付する前装部のスペースを確保するもので，ここで行われるカットバックは，エナメル色陶材の築盛スペースの確保と象牙質への解剖学的形態の付与が目的である．
4. **エナメル色陶材築盛**：カットバックされたデンティン色陶材の上に，エナメル色陶材（必要に応じてトランスルーセント陶材）を築盛する（図33）．
5. **歯冠色陶材築盛完成**：焼成後の収縮を考慮して15〜20%大きく築盛し，歯型から撤去して隣接面を修正し完成する（図34）．
6. **歯冠色陶材焼成**：乾燥後，真空中（減圧下）930℃（メーカーにより異なる）で焼成する（図35）．焼成後，模型に戻して接触点の修正，歯冠形態の修正および咬合調整を行う（図36）．

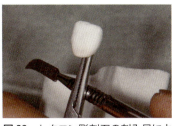
図33 レクロン彫刻刀の刻み目によるコンデンス

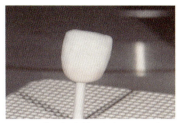
図34 歯冠色陶材の築盛完了した状態

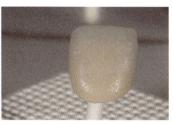
図35 歯冠色陶材の焼成完了した状態

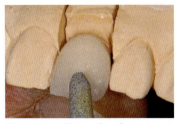
図36 カーボランダムポイントによる形態修正

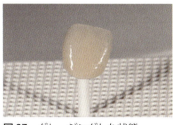
図37 グレージングした状態

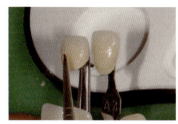
図38 ステイン陶材による色調調整

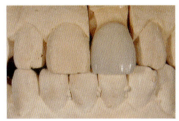
図39 完成した陶材焼付冠(唇側面)

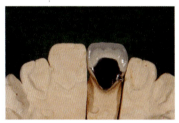
図40 完成した陶材焼付冠(舌側面)

レクロン彫刻刀
LeCron carver

7. **グレージング(つや出し)**:形態修正が終了したのち,歯冠色陶材と同程度かやや高い温度で大気焼成し,陶材の表面を滑沢な面に仕上げることを**グレージング(つや出し)** と呼ぶ(**セルフグレージング**).この操作で十分な艶が得られない場合には,グレージングパウダーを用いることがある.必要に応じてステイン陶材を用いて,色調を修正する(図37,38).

グレージング,
つや出し
glazing

セルフグレージング
natural glazing

### 13) レジン前装冠と陶材焼付冠の比較

レジン前装冠と陶材焼付冠の支台歯形態は同一であるが,陶材焼付冠はレジン前装冠に比べ色調再現性に優れ,長期経過において変色や摩耗,咬耗がほとんど生じない.そのほかの違いを**表7**に示す.

表7 レジン前装冠と陶材焼付冠の比較

| | 前装材料と金属の結合 | フレームワークの形態 |
|---|---|---|
| 陶材焼付冠 | 焼付用金属表面に形成された，酸化膜との化学的結合が主体 | 陶材の被覆する範囲によって，パーシャルベイクタイプとフルベイクタイプに分かれる．接触点は陶材で回復する（**図42**） |
| レジン前装冠 | 前装部に付与したリテンションビーズによる機械的結合が主体であり，補助的に接着性プライマーを介して化学的に結合している（**図41**） | 一般的には，切縁または咬合面は金属で被覆する．また，接触点はレジンと金属の境界部に設定する（**図42，43**） |

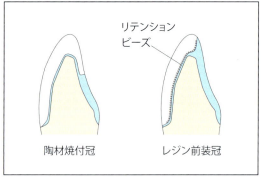

図41 陶材焼付冠とレジン前装冠の断面の比較

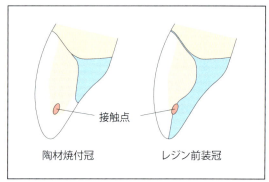

図42 陶材焼付冠とレジン前装冠の接触点の比較

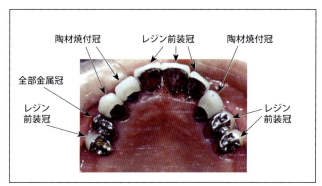

図43 陶材焼付冠とレジン前装冠の舌側，咬合面観

（菅沼 岳史，田中 晋平，馬場 一美）

section **4**

# ブリッジによる補綴処置

## ブリッジの支台装置と 支台歯形成の留意点 | **4**

### 一般目標

1. ブリッジによる補綴処置の支台歯形成の意義と方法を理解する.

### 到達目標

1. ブリッジの支台装置としての部分被覆冠の種類および構造を説明できる.
2. ブリッジの支台装置としての部分被覆冠の適応症・禁忌症を説明できる.
3. ブリッジの支台歯形成時における留意点を説明できる.

## 1. 金属製支台装置の種類と支台歯形態

### 1）ピンレッジ
#### （1）構造

ピンレッジ（図1）は，1915年にBurgessによって名称が与えられた前歯の有髄歯に適応される部分被覆冠の一つで，ブリッジの支台装置としても応用される．3/4冠よりも歯質削除量が少なく，その改良型とも言われ，構造はピン，**レッジ**，**ニッチ**からなるのが特徴である．ピンレッジは十分な保持力，強度，審美性があり，歯周組織への為害作用も少ない．ピンレッジの形成は，舌側面，隣接面，レッジ・ニッチ，**ピンホール**の順で行う[21,22)]．

ピンレッジ pinledge
レッジ ledge
ニッチ niche
ピンホール pin hole

①舌側面，隣接面の形成

咬合圧による補綴装置の変形やたわみを防ぐために舌側面の削除量を十分に確保する．上顎前歯の場合，対合歯と0.8〜1.0 mmのクリアランスを確保するための削除が必要である．歯頸部のフィニッシュラインは歯肉縁上に設定する．

ブリッジの支台装置となる場合の欠損側と，齲蝕が存在する場合は，隣接面も形成の対象となる．

②レッジ・ニッチの形成（図2，3）

形成部位は上部ピンとして切端側1/4の近心，遠心辺縁隆線の内側に2つ，下部ピンとして歯頸側に1つ形成するピンホールの位置に合わせてレッジ・ニッチを形成する．レッジはピンホールのための起始点としてその方向に直角な棚状の面で，ニッチはピンホールの方向に平行な陥凹した面である．レッジとニッチは円筒形のポイントを使用して形成する．

③ピンホールの形成（図2，3）

ピンはこの支台装置の主維持構造として重要で，一般的には3本設置し，それぞれのピンが平行であることが重要である．したがって，ピンホールの形成には，平行形成器を用いることが望ましい．ピンホールの形成方向は補綴装置の着脱方向に一致させる．また，ピンホールの形成にあたり露髄を避けるため，歯髄腔の平均的な大きさと形成する歯のエックス線写真を参考に決定されるべきである．ピンホールは長さ2〜2.5 mm，直径0.8〜1.0 mmの範囲で形成する．ピンの本数は多くなるほど保持力は増すものの，適合精度が低下することを考慮して決定する必要がある．

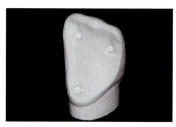

図1　ピンレッジの支台歯

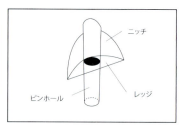

図2　ニッチ，レッジ，ピンホールの関係

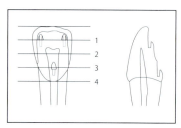

図3　ピンホールの位置および方向の目安

（2）適応症と禁忌症

ピンレッジの適応症と禁忌症を表1に示す．

表1　ピンレッジの適応症と禁忌症

| 適応症 | 禁忌症 |
|---|---|
| 有髄歯 | 無髄歯 |
| ピンレッジのために十分な歯質の厚みがある歯 | 歯髄腔が大きい歯（若年者） |
| 3/4冠では保持力が確保できない症例 | 実質欠損を有する歯 |
| 金属の露出が少なく審美性を重視する症例 | 唇舌的に歯冠が薄く象牙質の裏打ちが確保できない歯 |
| 上顎前歯舌側の豊隆や咬合を修正する症例（犬歯誘導の付与，咬合挙上） | ブリッジの支台装置とする場合，歯軸が着脱方向と干渉する場合 |
| 動揺歯の固定（ピンレッジ固定装置） | 歯頸部が狭窄していて歯冠側の形成量が多くなり，審美性が得られない歯 |
|  | 口腔衛生状態の悪い患者 |

## 2）プロキシマルハーフクラウン

### （1）構造

**プロキシマルハーフクラウン**（図4）は，有髄歯の臼歯において欠損側隣接面と咬合面，および頰舌側面の1/2を被覆する補綴装置である．主に下顎第一大臼歯が欠損しブリッジを適応する際に，その欠損側に近心傾斜した有髄の第二大臼歯を支台歯とする場合，近心側半分に窩洞を形成することで第二小臼歯と平行性を図る目的で応用される．

プロキシマルハーフクラウンは，咬合面中央部から形成される**イスムス**，**鳩尾形**の側壁とその先端部分のピンホール，および頰舌側面中央に形成されるグルーブの平行性で保持力が発揮される．プロキシマルハーフクラウンは，歯冠の約半分が温存されるため補綴装置を装着するまでの期間，咬合が安定し機能回復が得られやすいことも特徴として挙げられる．全部被覆冠と比較してフィニッシュラインが長く，二次齲蝕の発生頻度が高いため，口腔衛生指導が重要である．

プロキシマルハーフクラウン
proximal half crown

イスムス
isthmus

鳩尾形
dove tail, dove-tailed

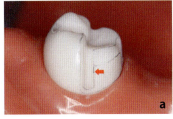
a：頰側面観
⬅グルーブ

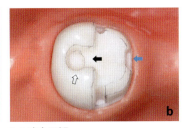
b：咬合面観
⇦鳩尾形，⬅イスムス，⬅ボックス

図4　隣接面のボックス形成は修復物の剛性を高めたり，ブリッジの症例でポンティックとの接合部の強度を高める目的で設定する．

### ①咬合面の形成

欠損側の機能咬頭は1.5 mm，非機能咬頭は1.0 mmの削除を行う．

### ②隣接面（欠損側）および頰舌側面の形成

最大豊隆部を削除して補綴装置の着脱方向，またはブリッジの症例では，他の

支台歯の長軸に平行となるように削除を行う．頬舌側面の中央部には 1.0 mm のグルーブを形成する．隣接面のボックス形成は，修復物の剛性を高めたり，ブリッジの症例でポンティックとの接合部の強度を高める目的で設定する．

③イスムス，ピンホールの形成

咬合面の遠心側に，鳩尾形窩洞を深さ 1.5 mm，最少幅 2.0 mm で形成する．また保持力を増加させる目的で，その先端中央部分に深さ 1.5 mm のピンホールを形成する．

④辺縁形態

シャンファー形態とし，フィニッシュラインは歯肉縁下 0.5 〜 1.0 mm とする．

（2）適応症と禁忌症

プロキシマルハーフクラウンの適応症と禁忌症を表 2 に示す．

表 2　プロキシマルハーフクラウンの適応症と禁忌症

| 適応症 | 禁忌症 |
| --- | --- |
| 上下顎臼歯の健全歯，または近心側か遠心側半分に限局した，実質欠損のある有髄歯 | 失活歯 |
| 欠損部に隣接する近心傾斜した有髄の臼歯を，ブリッジの支台装置とする症例 | 欠損側に著しく傾斜し，支台歯の平行性確保のために隣接面の形成量が多くなり，歯髄の保存が困難な症例 |
| ブリッジの支台装置となる場合には，十分な歯冠長と頬舌的幅径のある歯 | 多数歯欠損の支台装置 |
| 遠心部分の萌出が少ない歯（図5〜7） | 口腔衛生状態が悪い患者 |

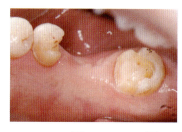 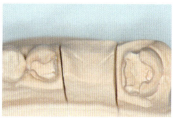 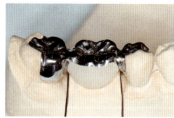

図 5，6，7　 6̄ 欠損症例で， 7̄ にプロキシマルハーフクラウンの形成を行った症例
遠心部分の萌出が少なく，全部被覆冠の形成では，軸面の高さが確保できない．

## 2. ブリッジの支台歯形成における留意点

ブリッジによる欠損補綴において支台歯は複数歯が選択されるため，そのブリッジの着脱方向に一致するように各支台歯が平行性をもって形成されなくてはならない．しかしながら，支台歯の傾斜や捻転など，支台歯形成に制約が生じる場合もあり，単独冠形成の場合よりも事前の診察・検査などが重要となる．

ブリッジによる欠損補綴治療に際しては，研究用模型などを参考にして以下の項目に配慮し設計，治療を行うとよい．

①ブリッジの着脱方向

支台歯の長軸方向がブリッジの着脱方向と一致しているか否か，サベイヤー

(図 8)を用いて検査する.もしも支台歯の長軸方向とブリッジの着脱方向が異なる場合は,形成軸を変更することを検討する(図 9).支台歯が無髄歯の場合には修正範囲は広いが,有髄歯の場合には限界がある.そのような場合,歯内治療後に支台築造によって支台歯の方向をブリッジの着脱方向に一致させるように対応するか,または矯正治療を施すのかを十分説明し,患者から**インフォームド・コンセント**を得ることが重要である[23].

インフォームド・コンセント
informed consent

### ②支台装置の選択

単独冠とは異なり,ブリッジの支台歯形成にはさまざまな制約が生じることから歯の削除量は多くなる傾向があり,支台歯に対する侵襲性,審美性,ブリッジの強度などを考慮した支台装置の選択が求められる.また,各支台歯間の平行性を得るために支台歯のテーパーが大きくなり,本来の保持力や抵抗性が発揮できないような場合は,補助的にグルーブや保持孔などの形成が必要になる.

### ③形成時の留意点

支台歯形成に際しては,軸面の平行性を保つことが必要である.サベイヤーを用いて評価したとおりに形成するためには術者の姿勢,患者の体位,ハンドピースの動かし方が重要となる.事前に患者の口腔内に形成の参考となる基準軸をマークしておくとよい.

しかしながら,臼歯部などで支台歯が直視できない場合には,術者の姿勢および患者の体位を余儀なく変更することから,基準軸への注意を怠りテーパーが思いのほか大きくなってしまうことがある.形成途中にバーを平行移動したり,**平行測定器**あるいは大型のミラー(図 10)を用いるなどして,過度なテーパーが生じないよう,注意が必要である.また,支台歯間でのアンダーカットの存在も調べる必要がある.

平行測定器
parallelometer

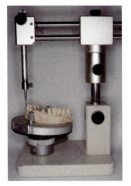

図 8 サベイヤーを用いて支台歯の形成軸を評価する.

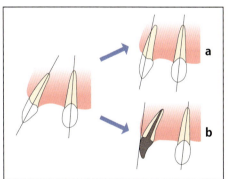

図 9 ブリッジの着脱方向の修正の一例
a:矯正治療を行うことで歯髄を保存できる.
b:歯内治療後に支台築造にて着脱方向を改善する.

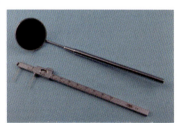

図 10 平行測定器と大型のミラー

(舞田 健夫,越智 守生)

> コラム

# 歯科診療録の用語と教科書の用語

　診療録とはいわゆるカルテのことであり，多忙な歯科医師が種々の内容を手短に記載できるよう，略号が制定されている．この略号を頻繁に変更すると診療の現場あるいは診療報酬請求の事務手続上混乱をきたすため，修正は慎重に行われる．

　下記に示す「項目」と「略称」は，厚生労働省が発行した文書に記載されている単語と略称，「教科書の用語」は日本で市販されている歯学の教科書に掲載されている単語である．この表から，略号は英語単語のみではないことがわかる．

歯科診療録の用語と教科書の用語（抜粋）

| 項目（略称）* | 教科書の用語 |
| --- | --- |
| 歯冠形成（PZ）<br>　　P：Präparation（形成，独），Z：Zahn（歯，独）の略 | 支台歯形成 |
| 窩洞形成（KP）<br>　　K：Kavität（窩洞，独），P：Präparation（形成，独）の略 | 窩洞形成 |
| 根面形成（PW）<br>　　P：Präparation（形成，独），W：Wurzel（歯根，独）の略 | 根面形成 |
| テンポラリークラウン（TeC） | プロビジョナルレストレーション |
| 装着（set） | 装着，合着，接着など |
| 全部金属冠（FMC） | 全部金属冠 |
| 高強度硬質レジンブリッジ（HRBr） | 高強度コンポジットレジンブリッジ |

\* 厚生労働省：歯科の診療録及び診療報酬明細書に使用できる略称について．保医発 0327 第 7 号，令和 6 年 3 月 27 日．

　表中のsetに「位置づける」という意味があるが，「装着する」に対応する英単語は，義歯の装着 seat，クラウン，ブリッジ等の装着，合着 seat，cement，lute，接着 bondなどである[1]．一方setには他に「固まる」という意味があり，The cement was set.（セメントが硬化した），setting expansion（硬化膨張）などとして用いられる．

　全部金属冠（full metal crown, FMC）は，以前は全部鋳造冠（full cast Krone, FCK）であったが，クラウンの略号が英語crownとなった．しかし，米国では全部金属冠への対応用語としてcomplete metal crownがあり，最近ではクラウンのことをcrownと表示せず，restorationと表示することが多い．テンポラリークラウンをプロビジョナルレストレーションと表記するのは，その一例である．

（古地 美佳）

**コラム　文献**

1）The Glossary of Prosthodontic Terms 2023: Tenth edition. J Prosthet Dent 130: e1-e126, 2023.

section 4

# ブリッジによる補綴処置

## ブリッジの印象採得から装着 | 5

### 一般目標

1. 歯質欠損に対する歯冠修復と歯列の一部に対する修復の臨床的意義と方法を理解する.

2. 固定性ブリッジのポンティックと連結部の製作方法を理解する.

3. 固定性ブリッジのフレームワーク鋳造の使用器材, 方法, 技術を理解する.

### 到達目標

1. クラウンブリッジの意義と具備条件を説明できる.

2. クラウンブリッジの種類, 特徴および製作法（CAD / CAM を含む）を説明できる.

3. 支台築造の意義, 種類および特徴を説明できる.

4. 支台歯形成の意義と方法を説明できる.

5. クラウンブリッジ製作のための印象採得・咬合採得に用いる材料と方法を説明できる.

6. 色調選択（シェードテイキング）を説明できる.

7. プロビジョナルレストレーションの意義とその製作法を説明できる.

8. クラウンブリッジの製作に必要な材料の基本的操作を説明できる.

9. 研究用模型と作業用模型の製作方法を説明できる.

10. 平均値咬合器および調節性咬合器の種類と特徴を説明できる.

11. クラウンブリッジの装着方法を説明できる.

12. クラウンブリッジの維持管理の目的と方法を説明できる.

13. クラウンブリッジ装着後のメインテナンスの重要性を説明できる.

# 1. ブリッジの印象採得

## 1）欠損補綴における印象採得

　口腔内に連続1歯以上の欠損が生じた場合，欠損回復のために，**ブリッジ**による補綴歯科治療を行う頻度は高い．ブリッジの製作には，クラウンと同様に**印象**採得から精度の高い作業用模型を製作して間接法でブリッジ製作を進めることが必要となる．

　ブリッジの印象採得では，クラウンの印象採得時と同様に留意すべき点と，ブリッジの印象採得時に特有な留意すべき点がそれぞれ存在する（**表1**）（22頁，section 2「2.印象」参照）．そのため欠損補綴における印象採得は，クラウンの印象採得をあらかじめ十分に理解したうえで行わなければならない．

## 2）歯肉圧排 [24]

　ブリッジの印象採得における歯肉圧排はクラウンの印象採得における歯肉圧排に準ずるものの，支台歯数の増加に伴う操作の煩雑さが推測され，予想外の出血に遭遇するなどの偶発症に注意が必要となる（**図1〜3**）．

## 3）付加型シリコーンゴム印象材の取り扱い

　付加型シリコーンゴム印象材の取り扱いについては，22頁，section 2「2.印象」参照．

## 4）ブリッジの印象採得 [24,25]

　本章では付加型シリコーン印象材（Imprint II Garantライトボディ，Imprint II Pentaヘビーボディ）を用いた二重同時印象法（1回法）で行うブリッジの印象採得の手順を解説する．

1. **トレーの選択**：トレーは，既製トレーか個人トレーのいずれかを選択するが，個人トレーのほうが，使用する付加型シリコーン印象材の厚さを均一にできることから印象精度が向上し，誤差の原因となる撤去時の応力と収縮も小さくなる．また，個人トレーは十分な剛性が得られるように，厚さ2〜3 mmであることが望ましい．
2. **支台歯の清掃**：超音波スケーラーなどを用いて，**仮着セメント**などを除去する．生活歯の場合には，必要に応じて浸潤麻酔を行っておく．
3. **支台歯平行性の最終確認**：ブリッジの印象採得前に，支台歯の平行性の最終確認を行っておく．多数歯の場合には，研究用模型での平行性の確認も必要である．
4. **歯肉圧排**：特に前歯部を含むブリッジの場合には，**フィニッシュライン**が**歯肉縁下**に設定されていることがほとんどであるため，歯肉圧排は必須となる．
5. **個人トレーの試適と接着材の塗布**：歯肉圧排後に個人トレーの試適を行い，問題がなければ試適時に付着した唾液を洗い落とし，接着材を塗布して乾燥させる．

---

ブリッジ，橋義歯
fixed partial denture,
fixed complete denture,
fixed dental prosthesis,
bridge（slang）
fixed bridge（obsolete, slang）

印象
impression

仮着
provisional cementation

仮着セメント
provisional cement

フィニッシュライン
finish line

歯肉縁下（の）
subgingival

表1 クラウンの印象採得時と同様に留意すべき点と，ブリッジの印象採得時に特有な留意すべき点

| クラウンの印象採得と同様の留意点 | ブリッジの印象採得時のみに認められる留意点 |
|---|---|
| 水分（唾液）の管理が必要 | 印象前に支台歯の平行性や設計等を確認しておく必要がある |
| 出血の管理が必要 | 支台歯の数が増加するため，印象採得の各操作が煩雑になりやすい |
| 歯肉圧排や止血が必要な場合がある | プロビジョナルレストレーションで，印象部位すべての歯肉の安定性を獲得しておかなければならない |

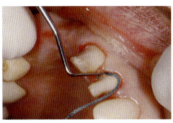

図1 歯肉圧排
歯科用圧入充填器などと圧排用コードを用いた歯肉圧排の開始．隣接面から開始するとよい．

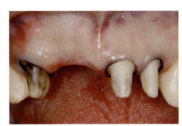

図2 圧排終了時の正面観．圧排用コードは支台歯全周にわたり覗き見えていることが重要

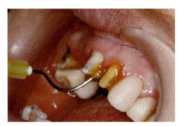

図3 凝固性止血薬による予想外の出血への対応

6. 印象採得[24,25]（図4～18）：
  a. 必要に応じて，支台歯近傍以外のアンダーカットの部分にブロックアウトを行う．有効な材料としては，寒天印象材やユーティリティワックスが挙げられる．
  b. 術者は圧排コードを歯肉溝から撤去し，出血がないことを確認する．万が一出血が認められる場合には，即効性の凝固性止血薬などを用いて止血し，乾燥する．
  c. アシスタントは，ライトボディをシリンジに入れて術者に渡す．
  d. ライトボディの入ったシリンジを受け取った術者は，支台歯，隣在歯ならびに歯列咬合面に印象材を注入する．支台歯に対しては，シリンジノズルの先端をフィニッシュライン付近に接触させながら，印象材をゆっくりと押し出す．なお，ノズル先端は初めに遠心側の見えにくい部位から挿入すべきであり，これにより印象材が形成面を流れて気泡を巻き込むのを防ぐ．すべての支台歯のフィニッシュラインと軸面を覆った後に，印象材に軽くエアを吹きつけて薄い層とし，気泡が存在していないことを確認する．
  e. 次いで，アシスタントはただちにライトボディとヘビーボディを個人トレーに盛って術者に渡す．
  f. ライトボディとヘビーボディを盛った個人トレーを口腔内の所定の位置に圧接し，トレーを動かさずに5分程度保持する（用いた各種印象材のメーカー推奨に従う）．患者が不快感を示す場合には，印象を早く撤去してしまいがちになるが，印象変形の主原因は早すぎる撤去にある．

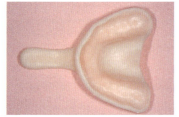
図4 ブリッジの印象採得 剛性を有する個人トレーを製作

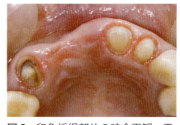
図5 印象採得部位の咬合面観. 平行性の最終確認を行う.

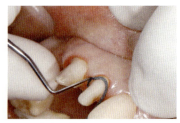
図6 歯肉圧排中

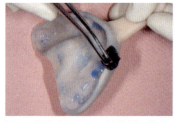
図7 個人トレーへの接着材の塗布

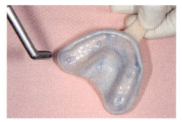
図8 接着材の完全乾燥

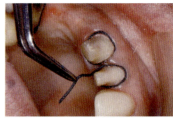
図9 圧排コードの撤去

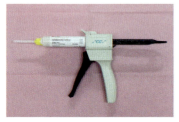
図10 付加型シリコーン印象材（ライトボディ）

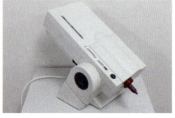
図11 付加型シリコーン印象材（ヘビーボディ）

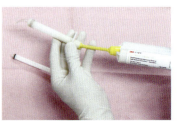
図12 ライトボディをシリンジへ注入

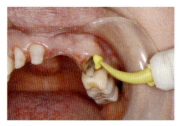
図13 ライトボディの注入開始. 支台歯すべてに印象材を注入

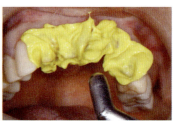
図14 すべての支台歯に弱圧でエアが吹きつけられ，全体的に薄い層になった印象材

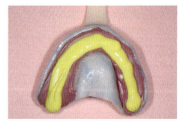
図15 個人トレーに盛られたライトボディとヘビーボディ

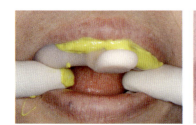
図16 印象材の盛られた個人トレーが口腔内に圧接された状態

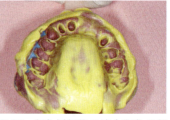
図17 印象採得後の連合印象の印象面. 左側の青色はブロックアウトに使用された寒天印象材が付着している状態

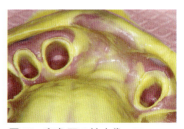
図18 印象面の拡大像. フィニッシュラインよりも下部の印象採得がなされていることに注目

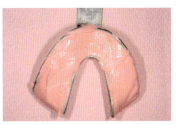 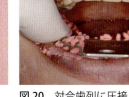

図19 対合歯列の印象採得
既製トレーに盛られたアルジネート印象材

図20 対合歯列に圧接した状態

7. 評価：印象採得終了後には評価を行い，印象精度を調べる．理想的には実体顕微鏡の利用が好ましいが，所有していなければ拡大鏡の使用が推奨される．肉眼での確認は，確実性が低いことから避けるべきである．マージン部の気泡やちぎれなどの欠陥がある場合には再度印象採得を行う必要がある．各支台歯において，印象面にはフィニッシュラインよりもさらに下部の印象採得がなされていなければ，印象が成功したとはいえない[24,25]（図18）．

### 5）対合歯列の印象採得

対合歯列の印象採得に関しては，通常既製トレーにアルジネート印象材を盛り，単一印象を行って石膏模型を製作することになる（図19～20）．

（澤瀬　隆）

## 2. ブリッジの顎間関係の記録（咬合採得）

**顎間関係**には上下顎相互間の任意の位置関係を示す意味と，無数の位置関係のうちの一つを示す意味がある[26,27]．

本項では，顎間関係を記録する行為を示す，**顎間関係の記録**と**咬合採得**とを同義語として扱い，顎間関係の記録（咬合採得）とする[26-30]．また，上下顎歯列または顎堤間の相互的位置関係を記録した媒体を，**インターオクルーザルレコード**とする[26,27]．

顎間関係
maxillomandibular relationship

顎間関係の記録
maxillomandibular relationship record

咬合採得
maxillomandibular registration

インターオクルーザルレコード
interocclusal record

### 1）下顎位

顎間関係のうち，上顎を基準とした下顎の位置を下顎位[26,31-34]という．下顎位には咬合位や顆頭位が含まれる（表2）．

主要な下顎位を，以下に示す．

#### （1）咬頭嵌合位

上下顎の歯列（天然歯，人工歯）が最も多くの部位で接触し，安定した状態に

表2　咬合位と顆頭位

| 咬合位 | 上下顎の歯（天然歯，人工歯）が接触している下顎位 |
| --- | --- |
| 顆頭位 | 関節窩に対する顆頭の位置 |

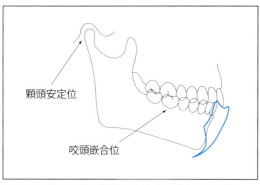
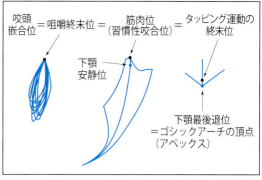

図21 咬頭嵌合位と顆頭安定位（文献31を改変）　　図22 咬頭嵌合位に関連した下顎位（文献31を改変）

表3 咬頭嵌合位に関連した下顎位

| | |
|---|---|
| 筋肉位 | 咀嚼筋群が協調活動した状態で，下顎安静位から閉口することによって得られる咬合位．正常有歯顎者では咬頭嵌合位と一致するといわれている |
| 習慣性咬合位 | 習慣的な閉口運動の終末位．正常有歯顎者では咬頭嵌合位と一致するとされている |
| タッピング運動の終末位 | 開口量の少ない反復的な開閉口運動で習慣性開閉口運動の一種であるタッピング運動の終末位をいう．正常有歯顎者では，ほぼ咬頭嵌合位に一致するといわれている |
| 顆頭安定位 | 顆頭が関節窩のなかで緊張することなく安定する顆頭位をいう．正常有歯顎者の咬頭嵌合位では，下顎頭は顆頭安定位にあるとされている |

あるときの下顎位を**咬頭嵌合位**という．**中心咬合位**ともいわれる．咀嚼終末位，習慣性開閉口運動の終末位あるいは生理的噛みしめ位として機能的に最も重要な咬合位と考えられている．咬頭嵌合位において，正常有歯顎者の顆頭は関節窩内で最も安定した**顆頭安定位**に位置する（図21）．

表3に，咬頭嵌合位に関連した下顎位を示す（図22）．

咬頭嵌合位
intercuspal position

中心咬合位
centric occlusion

顆頭安定位
stabilized condylar position

筋肉位
muscular position

### （2）下顎安静位

上体を起こして安静にしている時の下顎位を，**下顎安静位**という．上下口唇は軽く接触した状態で咬合面間に安静空隙がある．咬頭嵌合位の2〜3mm下方の位置とされるが，姿勢や緊張状態によって変化する．咬合高径の決定あるいは診断を行ううえで，有力な手がかりとなる重要な下顎位である．

下顎安静位
mandibular rest position

### （3）下顎最後退位（図23）

**下顎最後退位**とは下顎のとりうる最後方位で，ゴシックアーチの頂点（**アペックス**）と一致する．関節窩における顆頭の位置を基準とした顆頭位である．顆頭安定位の0.3〜0.5mm後方に位置する．終末蝶番運動路上のすべての位置が下顎最後退位に相当し，顆頭は終末蝶番軸周りの回転のみ行う（終末蝶番運動）（図24）．過去に**中心位**と呼ばれたことがある．

下顎最後退位
posterior border position of mandible

アペックス
apex

中心位
centric relation

### （4）偏心咬合位

**偏心咬合位**を，表4に示す．

偏心咬合位
eccentric occlusion

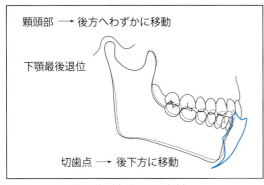

図23 下顎最後退位（文献31を改変）

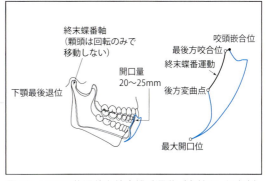

図24 下顎最後退位と終末蝶番運動（文献31を改変）

表4 偏心咬合位

| 前方咬合位 | 咬頭嵌合位より下顎が前方に位置するすべての咬合位 |
|---|---|
| 最前方咬合位 | 前方咬合位のうち，下顎が最前方に位置する咬合位 |
| 切端咬合位 | 前方咬合位のうち，上下顎歯の切端が接触する咬合位 |
| 側方咬合位 | 咬頭嵌合位から下顎が右側あるいは左側へ偏位した位置でのすべての咬合位 |
| 最側方咬合位 | 側方咬合位のうち，右側あるいは左側へ最も偏位した位置での咬合位 |
| 後方咬合位 | 咬頭嵌合位より下顎が後方に位置するすべての咬合位 |
| 最後方咬合位 | 下顎がとりうる最後方位（下顎最後退位）のうち上下顎歯の接触がある下顎位で，終末蝶番運動路の最上点 |
| 嚥下位（図25） | 後方咬合位の一つ．嚥下動作の第1相における下顎位．正常有歯顎者では，嚥下時に咬頭嵌合位と最後方咬合位の中間あたりに咬合接触する．無歯顎者の下顎位の設定に利用される |

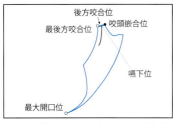

図25 嚥下位と最大開口位（文献31を改変）

表5 歯列模型を咬合器に装着する目的で行う顎間関係の記録（咬合採得）

1. 咬頭嵌合位におけるインターオクルーザルレコードの採得
2. フェイスボウによる上下顎間の開閉軸（顆頭間軸）の記録，および水平基準面に対する上顎歯列の位置の記録
3. 咬合器の顆路調節のための記録

### （5）最大開口位（図25）

　開口時に，上下顎切歯点間距離が最大となる下顎位．下顎の限界運動範囲を示すポッセルトの図形（Posselt's figure）の最下点にあたる．

## 2）顎間関係の記録（咬合採得）

　固定性補綴装置の製作で，歯列模型を咬合器に装着する目的で行う顎間関係の記録（咬合採得）は，大きく3種類に分類される[33,34]（**表5**）．必ず3種類すべてを行うのではなく，目的や咬合器の種類によって採得する記録を決定する．

## （1）咬頭嵌合位におけるインターオクルーザルレコードの採得
### ①咬頭嵌合位の診断と適正化 [31,32]

咬頭嵌合位が適正である場合には，以下の咬頭嵌合位の記録へ移行する．

低位咬合や咬頭嵌合位が不安定な場合など，適切で再現性のある咬頭嵌合位が失われている可能性のある場合には，咬頭嵌合位の診断を行う．咬頭嵌合位が適正でないと診断された場合には，補綴治療に先立って，まず適正な咬合高径を決定し，次に水平的な下顎位を設定し，咬頭嵌合位の適正化を図る．その後に，適正化された咬頭嵌合位の記録を行う．

a. 咬頭嵌合位の診断 [32]

**咬合高径**：安静空隙量が 5.0 mm 以上を低位，1.0 mm 未満を高位と診断する．

**水平的**：咬頭嵌合位と習慣性咬合位とのずれが 0.5 mm 以上ある場合，咬頭嵌合位が水平的に偏位していると診断する．

b. 咬頭嵌合位の適正化

**咬合高径の決定法** [32,35]：形態的ならびに機能的に決定する種々の方法が考案されている．

> **下顎安静位利用法（機能的）**：上下顎の皮膚上に設定した標点間の距離を計測し，下顎安静位のものから平均的な安静空隙量（2 ～ 3 mm）を減じた値となる下顎位を，適正な咬頭嵌合位として求める．

> **顔面計測法（形態的）**：代表的な方法として，瞳孔－口裂間距離と鼻下点－オトガイ底間距離が等しいとして咬合高径を決定する Willis 法がある．

> **セファログラム利用法（形態的）**：顎顔面骨格と咬合平面や下顎位との位置関係を捉えることが可能であり，また術前後の比較も行える．

**水平的下顎位の決定法**：咬合高径が決定したら，筋肉位（習慣性咬合位），タッピング運動の終末位，嚥下位などを利用して，咬頭嵌合位として適正な水平的下顎位を決定する．

上記，垂直的・水平的下顎位を決定した後に，プロビジョナルレストレーションを一定期間装着して経過観察し，神経筋機構に異常がないことを確認する必要がある．

### ②咬頭嵌合位の記録 [32,33]（図 26）

a. 口腔内で残存歯により咬頭嵌合位が決定できる場合

**歯列模型でも残存歯によって咬頭嵌合位が決定できる場合**：咬合採得材を介在させずに，上下顎歯列模型を嵌合させて咬頭嵌合位を再現する．咬合関係の確認を目的に，インターオクルーザルレコードを採得することがある．

**歯列模型で咬頭嵌合位が不安定な場合**：上下顎歯列模型の位置関係を支持する部分が，可及的に広い面積で 3 カ所以上必要である．咬合採得材を直接支台歯と対合に介在させる場合には，付加型シリコーンや印象用石膏などを用いる．咬頭嵌合位をとらせておいて，唇側あるいは頬側から咬合採得材を注入する方法も行われる [36,37]．欠損歯数が多い場合や，支台歯数が多い場合には，咬合床を用いて支持部を確保する必要がある．

b. 口腔内で残存歯による咬頭嵌合位の決定ができない場合

すれ違いなどで残存歯間の咬合接触が失われている，あるいは存在していても咬合接触が不安定な場合にも咬合床を用いる．また使用義歯やプロビジョナルレストレーションの咬合支持を利用できる場合には，顎間関係の記録（咬合採得）が容易になる [32]．

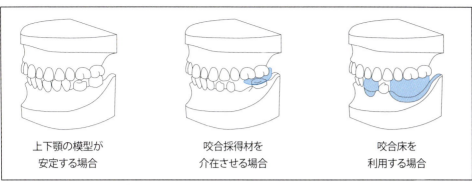

| 上下顎の模型が安定する場合 | 咬合採得材を介在させる場合 | 咬合床を利用する場合 |

図26　咬頭嵌合位の記録（文献31を改変）

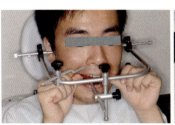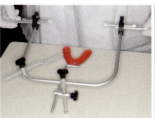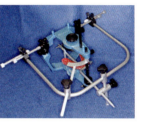

図27　フェイスボウトランスファー．鼻翼下縁を前方基準点とした場合，Camper平面と咬合器の水平基準面が一致する．

### （2）フェイスボウによる上下顎間の開閉軸（顆頭間軸）の記録および水平基準面に対する上顎歯列の位置の記録

　生体に近似した下顎運動を咬合器上で再現するためには，上下顎間の開閉軸（顆頭間軸）を記録し，咬合器の開閉軸と一致させる必要がある．同時に鼻翼下縁（図27）や，眼窩下点（図28）の皮膚上の点を前方基準点として，顆頭間軸と前方基準点とを結ぶ水平基準面に対する上顎歯列の位置を記録し咬合器上に再現することができる．フェイスボウを用いる本操作をフェイスボウトランスファーと呼ぶ．顆頭間軸を構成する左右の顆頭点として，平均的顆頭点を用いることが多い．この平均的顆頭点を前方基準点に対して後方基準点という．

　なお，平均的顆頭点は[26]，耳珠上縁と外眼角を結んだ線上で外耳道の前方13 mmの点，その下方3 mmの点，あるいはフランクフルト平面上で外耳道の前方12 mmの点など諸説あるうちのいずれかの皮膚上に設定される．

### （3）咬合器の顆路調節のための記録
#### ①チェックバイト法

　半調節性咬合器の顆路調節に用いる．咬頭嵌合位と偏心位の2点の下顎位記録から，直線的な顆路を求め，基準平面となす角度を計測する．

　偏心位として前方咬合位と，左右側方咬合位の記録（チェックバイト）を行う．

　a．前方咬合位（前方チェックバイト）

　　咬頭嵌合位から5 mm程度離れた位置（切端咬合位付近）で採得し，矢状前方顆路傾斜角を求める．

　b．左右側方咬合位（側方チェックバイト）

　　咬頭嵌合位から5 mm程度離れた位置（犬歯尖頭付近）で採得し，矢状側方顆路

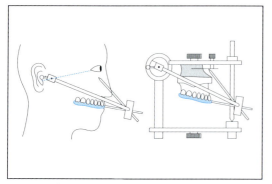
図28 眼窩下点を前方基準とした場合，フランクフルト平面と咬合器の水平基準面が一致する．図27の場合に比べ，矢状顆路傾斜が約10°急傾斜となる（文献31を改変）

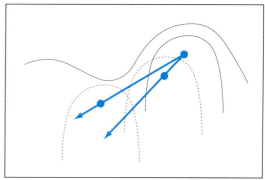
図29 チェックバイトを採得する下顎位によって矢状顆路傾斜角は異なって計測される（文献33を改変）

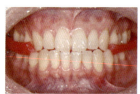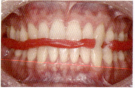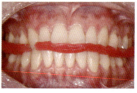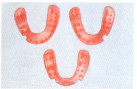
図30 チェックバイトの採得

傾斜角と側方顆路角を求める．

チェックバイトを採得する下顎位によって，矢状顆路傾斜角は異なって計測される（**図29**）．咬頭嵌合位から離れすぎると咬頭嵌合位付近の顆路が不正確に再現されるので，クラウンブリッジの製作では，咬頭嵌合位から5mm程度離れた下顎位でチェックバイトを採得する．

チェックバイト法の術式（**図30**）は，次のとおりである．

1. 歯列に合わせて，パラフィンワックス2枚を馬蹄型に成型したものを3枚用意する．
2. 前方チェックバイト用は両側臼歯部に，側方チェックバイト用では平衡側臼歯部にパラフィンワックスを2枚追加して厚みを増しておく．
3. 前方チェックバイト用は前歯部，側方チェックバイト用では作業側犬歯部をカットしておく．
4. 前方あるいは左右側方へ咬頭嵌合位から5mm程度離れた下顎位を確認し，口腔内の歯に目安となるマークを付けたりして，患者に手鏡を持たせ，目的の下顎位へ開口から直接咬合できるよう練習してもらう．
5. 軟化させたワックス板を上顎歯列に圧接，目的の下顎位で閉口させる．

②パントグラフ法（図31）

顎運動の記録法の一つ．全調節性咬合器を調節する．パントグラフは上顎と下顎に分かれたクラッチを上下顎それぞれに装着する．前方部左右2カ所の水平描記板と，後方部左右それぞれの水平および垂直描記板（後方部計4カ所）の6カ所の描記板に弾筆構造をもつ描記針で下顎運動を記録する．前方および左右側方運動を描記板に記録した後に，クラッチとともに咬合器に移し，描記軌跡を描

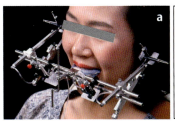
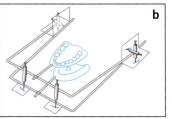
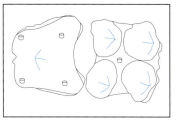

図31 パントグラフ法（a：ヨシダ提供，b：文献38を改変）

図32 チューイン法の口腔内記録（文献32を改変）

記針でなぞりながら顆路を調節する．

③チューイン法（図32）

顎運動の口腔内記録法の一つ．Luce（1911）によって提唱されたものが原法．

上下顎歯列にそれぞれレジン製のクラッチを装着し，セントラルベアリングポイントを介して上下顎を接触させながら術者の誘導で前方，および左右側方運動を行わせ，上顎クラッチにつけられた前方（1または2個），後方（2個）の描記針が下顎クラッチ上に置かれた常温重合レジンを成形して，三次元的に顎運動を記録する．この記録を基に，現在はTMJ咬合器（1968年にSwansonとWipfが開発）を調節する．記録媒体上の採得された顎運動経路に従って咬合器を動かして，咬合器の関節部に填入したレジンを成形し，生体と同様の彎曲をもつ立体的な運動路を再現するよう，関節部ハウジング内の形態を調整する．

（柏木 宏介，佐藤 正樹）

## 3. 固定性暫間補綴装置

### 1）テンポラリーとプロビジョナルレストレーションの違い

一般的に**テンポラリー**と**プロビジョナルレストレーション**は混同されることが多いが，どちらも「仮の」「暫間的な」あるいは「一時的な」補綴装置という意味をもっており，広義には同義語・類似語として取り扱われている．しかしながら，テンポラリーの主な目的は，支台歯（歯髄や残存歯質）の保護，咀嚼ならびに発音機能の維持・回復，審美性の確保，歯周組織の保護などが挙げられ，これらは最終補綴装置が装着されるまでの暫間的・一時的な役割が強いのが特徴である．

それに対してプロビジョナルレストレーションは，テンポラリーの基本的な目的に加えて，その形態や機能を補綴装置へ反映させる設計図としての意味合いが大きく，最終補綴装置のデザインの決定要素の一つとなる．特に前歯部のような審美領域の歯冠修復や，咬合支持を失った咬合再構成のような症例では，このプロビジョナルレストレーションの役割が，治療上必要不可欠なものとなる[39-41]．

### 2）人工歯または抜去歯の接着

前歯部のような審美領域で，抜歯を余儀なくされた一歯欠損症例では，抜歯窩の治癒を待ち，**ブリッジ**や**口腔インプラント**治療を開始するまでの短い期間，人工歯や抜去歯を用いて簡易的な固定性暫間補綴装置を製作する（図33～36）．

接着技術の進歩により，臨床ではその頻度は比較的高く，一般的には人工歯を

テンポラリー
temporary

プロビジョナルレストレーション，
暫間補綴装置，
プロビジョナルクラウン
（単独冠），
暫間被覆冠（単独冠）
interim restoration,
provisional restoration,
temporary restoration,
provisional crown

ブリッジ，橋義歯
fixed partial denture,
fixed complete denture,
fixed dental prosthesis,
bridge（俗語）
fixed bridge（廃止語）

口腔インプラント
dental implant

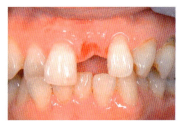
図33 人工歯または抜去歯の接着 抜歯による|1 の欠損

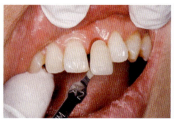
図34 人工歯の選択

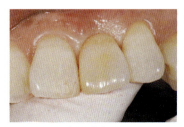
図35 人工歯の試適

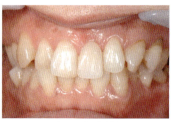
図36 レジン系装着材料による人工歯の固定

用いる．製作方法は，まず隣在歯の形態，色調にマッチした人工歯を選択し，欠損の大きさに合わせて形態修正を行う（図34）．その後，レジン系装着材料を用いて人工歯を両隣在歯に固定し，最終的に咬合関係を確認する（図35, 36）．

### 3）固定性暫間補綴装置の製作（直接法）

ブリッジなど支台歯数が多い場合には，常温重合レジン塊を支台歯に圧接する直接法が口腔内で行われる．その方法は以下のようになる．

1. 支台歯形成後，支台歯と対合歯にワセリンを薄く塗布する（図37）．
2. 常温重合レジンを練和し餅状になったら，レジン塊を手で整え直接支台歯に圧接し，対合歯と咬合させる（図38）．
3. 完全に硬化するまで何回か着脱を行い，余剰な部分のトリミングを行う．硬化後，マージンラインを鉛筆で明記し（図39），マージンラインを傷つけないように，カーバイトバーなどで形態を整えていく（図40）．
4. 最後に咬合紙にて咬合関係のチェック（咬頭嵌合位，前方・側方位）を行い（図41），研磨後支台歯へ仮着する（図42）．

### 4）前歯支台築造窩洞形成後の暫間補綴装置

ブリッジの支台歯が失活歯（根充歯）の場合は，ポスト付きの暫間補綴装置を製作する．日常臨床において失活歯の占める割合は高く，ブリッジ支台の40〜50％に及ぶことが報告されていることから，製作する頻度は高い．

製作方法は，支台築造窩洞形成後，支台築造用ポストピンあるいはクラスプ線など用いて，ポスト部分の製作を行う．

1. ポストピンの試適を行い根管内にワセリンを塗布する（図43）．
2. 常温重合レジンをポストに塗布して（図44），根管内に挿入しポスト部分を完成させる（図45）．

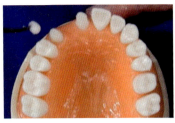
図37 固定性暫間補綴装置の製作 支台歯への分離材の塗布

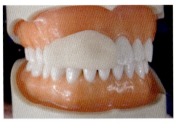
図38 常温重合レジン塊を支台歯へ圧接，対合歯と咬合させ，咬合面に圧痕を付ける

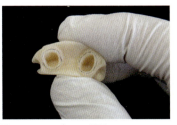
図39 マージンの明記

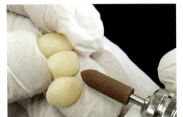
図40 形態修正後，仕上げ研磨

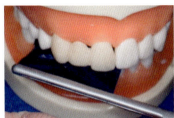
図41 咬合調整

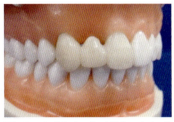
図42 完成したプロビジョナルブリッジ

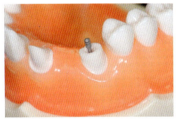
図43 前歯支台築造窩洞形成後の暫間補綴装置．ポストの試適

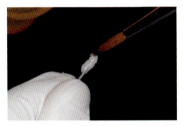
図44 ポスト部に常温重合レジン泥を塗布し，ポストを根管内へ挿入

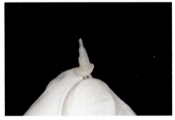
図45 ポスト部分の完成

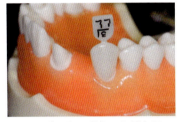
図46 ポリカーボネート冠を用いて歯冠部分の製作

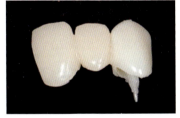
図47 ポスト付のプロビジョナルブリッジの完成

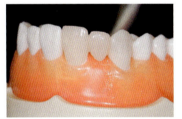
図48 仮着したプロビジョナルブリッジ

3. 歯冠部分の製作を行う．適切なサイズのポリカーボネート冠を選択し，その内面に常温重合レジンを塡塞した後，ポスト部分がすでに装着されている支台歯に圧接する（図46）．
4. 硬化後，マージンなどを確認し，カーバイトバーを用いて形態修正を行う．
5. ポンティック部分の製作を行う．ポンティック部分は，欠損の大きさに合わせて適切な人工歯やポリカーボネート冠を選択し，過不足分はレジンを塡塞することで歯冠形態を整えていく．
6. 支台歯部とポンティック部をレジンにて連結（図47）．

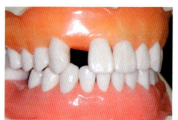
図49 2|欠損の症例

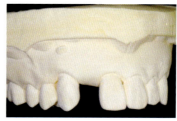
図50 研究用模型の製作

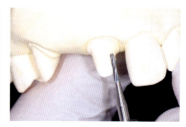
図51 研究用模型上で予想支台歯形成

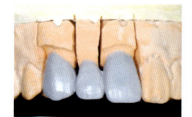
図52 ワックスパターン形成

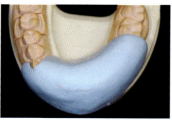
図53 シリコーンインデックスの採得

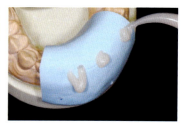
図54 常温重合レジンの塡入

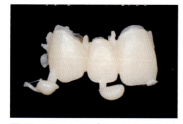
図55 ワックスパターンからレジンに置換された状態

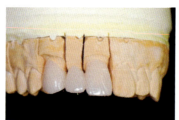
図56 形態修正・研磨が終了した状態

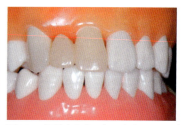
図57 仮着されたプロビジョナルブリッジ

7. 咬頭嵌合位ならびに偏心位にて咬合接触関係を確認後，仕上げ研磨を行い，口腔内へ仮着する（図48）．

### 5）予想支台歯形成と暫間補綴装置の製作（間接法）

　チェアタイムを少なくするために，研究用模型を用いて技工室で暫間補綴装置を製作する方法がある．製作方法は，以下のとおりである．

1. 研究用模型を製作し（図49, 50），模型上で予想の支台歯形成を行う（図51）．
2. 予想支台歯に対してワックスパターン形成を行う（図52）．
3. ワックスパターン形成完成後，ワックスパターンのシリコーンインデックスを採得しておく（図53）．
4. インデックスを用いてレジンの塡入を行う（図54, 55）．
5. 通法に従って，形態修正ならびに研磨を行い完成させる（図56）．
6. 口腔内においては，支台歯形成終了後，クラウンの内面やマージン部を最終的に調整し，適合状態を確認後支台歯へ仮着する（図57）．

（木本 克彦，古川 辰之，星　憲幸）

## 4. ブリッジフレームの設計とワックスパターン形成

ブリッジは単独冠と異なり，ポンティックと連結部が存在し，複数歯の歯冠形態と機能を回復する固定性の補綴装置として設計される．本項では単独冠とブリッジの形態的相違に着目し，連結部とポンティックのワックスパターン形成について解説する[42]．

### 1）模型の削合と調整

ブリッジ装着時に，ポンティックが粘膜をわずかに圧迫するよう作業用模型を削合し，基底面形態を設計する（表6）．これにより，基底面付近に食片が嵌入する頻度を低くすることができる．また，歯槽骨吸収によるポンティック基底面－粘膜間の間隙拡大を一定期間防止できる（図58～61）．

### 2）ポンティックのワックスパターン形成

ポンティックワックスパターン形成の原則を表7および図62～71に示す．離底型ポンティックにおいては，食片の通路を確保する．ポンティック基底面と粘膜の間隙が1mm以下の場合，食片が滞留する傾向が強い．

ポンティックの歯頸線は歯槽堤吸収の程度に影響される．歯槽堤の吸収が顕著であるとポンティックが長くなる．

表6　ポンティック製作時の模型削合

1. ポンティック基底面が接触する粘膜に相当する部分を作業用模型上で削合する
2. 削除は0.2～0.3 mm である
3. 削除は移行的に行い，段差を設けないよう注意する
4. 削除部分においては，ブリッジ装着後にポンティック基底面が粘膜をわずかに圧迫することになる

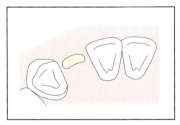

図58　2｜における模型削合の範囲（偏側型ポンティック）

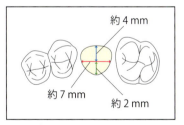

図59　｜6 における模型削合の範囲（リッジラップ型ポンティック）

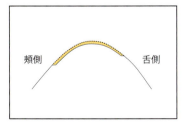

図60　模型の削合は0.2～0.3 mm を目安とする．

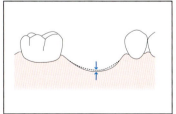

図61　削合部分は周囲に対して移行的形態となるようにし，段差を設けない．

表7 ポンティックの設計とワックスパターン形成の原則

1. 離底型ポンティックでは，基底面と粘膜面との間隙を1 mm以上とする
2. ポンティックは**天然歯**に比して頬舌的幅径を狭くする
3. ポンティックは天然歯に比して咬頭傾斜を小さくして，咬頭頂を低くする
4. 支台装置とポンティックの連結部における強度を確保する
5. ポンティックの歯頸線の位置を適切に設定する
6. ワックスパターン形成時にスタビライザーあるいはコアを設け，ポンティックを安定させる

天然歯，
自然歯
natural tooth

天然歯列，
自然歯列
natural dentition

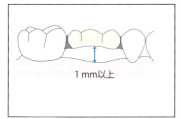

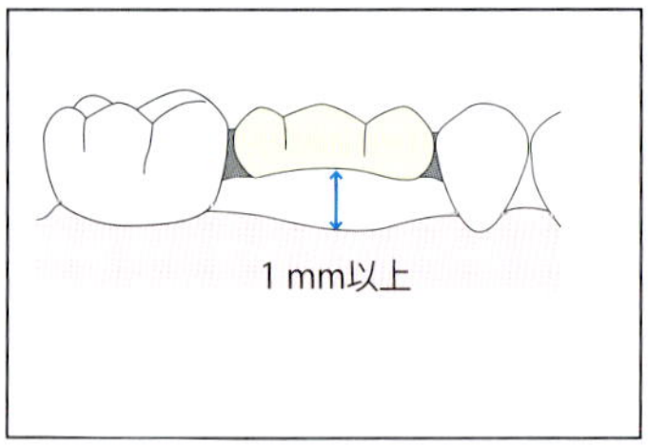

図62 離底型ポンティックの基底面と粘膜との間隙

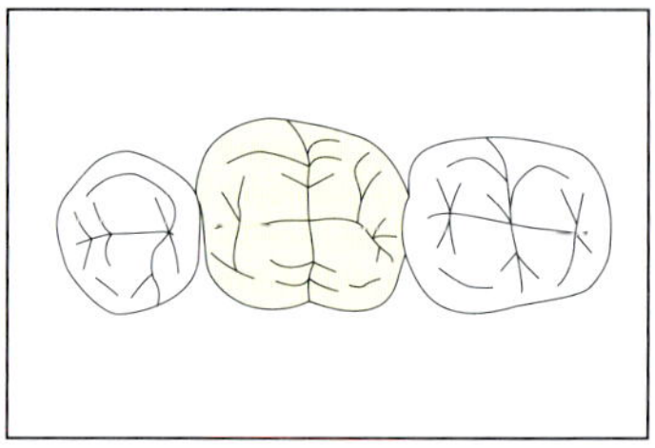

図63 天然歯（列）の頬舌径

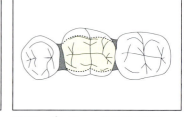

図64 ポンティックの歯冠形態

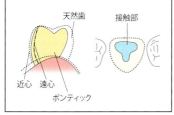

図65 リッジラップ型ポンティックにおける基底面と粘膜の関係

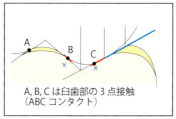

図66 側方力を分散させる目的で低くされるポンティックの咬頭頂

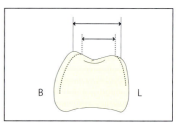

図67 負担軽減を目的としたポンティック幅径の減少と非機能咬頭の平坦化

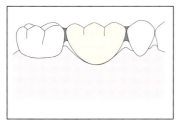

図68 連結部厚さと高さの確保および清掃性を維持するための鼓形空隙の確保

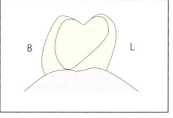

図69 ポンティックの矮小化と高径低下の関係

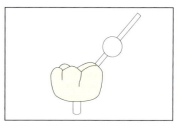

図70 プラスチックスタビライザーによる作業時の安定化

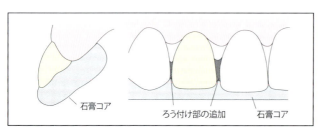

図71 石膏コアによるポンティックの移動防止

表8　歯科技工指示書に記載されるべき事項

1. 患者の氏名

2. 設計

3. 製作（作製）の方法

4. 使用材料

5. 発行の年月日

6. 発行した歯科医師の氏名および当該歯科医師の勤務する病院または診療所の所在地

7. 当該指示書による歯科技工が行われる場所が歯科技工所であるときは，その名称および所在地

（歯科技工士法施行規則第3章第12条を一部改変）

表9　固定性補綴装置の製作時に歯科医師と歯科技工士が考慮すべき事項

1. 画面の位置により，写真被写体の明度が異なる

2. 照明，採光の条件により，写真被写体の色が異なる

3. 歯の湿潤，乾燥は光沢に影響を及ぼす

4. セラミック修復においては支台歯の色調が大きく影響する

5. 歯列に調和した装置の設計と製作を心がける

6. 患者の顔貌，口唇および歯周組織の解剖学的特徴を固定性補綴装置設計の参考資料とする

7. シェードガイドを使用する場合，対象歯と近い位置でなおかつ視野中央付近に配置し，記号も記録できるよう，写真撮影を行う

8. 患者口腔内情報の記録に有用な電子媒体は積極的に利用する

　船底型ポンティックは歯槽堤の頂上に点接触するため，離底型以外のポンティックに比して高径は減少する．また，点接触のため，基底面付近の清掃は容易である．偏側型ポンティックは歯頸線の位置を比較的自由に設定でき，外観も良好である．一方，舌側の陥凹が大きいため，食片嵌入の頻度が高く，発音に影響することがある．

　連結部は最後にワックスで形成する．ブリッジのフレームワークにはポンティックを含め，**リムーバルノブ（撤去用突起）**を付けないこともある．これは，連結部にリムーバーを適用できるためである．

リムーバルノブ,
撤去用突起
removal knob,
knob,
handling knob

### 3）歯科医師と歯科技工士との連携

　歯科医師が，患者に装着する補綴装置の製作を歯科技工士に依頼する場合，歯科診療所での直接指示を除き，歯科技工指示書によるべきことが定められている（歯科技工士法第18条）．同法では，歯科技工指示書には**表8**に示す事項を記載することが定められている．歯科技工指示書（様式）の例を**図72**に示す．

　固定性補綴装置の設計と製作においては，歯科医師と歯科技工士との連携はきわめて重要である．特に，**表9**に示す項目は歯科医師と歯科技工士がともに認識しておくべき事項である[43]．

歯科技工指示書

発行年月日　　　年　　　月　　　日

No.
患者氏名

歯科医院名
所在地
担当医

性　別 □男 □女　　　年齢　　　歳
カルテ No.

委託品 □作業用模型 □対合模型 □咬合器 □顎間関係の記録 □印象 □参考模型 □写真 □その他

試適・装着　　月　　日 AM・PM　　時　　分

| 部位 | 技工内容 | 材料 |
|---|---|---|
| | | |

義歯床
| | 床用材料 | 種類・色調 | 成形方法 |
|---|---|---|---|

バー：構造，材料を図示 □鋳造 □屈曲
維持装置：構造，材料を図示

顔貌 □方形 □短方形 □尖形 □卵円形

人工歯
| | 材質 | 商品名 | モールド | シェード |
|---|---|---|---|---|
| 前歯 | □レジン歯 □硬質レジン歯 □陶歯 | | | |
| 臼歯 | □レジン歯 □硬質レジン歯 □陶歯 | | | |

設計

EDCBA　ABCDE
87654321｜12345678
87654321｜12345678
EDCBA　ABCDE

色調構造のスケッチ
Shade

指示事項

| 歯科技工所名および所在地 | ○○歯科技工所 | 東京都○○区○○町0-0-0 |
|---|---|---|
担当歯科技工士名

**図72　歯科技工指示書様式の例**

（松村 英雄，小峰　太）

## 5. ブリッジの鋳造

### 1）ブリッジ鋳造の前準備

　ポンティックは**キャスティングワックス**を軟化させて成形するが，ゴム製の型枠（**ポンティックフォーマー**）を利用すると短時間で**ワックスパターン**概形を製作することができる（**図73, 74**）．連結部を強化するため，単独歯同士の接触点よりも広い面積で支台装置とポンティックを連結する．一方，ろう付け予定の部位は支台装置とポンティックが面接触するよう，双方の隣接面を形成しておく（**図75, 76**）．形態を整えたらナイロンの布などでワックス表面を滑沢にする（**図77**）．

　ポンティック基底面は 0.2 〜 0.3 mm 削除した作業用模型の歯槽堤に適合するよう，所定の形態に形成する（**図78, 79**）．金属鋳造後に研削，研磨を行うため，接触点は完成時よりも面積を広く確保し，埋没直前に少量のワックスを接触点に追加する（**図80**）．全部被覆の形態を完成させた後で**窓開け**（カットバック）を行う（**図81〜83**）．一般的には，2ユニット以上の連結装置であれば個別に**スプルー**を植立し，ワックスまたはプラスチック製の**ランナーバー**でスプルー同士を接続する（**図84**）．ランナーバーは①ワックスパターンの変形防止，②**湯だまり**を兼ねるなどの目的で設置する[44]．

キャスティングワックス
casting wax

ポンティックフォーマー
pontic former

ワックスパターン，
ろう型
wax pattern

窓開け
cut-back
cutback

スプルー
sprue

ランナーバー
runner bar

湯だまり
reservoir

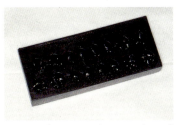
図73 ポンティックのワックスパターンを成形する型枠（ポンティックフォーマー）

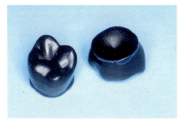
図74 ポンティックフォーマーで成形したワックスパターン

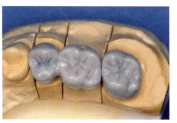
図75 ブリッジのワックスパターン．連結部は単独歯同士の接触点よりも広い面積を確保する．ポンティックの頬舌幅径は天然歯よりも小さい．

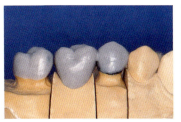
図76 はじめに全部被覆冠の形態でワックスパターン形成を行う．

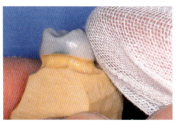
図77 ナイロンの布でワックス表面を滑沢にする．

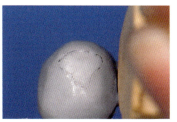
図78 リッジラップ型ポンティックのT字形基底面

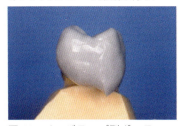
図79 リッジラップ型ポンティックでは，T字の縦棒にあたる部分が凹面となる．

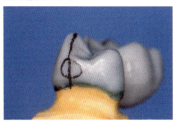
図80 接触点を天然歯より広く確保し，埋没前にワックスを少量添加する．

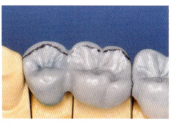
図81 連結部，ろう付け予定部および咬合面の一部に明示された前装範囲

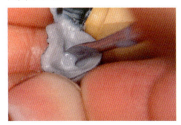
図82 ポンティックの窓開け（カットバック）

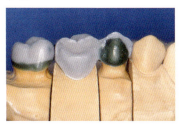
図83 前装部の窓開けを行ったワックスパターン

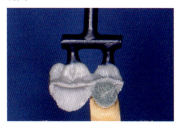
図84 スプルーをランナーバーで接続した状態

## 2) 埋没

円錐台にワックスパターンを植立し（図85），鋳造リングを装着後，埋没材を注入する．埋没材を硬化，乾燥させた後，温度，昇温速度および係留時間を設定した電気炉内でワックスを焼却する（図86，87）．

ブリッジの製作過程で用いる埋没材は鋳造温度，使用金属の融点によって表10のように分類される．耐火材は鋳型本体の形をなす成分であり，結合材は流動性がある状態から固体に変化させるための成分である．

埋没 investing

円錐台 crucible former

鋳造リング casting ring

電気炉 electric furnace

ワックスの焼却 wax elimination

耐火材 refractory material

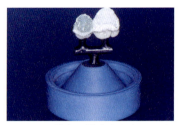
図85 円錐台に植立されたワックスパターン

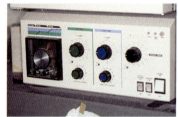
図86 温度と昇温速度を設定できる電気炉

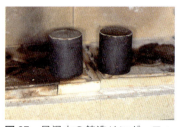
図87 昇温中の鋳造リング．ワックスが焼却され埋没材と周囲が黒変している．

表10 ブリッジの鋳造に用いられる埋没材

|  | 耐火材 | 熱膨張* | 結合材 | 硬化膨張* | 混和液 | 総合膨張* | 鋳造温度 | 性質 |
|---|---|---|---|---|---|---|---|---|
| 石膏系 | クリストバライト | 1.02〜1.40%<br>平均1.23% | 石膏 | 0.21〜0.60%<br>平均0.43% | 水 | 1.27〜1.88%<br>平均1.66% | 1,000℃以下 | 通気性良好 |
| リン酸塩系 | シリカ | 0.8〜1.4%<br>平均1.10% | MgO,<br>$(NH_4)_3PO_4$ | -0.2〜2.1%<br>平均1.10% | 水,コロイダルシリカ | 0.8〜3.2%<br>平均2.22% | 1,000℃以上 | 強度が高い |

*中嶌 裕 ほか編：スタンダード歯科理工学 第6版, 学建書院, 東京, 195-196, 2016. より

耐火材である**シリカ**には，**クリストバライト**，**石英**，トリジマイトなどがある．**熱膨張**（加熱膨張＋転移膨張）はクリストバライトのほうが石英よりも大きく，トリジマイトの熱膨張性は低い．**コロイダルシリカ**溶液は，埋没材の硬化膨張，熱膨張および強度を増大させる．

**結合材**の一種である石膏は1,000℃以下で分解するため，**石膏系埋没材**を使用できる合金は融点がおおむね1,000℃以下のものである．石膏系埋没材は鋳造後の除去が容易である．

**リン酸塩系埋没材**は硬化後の強度が高く，1,200〜1,400℃の鋳造温度に対応可能である．大型の装置を鋳造する際には，①膨張の方向性を自由にする，②埋没材の強度が高いため破壊しにくい，などの理由から，鋳造リングを用いないこともある（**リングレス埋没法**）．一方，硬化後に緻密で通気性が悪い固体となるため，原型の形成時に圧縮された空気の逃げ道（**エアベント**）を付与する必要がある．さらに，リン酸塩系埋没材の高い強度は利点となる反面，鋳造後の埋没材除去が困難であるという欠点にもなる．

## 3）ブリッジ用合金

ブリッジ製作に用いられる金属材料を**表11**に示す．フレームワークの製作には強度が大きく変形しにくい材料を選択する．

第2種金銀パラジウム合金は硬化熱処理が可能で，日本では広く用いられている．金合金はISOで規格化された4種類があり，硬質と超硬質の2種がブリッジに適用できる．陶材焼付用合金には貴金属と非貴金属がある．

## 4）ブリッジの鋳造

ブリッジの鋳造において留意すべき点を**表12**に示し，鋳造温度と熱源の関係を**表13**に示す．鋳造後のスプルー切断にはカッティングディスクを用いる（図88〜90）．平面的構造の部位はカーボランダムポイントなどで削合し，クラウ

シリカ
silica

クリストバライト
cristobalite

石英
quartz

熱膨張
thermal expansion

コロイダルシリカ
colloidal silica

結合材（剤）
binder,
binding agent

石膏系埋没材
gypsum-bonded investment

リン酸塩系埋没材
phosphate-bonded investment

リングレス埋没法
ringless investment technique

エアベント，通気孔
vent

表11 ブリッジの製作に用いられる合金

| 合金 | ブリッジ用合金としての特徴 |
|---|---|
| 第2種金銀パラジウム合金 | 硬化熱処理可，銅含有率大＝硬さ大，健康保険適用 |
| タイプ3金合金 | 硬化熱処理可の製品が多い，硬質，クラウン，ブリッジに適用 |
| タイプ4金合金 | 硬化熱処理可，超硬質，ブリッジ，義歯に適用 |
| 陶材焼付用合金 | 銅含有率は小，基本構成はAu，Pd，Pt，Ag |
| Ti-6Al-7Nb 合金，チタン | チタン鋳造機（不活性ガス雰囲気）と埋没材（MgO系）の選択が重要（59頁参照） |
| Co-Cr 合金 | 高強度，陶材焼付可能な組成あり，研磨，咬合調整が困難 |
| 銀合金 | 健康保険適用 |
| 多目的金合金 | 高カラット金合金，陶材焼付可能，例：69 Au，12 Ag，9 Pt，6 Cu，2>Zn，In，Ir % |

表12 ブリッジの鋳造における留意点

1. 単独冠に比して使用金属量が多いため，還元炎ですばやく溶解
2. 鋳造体変形防止のため，スプルー切断にはディスクを使用
3. 直径3 mm 以上のレディキャスティングワックスあるいはランナーバーで湯だまり兼スプルーの構造を付与
4. リン酸塩系埋没材を使用の場合，エアベントを設定
5. プラスチックパターン（原型）を使用する際の炉内昇温速度と係留時間

表13 合金鋳造温度と熱源の関係

| 合金 | 温度 | 熱源ほか |
|---|---|---|
| タイプ1-4金合金ほか | 915〜1,015℃ | 都市ガス＋空気 |
| 陶材焼付用貴金属合金ほか | 1,100〜1,300℃ | 都市ガス＋酸素，高周波，アルゴンアーク |
| 陶材焼付用非貴金属合金ほか | 1,200〜1,400℃ | 都市ガス＋酸素＋アセチレン，高周波，アルゴンアーク |

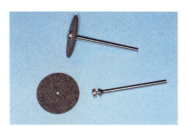

図88 カッティングディスクとマンドレール

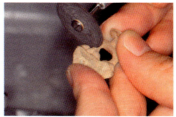

図89 手指で複数のレストを設け，スプルーを慎重に切断する．

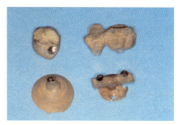

図90 スプルーを切断した鋳造体

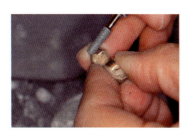

図91 カーボランダムポイントによる広範囲の修正

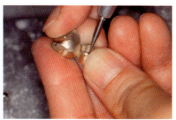

図92 ラウンドバーによるクラウン内面小突起の除去

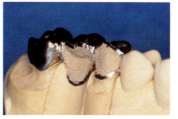

図93 平滑に削合された前装部の辺縁

表14　鋳造欠陥

| | 鋳造欠陥 | 原因，誘因 | 発生予防対策の例 |
|---|---|---|---|
| 広範囲の形態的欠陥 | 入れ干し | 金属量の不足 | 十分な量の金属を使用 |
| | なめられ，湯ざかい | 鋳造圧不足，不十分な溶解 | 溶解，鋳造圧，鋳込み温度，スプルー形状の適正化 |
| | 突起 | 埋没材と原型の間の気泡 | 界面活性剤の使用，埋没時の十分な振動と減圧練和 |
| | 鋳バリ | 埋没材亀裂発生 | 埋没材の十分な乾燥，急加熱禁止 |
| 適合の不良 | 不適合 | 鋳型の膨張，収縮 | 混水比，緩衝材，加熱膨張および硬化膨張の適正化 |
| 限局した欠陥，鋳巣 | 収縮孔，引け巣，ホットスポット | 局所的な凝固の遅れ | スプルーおよび湯だまり形状の適正化 |
| | 空気による欠陥 | 空気の巻き込み | スプルー形状および鋳造圧の適正化 |
| | ガスによる気泡 | 溶湯からのガス放出 | 減圧融解，還元炎の使用，フラックスの使用 |
| | 背圧多孔 | 残留空気による金属の押し戻し | 鋳造圧，鋳込み温度の適正化，エアベントの付与 |
| 表面の粗造化 | 肌荒れ，焼き付き | 界面活性剤の過剰塗布，過熱 | 埋没材と金属の過熱（オーバーヒート）防止ほか |

ン内面の気泡はラウンドバーで除去する（**図91，92**）．前装部辺縁はカーバイドバーなどを用いて慎重に削除を行う（**図93**）．

### 5）鋳造欠陥

鋳造体に生じる**欠陥**，原因および発生予防策を**表14**および**図94～99**に示す．たとえば，通気性の悪い埋没材を使用して原型にエアベントを設けないと，鋳型内部に存在する空気の逃げ道が確保されない．この場合，一度鋳型に流れた溶解金属が背圧によって押し戻されることがある．その結果，鋳造体の一部に**背圧多孔**と呼ばれる欠陥を生じる．エアベントは溶湯によって圧迫された空気の逃げ道を確保するために付与する．リン酸塩系埋没材を使用する際には，エアベントの付与が必要である．エアベントには原型に付与されるダイレクトベントと，原型とは別に空洞を設定するブラインドベントとがある（**図100**）．

プラスチックパターンが急激に加熱された場合は，高分子材料が急激に膨張して埋没材が破壊されることがある．また，埋没材の水分蒸発が不十分な状態で加熱された場合は，水の沸騰により埋没材に亀裂が入り，鋳造体にバリを生じることがある．

### 6）硬化熱処理

ブリッジのフレームワークは鋳造後に強度を確保しておく必要があり，熱処理が施される[45]．この過程を**硬化熱処理**と呼び，2段階での処理が行われる（**表15**）．硬化熱処理を行うと，銅酸化物が合金表面に析出し，着色した状態となる（**図101**）．

欠陥
void

なめられ
rounded casting

鋳バリ
casting fin

収縮孔，引け巣，ホットスポット
shrinkage hole,
shrinkage porosity,
shrink-spot porosity,
hot spot

気泡，欠孔
porosity

ガスによる気泡
occluded gas porosity

凝固に伴う欠陥
solidification porosity

背圧多孔
back pressure porosity

過熱，オーバーヒート
overheating

焼き付き
contamination

硬化熱処理，
時効処理
hardening heat treatment,
precipitation hardening,
age hardening

溶体化熱処理
solid solution heat treatment

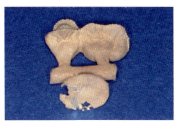
図94 鋳造体咬合面の突起

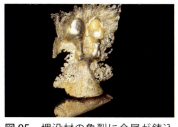
図95 埋没材の亀裂に金属が鋳込まれて発生した鋳バリ

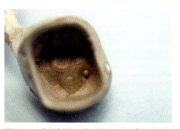
図96 収縮孔，気泡および隅角部付近の突起

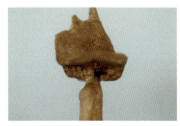
図97 気泡と欠陥

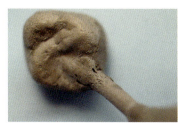
図98 肌荒れと欠陥

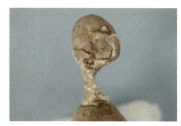
図99 焼き付き

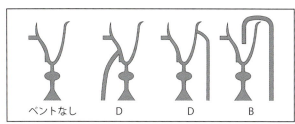
図100 ダイレクトベント（D）とブラインドベント（B）

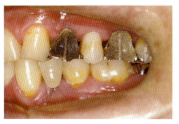
図101 硬化熱処理後，表面に着色を生じたタイプ4金合金製ブリッジのフレームワーク

表15 ブリッジフレームワークの硬化熱処理

| 対象：タイプ3，4金合金，第2種金銀パラジウム合金，低カラット金合金など ||
|---|---|
| 溶体化熱処理 | 均一に固溶する温度以上に加熱：700〜800℃，3〜10分<br>その後急冷 → 過飽和固溶体となる．軟化した状態（例：タイプ4金合金，150 Hv） |
| 硬化熱処理（時効処理） | 溶体化熱処理の後，低温加熱：350〜450℃，2〜20分<br>過飽和固溶体から微細結晶の析出 → 合金は硬化（例：タイプ4金合金，220 Hv）<br>表面着色（銅酸化物） |

（松村 英雄，羽鳥 弘毅）

## 6. ブリッジの連結法

### 1）連結部の基本的要件

ブリッジ**連結部**の基本的要件を，表16に示す.

連結部
connector

### 2）固定性連結　－固定性ブリッジの連結法－

①ワンピースキャストにより連結部を一塊として製作する方法

　金属を用いるブリッジの**支台装置**とポンティックをワックスパターン形成の段階で連結し，すべて一塊として鋳造，製作する方法である．前装冠の場合には，

支台装置
retainer

**表16　ブリッジ連結部の基本的要件**

| 機械的・材料学的要件 | ポンティックに加わる咬合力は，連結部を介して支台装置に伝達されるため，それらに耐えうる強度が必要である．また，口腔内環境において化学的に安定した材質である必要がある |
|---|---|
| 生物学的要件 | 連結部下部の支台装置とポンティックで構成される下部鼓形空隙は，プラークの付着や食片の停滞を避けるために，自浄性，清掃性を考慮した形態とする |
| 審美的要件 | 外観に触れる部分の形態や色調を考慮する．特に前歯部では支台装置とポンティックの独立感を表現する |
| 機能的要件 | 前歯部ブリッジの連結部下部鼓形空隙が大きいと発音の障害となるため，発音機能を考慮した形態とする |

鋳造後に陶材またはレジンにより前装する．鋳造による歪みの影響が少ない3ユニット程度のブリッジに応用する（**図102**）．

**②ろう付けにより連結する方法**

　金属を用いるブリッジの支台装置とポンティックをいくつかのブロックで別々に製作し，連結部を**ろう付け**によって連結する方法である（**図103**）．陶材焼付ブリッジでは，陶材焼成前にろう付けを行う「前ろう付け法」と焼成後にろう付けを行う「後ろう付け法」とがある．

ろう付け
soldering

**③ CAD/CAM により連結部を一塊として製作する方法**

　**CAD** で設計したブリッジを，ブロックから **CAM** により一塊として削り出す方法である．削り出すブロックとしてはチタン合金，非貴金属合金，ジルコニアなどがある（**図104～106**）．

CAD/CAM,
CAD-CAM
computer-aided
design-
computer-aided
manufacturing

**④レーザー溶接法**

　レーザーを熱源として連結部の金属を融解して接合する方法である．

### 3）半固定性連結　－半固定性ブリッジの連結法－

　**半固定性連結**とは，連結部の一方を**固定性連結**とし，他方を可動性連結とする方法で，**キーアンドキーウェイ**が多く用いられる（**図107**）．ポンティック側に設定されたキーが，支台装置側に設定されたキーウェイと嵌合する（**図108**）．

半固定性連結
nonrigid connector,
fixed movable
connector

　咬合力はポンティックとそれに連結されたキーを介してキーウェイ側の支台装置に伝達される．一方，キーウェイ側の支台装置に生じる離脱力は軽減できる．ただし，キーウェイを設定する支台歯の削除量が多くなるので生活歯に用いる場合には注意が必要である．

固定性連結
rigid connector

キーアンドキーウェイ
key and keyway

　この連結方法を用いる半固定性ブリッジの適応症[46-48]は，**表17**のとおりである．

### 4）可撤性連結　－可撤性ブリッジの連結法－

　**可撤性連結**とは，ポンティック部のみ可撤できるように両方の連結部にキーアンドキーウェイなどのアタッチメントを用いた連結方法である（**図109**）．また，可撤性ブリッジのなかにはコーヌステレスコープクラウンを応用して支台装置ごと可撤できるものもある．

可撤性連結
removable
connector

　可撤性ブリッジの適応症[49]は**表18**などであるが，症例自体の頻度は少ない．

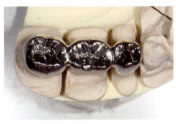
図102 ワンピースキャストで製作したブリッジ

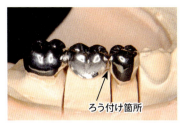
図103 連結部のろう付けによるブリッジ
矢印の連結部でろう付けを行う.

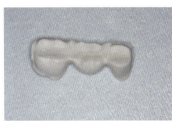
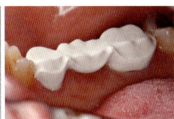
図104, 105 CAD/CAMで一塊に削り出したオールセラミックブリッジのジルコニアフレーム

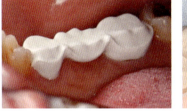
図106 完成したオールセラミックブリッジ

表17 半固定性ブリッジの適応症

| | |
|---|---|
| 支台装置間の保持力に差がある場合 | 保持力が小さい側の支台装置側を半固定性連結としてその支台装置の脱離を防ぐ |
| 支台歯の平行性が悪い場合 | 固定性ブリッジでは平行性を確保するために支台歯の削除量が大きくなることから,傾斜した支台歯側を半固定性連結とする |
| 中間支台歯がある場合[45,46] | 中間支台歯がてこの支点となることによる,前方,または後方の支台装置の脱離を防ぐ |
| 大きく複雑な下顎固定性ブリッジを分割する場合 | 下顎前歯から臼歯に及ぶブリッジにおいて開閉口時に生じる下顎骨の変形による支台歯への応力集中を緩和する |

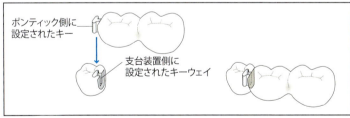
図107 キーアンドキーウェイによる半固定性連結

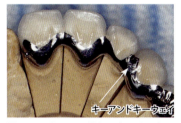
図108 キーアンドキーウェイによる半固定性ブリッジ.|2 ポンティック遠心にキー,|3 近心にキーウェイが設定されている.

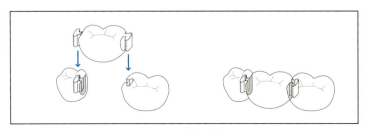
図109 キーアンドキーウェイによる可撤性連結

表 18　可撤性ブリッジの適応症

1. 顎堤の吸収・欠損が大きい場合

2. 支台歯の平行性が悪い場合

3. 固定性ブリッジでは清掃が困難な症例

（菅沼 岳史，田中 晋平，馬場 一美）

## 5）磁性アタッチメントを用いた支台装置

### （1）臨床的意義

　磁性アタッチメントは磁石の力を利用して補綴装置を支台歯に連結し，その維持・安定を図る維持装置の一つであり，小型高性能な希土類磁石の開発と腐食対策によって広く応用されるようになった. 通常, 磁石構造体をオーバーデンチャーに，それに吸着するキーパーを根面板に設置して用いる（**図 110**）[50,51].

　歯冠部歯質が著しく崩壊した歯において，ポスト部に維持を求める補綴装置として，ポストに維持を求める支台築造とクラウンとの組み合わせによる歯冠修復や，ポストクラウン（歯冠継続歯）が考えられるが，それらを有床義歯の支台歯として用いる際にはクラスプなどの義歯の支台装置を介した側方力や回転力が問題となる.

　それに対して，磁性アタッチメントを有床義歯の根面アタッチメントとして用いた場合，根面板を可及的に低く設計することにより支台歯が受ける側方力や回転力に対する抵抗を少なくし，義歯に加わる大きな外力を支台歯に伝達しないため支台歯の保護に有利である. また，複雑な構造になりにくいことや，クラスプなどに比較して審美的にも優れている.

　さらに，有床義歯のみならず，支台歯に十分な負担能力があり，欠損部の顎堤の吸収が著しく鞍状型や有床型ポンティックなどを適応とする際の可撤性ブリッジのアタッチメントとしても利用することができる.

　その際，支台歯が無髄歯の場合はテレスコープクラウンが応用できる（**図 111**）. 磁性アタッチメントの維持力の発揮は磁力であるため，摩擦力で維持力を発揮させるといった高度な技術を要するコーヌステレスコープクラウンやキーアンドキーウェイなどのアタッチメントと比較して臨床上有利である[50].

　その構造は内外冠に磁石構造体とキーパーをそれぞれ組み込むが，対合歯との垂直高径によっては磁石構造体を内冠に設置することもある.

　また，歯冠内アタッチメントとしての使用が困難な場合や，支台歯が有髄歯の場合は歯冠外アタッチメントとしての応用も可能である[50].

### （2）支台歯形態

　根面アタッチメントとして応用する場合は，ポストクラウン（歯冠継続歯）と同様根面形態であるが，可撤部内に磁石構造体を設置するためのスペースを確保するため，キーパーを含めた根面板と対合歯とのクリアランスを 5 mm 以上となるように形成する[50]. また，根面板を装着する際のずれを防止するために回転防止溝も設置することが望ましい.

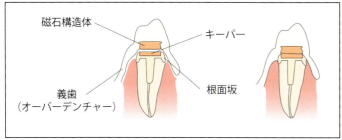

図 110　オーバーデンチャーへの応用

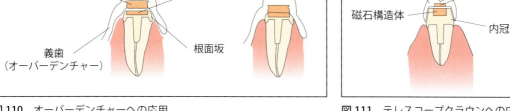

図 111　テレスコープクラウンへの応用

### （3）MRI 検査時の注意事項

支台装置に磁性アタッチメントを利用している場合，MRI の撮像を行う際に次の点に注意する必要がある．①義歯を装着したまま MRI の撮像を行う．また，MRI 検査室へ入室した場合，磁石の吸引力の喪失，義歯の脱離に伴う口腔粘膜の損傷あるいは誤飲などの危険性を伴うため[52]，MRI 検査の前に装置を取り外す．②キーパーそのものの緩み，キーパーが装着されている支台装置の緩みはMRI 装置から発生する磁場により脱離につながる[53,54]．そのため，キーパーが外れかかっていないかを検査前に確認する．③キーパーの周囲には金属アーチファクトが出現し，その部位は診断が困難となる．アーチファクトの範囲は半径 4〜8 cm 程度であり，診断部位が口腔周囲組織である場合，磁化率の影響を強く受ける撮像法を用いる場合には，キーパーの除去が必要となる．

（橋本 和佳，佐久間 重光）

## 6）ろう付けの手順

ろう付けの手順は以下のとおりである．

1. **支台装置とポンティックの製作**：単独で製作された支台装置とポンティックと連結された支台装置を別々に製作する（図 112）．
2. **口腔内試適と位置関係の記録**：接触点と適合およびろう付け間隙（0.05〜0.15 mm）の確認を行った後，両者の位置関係を記録するために速硬性石膏を咬合面に適用し，咬合面コアを採得する（図 113）．また，パターン用レジンを用いて固定することもある（図 114）．
3. **ろう付け用の埋没**：咬合面コアをトリミングし，支台装置とポンティックをコアに戻し適合を確認する．ろう付け用の埋没ブロックを製作するために，この模型を歯冠の最大豊隆部より上部が露出し，支台装置辺縁が埋入されるようにワックスでカバーし，ボクシングする（図 115, 116）．膨張量の少ないろう付け用埋没材を注入し，硬化後流ろうして，ろう付け用ブロックを製作する．ろう付けする連結部の埋没材はブローパイプの炎の熱気抜けとしてくさび状の切り込みを入れておく（図 116, 117）．
4. **フラックスとアンチフラックス**：ろう付け部には，酸化防止と酸化膜の除去を行うためにフラックス（ホウ砂 $Na_2B_4O_7$）を塗布し，ろうが流れてほしくない箇所にはアンチフラックスとして鉛筆や修正液を塗

フラックス
soldering flux,
flux

アンチフラックス
soldering antiflux,
antiflux

布する（図117）.
5. **ろう付け**：電気炉内で予備加熱後，小さく絞ったブローパイプの還元炎によりろう付けを行う．低温部から高温部に向かってろうが流れるので，流す方向を先に加熱する（図118）.
6. **酸処理と研磨**：冷却後，酸処理により酸化膜を除去し，研磨する（図119）.

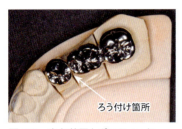

図112 支台装置とポンティック

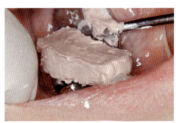

図113 速硬性石膏による咬合面コアの採得

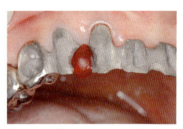

図114 パターン用レジンにより固定したレジン前装ブリッジの例

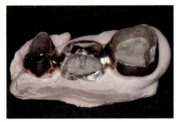

図115 咬合面コアに，支台装置とポンティックを適合させる．

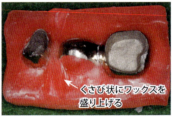

図116 ワックスにより埋没範囲をカバーする．

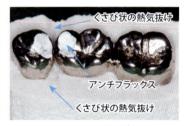

図117 ろう付け用埋没ブロック

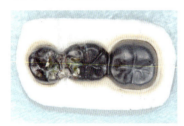

図118 ろう付け後

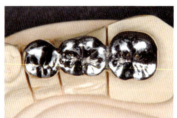

図119 酸処理後研磨して完成したブリッジ

## 7）ろう付け用合金の所要性質[55,56]

**ろう付け用合金**の所要性質を表19に，主なろう付け用合金の種類を表20に示す．

## 8）前ろう付け法，後ろう付け法
### ①前ろう付け法

陶材焼成前にフレームワークの段階で行うろう付けを，**前ろう付け**法という．したがって，このろう付けに用いられるろうの融点は，陶材焼付用合金の融点より低く，陶材焼成温度よりも高い必要がある．

フレームの段階でろう付けを行うため，ろう付け箇所を陶材で被覆することができ，審美性に優れ，ろう付け面積を広くとることも可能で強度に優れる（図120，121）．

ろう，
ろう付け用合金
solder

前ろう付け，
前ろう付け用ろう
pre-ceramic solder

表19 ろう付け用合金の所要性質

| |
|---|
| 1. 合金の融点は，母金属の融点より100〜200℃低いこと |
| 2. 母金属とのぬれがよく，ろう付け間隙に拡散流入すること |
| 3. 組成が母金属に類似し，同程度の強さを有すること |
| 4. ろうと母金属の間に電位差による腐食がない |

表20 主なろう付け用合金の種類

| ろう付け合金 | 融解範囲（℃） | 用途 |
|---|---|---|
| 金ろう | 750〜900 | ほとんどの歯科用金合金<br>16K，14Kろう：後ろう付け（760℃） |
| 前ろう付け用ろう | 1,100程度 | 陶材焼付用合金 |
| 銀ろう | 600〜800 | クラスプ線など非貴金属合金のろう付け |
| 金銀パラジウム合金ろう | 820程度 | 金銀パラジウム合金のろう付け |

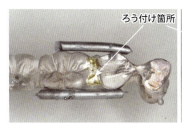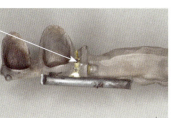

図120，121 前ろう付けした陶材焼付ブリッジのフレームワーク

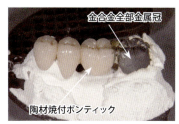

図122 後ろう付けした陶材焼付ブリッジ

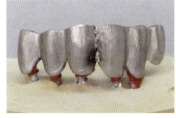

図123 レーザー溶接により仮止めした陶材焼付ブリッジのフレームワーク

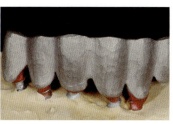

図124 仮止め後のろう付け（前ろう付け）

②後ろう付け法

　陶材焼成，グレージング後に行うろう付けを，**後ろう付け**法という．一般的には陶材焼付ブリッジの一部の支台装置に金合金などの全部金属冠を用いた場合などのろう付けに応用される（図122）．クリアランスの確保が不十分な場合や，陶材の破折を防止する目的で後方の支台装置に全部金属冠を用いる際のろう付け法として有用である．

　用いるろうの融点は，陶材焼成温度より低く，さらにろう付け対象となる支台装置の金属冠に用いる金属の融点よりも低い必要がある．

　連結部がろう付け箇所となるので審美的に問題とならない臼歯部に応用するが，ろう付け面積が十分にとれない場合もあり，強度はやや劣る．

後ろう付け，
後ろう付け用ろう
post-ceramic solder

## 9）レーザー溶接法

　連結部の金属の局所に**レーザー**を集中的にあて，金属を融解して接合する．強度が大きく，腐食は少ないが[47]，連結部全体を溶接できないため，**レーザー溶接**により部分的に仮止めを行った後にろう付けを行う方法がとられている（図123，124）．

（菅沼 岳史，田中 晋平，馬場 一美）

レーザー
laser,
light amplification by simulated emission of radiation

レーザー溶接
laser welding

## 7. ブリッジの研削と研磨

　製作されたブリッジを最終補綴装置として口腔内に装着できるようにすることが研削と**研磨**である．

研磨
polishing

### 1）意義と目的

　製作されたブリッジを研削により適切な形態や咬合関係にした後，補綴装置表面を滑沢に仕上げるために研磨を行う．研磨をすることにより，食物の残渣やプラークの付着を軽減することで歯肉の炎症や補綴装置の着色や変色を防止する．また，舌や頬粘膜の不快感を防止するだけでなく，金属の耐食性を向上させる．

　研磨方法には，機械的研磨法，化学的研磨法，電解研磨法などがあるが，一般的によく用いられるのが，回転切削器具を用いる機械的研磨法である．回転式研磨法は，電気エンジンを用いてブリッジの形態修正（研削）を行い，研磨材の粒径の大きいものから小さいものへと段階的に粗研磨，仕上げ研磨，艶出し研磨する．

　ブリッジの場合，不潔域となる連結部の下部鼓形空隙部や粘膜と接触するポンティック基底面には適切な形態と十分な研磨が必要である（図125）．

58〜59頁，図145〜153参照．

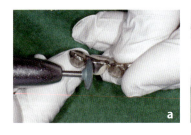
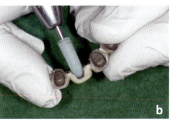

図125　連結部とポンティック基底面の研磨
a：連結部の研磨
b：ポンティック基底面の研磨

## 2）研削と研磨の実際

　研削・研磨に使用する**研磨材**（**表21**）と**研磨用工具**（**表22**）を示す[57].　粒径の大きい研磨材を使用した工具が研削に，細かい研磨材を用いた工具が研磨や艶出しに使われている．

研磨材
polishing material

研磨用工具
polishing instrument

**表21　研削と研磨に使用する材料**

| | 素材 | 主な用途 | モース硬度 | 化学式 |
|---|---|---|---|---|
| ダイヤモンド粒子 | モース硬さ10．工業用ダイヤモンドで主に人工ダイヤモンドを利用する | セラミック補綴装置の形態修正，研磨 | 10 | C |
| カーボランダム | ダイヤモンドとシリコーンの中間的な性質をもつ | 金属補綴装置の形態修正 | 9〜10 | SiC |
| コランダム | 金属の研磨に用いる．磁鉄鉱，赤鉄鉱，スピネルなどが混ざる粒状の不純なコランダムをエメリー（emery）と呼ぶ | 金属，レジン補綴装置の形態修正 | 9 | $Al_2O_3$ |
| タングステンカーバイト | 硬質金属炭化物の粉末を焼結してつくられる | ポーセレン，金属，レジンの形態修正 | 8 | WC |
| 酸化鉄（Ⅲ） | 研磨用に用いられる酸化鉄（Ⅲ）はルージュ（rouge）とも呼ばれ，金属の艶出しに用いる | 金属の艶出し | 6 | $Fe_2O_3$ |
| 酸化クロム | 硬い金属の艶出し研磨に用いる | 金属の研磨・艶出し | 9 | $Cr_2O_3$ |
| 軽石粉 | 軟らかいため主に研磨に用いる | 金属やレジンの研磨 | 6 | |
| 酸化亜鉛 | 軟らかいため主に研磨に用いる | レジンの研磨 | 4 | ZnO |
| 珪藻土 | 軟らかいため主に研磨に用いる | レジンの研磨 | 1〜2.5 | |

**表22　研削・研磨用工具**

| | |
|---|---|
| ポイント | ダイヤモンドを金属やシリコーンゴムで埋めたものや研磨材をセラミックスで焼結したものなどがある．特にダイヤモンドを鉄，ステンレス鋼に電着固定したものがダイヤモンドポイントである．ダイヤモンドポイントは目詰まりを起こしやすいので，硬くて脆いものに限って使われる．また粒度の粗い炭化ケイ素（SiC）と粘土や長石を合わせたものをカーボランダムポイント，粒度の細かい炭化ケイ素（SiC）と合成ゴムやシリコーンゴムを合わせたものをシリコーンポイントという |
| サンドペーパー | シリカ，コランダム，エメリーなどの研磨材を，紙，布，プラスチックシートなどに接着させたものである．これを巻いて接着し回転切削器具で使用できるようにしたものをサンドペーパーコーンと呼ぶ |
| ホイール | カーボランダムなどの比較的粗くて硬い研磨材にセラミック粉末を混ぜて焼結したものや，ゴムと混合して円盤状に加硫成形したものなどがある |
| ディスク | ダイヤモンドを金属板に埋め込んだダイヤモンドディスクのほか，研磨材をセラミックスで焼結したもの，サンドペーパーをディスク状にしたサンドペーパーディスクなどがある |
| ブラシ | 円板に硬い毛を植えたもの．ペースト状の研磨材を補綴装置に付けて研磨を行う |
| バフホイール | 布や革，フェルトなどを重ねてホイール状に縫ったもので，油脂で固めた酸化鉄（Ⅲ）（ルージュ）や酸化クロムを擦り込んで艶出しに使用する |

鋳造や切削加工，築盛後の補綴装置では歯冠全体の研削と研磨を行わなければならないが，実際には技工室から作業模型とともに研磨仕上げされた補綴装置からとなる．そのため，補綴装置を試適し，チェアサイドにてわずかな形態修正と隣接面，咬合調整などの研削と研磨を行う．また，必要なら口腔内においても研削と研磨を行う．

補綴装置の材質は金属の高騰や審美性，アレルギーの問題から，コンポジットレジン系やセラミック系の材質が多くなってきた．そのため，補綴装置の材質に適合した研磨用工具や研磨材を用いる．材質ごとの研削・研磨方法の例を以下に示す．

## （1）金属

カーボランダム等で形態修正や調整（研削），粗研磨（サンドペーパー，シリコーンポイント〈茶〉）を行い，仕上げ研磨はシリコーンポイント（青）や研磨材（酸化クロムや酸化鉄を油脂で固めたルージュ）を用いることにより，最表層には結晶粒を示さない無構造な薄い層（ベイルビー層）が生成される[58]．

## （2）コンポジットレジン，CAD/CAM 用ハイブリッド型コンポジットレジン

ダイヤモンドポイントやカーボランダムで形態修正し，サンドペーパー，専用シリコーンポイントで平坦化し，専用の研磨材で研磨を行う．

## （3）陶材

陶材はグレージングにより最終仕上げが行われている．したがって，グレージングする前の状態（歯冠色陶材焼成後）で口腔内に試適し形態修正および咬合調整を行ってからグレージングしたほうが陶材表面の滑沢さや物性の向上がある．しかし，実際には最終仕上げされた補綴装置を調整研磨し口腔内に試適している．この場合には，ダイヤモンドポイントやカーボランダム等で形態修正し，サンドペーパー，陶材用シリコーンポイントで平滑化し，研磨材を用いて研磨を行う．

## （4）ジルコニア，二ケイ酸リチウム系セラミックス

ダイヤモンドポイントやアルミナを砥石したポイント等で形態修正し，それぞれ専用の器具を徐々に砥粒の細かいポイントで平滑化し，ダイヤモンド粉末を含むペースト状またはワックス状の研磨材をバフやブラシなどに付けて研磨を行う．

## 3）研削・研磨時に注意すべき点

さまざまな種類の材質による補綴装置がある．その材質の硬さなど特質を理解し，研磨工具，研磨方法および研磨材を選択する．また，金属は研磨作業中に発熱するので，断続的に冷却しながら研磨するよう心がける．口腔内に直接研削・研磨を行う場合には，コントラアングルに適したバーを用いて，周囲の軟組織の損傷や発熱に注意し慎重に研削・研磨する．

形態修正や粗研磨では，仕上げ研磨の削除量を考慮しないと隣在歯との接触関係や咬合接触関係に支障をきたすことがあるので注意する．

## 8. ブリッジの試適

### 1）試適の意義

　最終補綴装置の製作は間接法で行われている．そのため，製作過程において印象採得や咬合採得など技術的なことや，その材質や模型材，鋳造による変形が誤差を生じさせる可能性がある．また，咬合器の機構に制限があるため生体機構の再現にも限界がある．したがって，製作された最終補綴装置には口腔内で**試適**調整を行う必要がある．特にブリッジでは補綴範囲が大きいほど誤差が生じる可能性が高い．

試適
try-in
trial placement

### 2）試適の実際

#### （1）支台装置の点検

　**支台装置**の調整方法は基本的にクラウンと同様に，隣接面，マージンとフィニッシュラインの適合性，咬合調整，ほかに形や色調および豊隆などを検査する（**表23**）．内面などを調整しても支台装置間でがたつきがある場合，材質が金属であれば連結部（前歯部はポンティック部）で切断し，各支台歯での適合を検査し，良好であれば切断部を固定し，ろう付けを行う．

支台装置
retainer

**表23**　クラウン試適時の点検事項

1. 作業模型上での内面の気泡や突起がなく歯型との調和や研磨状態が適切であるか
2. 隣接歯間関係（接触強度や接触面積，接触位置）が適切であるか
3. クラウン辺縁と支台歯のフィニッシュラインが適合しているか
4. 咬頭嵌合位および下顎運動時での咬合接触関係と咬合誘導が適切であるか
5. 審美的要件（色調や形態）を満たしているか
6. 十分に研磨されているか

#### （2）ポンティックの点検

　**ポンティック**基底面形態により，顎堤粘膜面との接触面積が大きく変わる．ポンティック基底面形態に求められる要件として最も重要なのは清掃性である．顎堤粘膜面との接触面積が大きい形態ほど審美性や舌感が良いが，清掃性が悪くなる．鞍状型や有床型ポンティックでは可撤性ブリッジにすることでポンティック基底面の清掃が可能となる．固定性ブリッジにおいては，特にオベイト型やリッジラップ型ポンティックは基底面が粘膜を圧迫しているため，適合試験材より圧迫程度や接触面積を検査し，清掃状態の観察には仮着を行い検査する必要がある．

ポンティック
pontic

### （3）連結部の確認

支台装置とポンティックをつなぐ連結部はポンティックに生じる咬合力により大きな力が加わる．そのため，強度を高めるため可能なかぎり厚みを確保しなければならない．歯型可撤式作業模型を用いた場合，歯型の修正を行った際，支台歯周囲の辺縁歯肉に相当する部分を削除することにより歯間乳頭部の形態を損なうため，下部鼓形空隙と歯間乳頭との関係を点検する必要がある．下部鼓形空隙が小さいと清掃性が悪くなるため，歯間ブラシやフロスの使用ができるような形態にすることが大切である．シリコーンガム模型を使用することで適切な形態の連結部が製作される．

連結部
connector

シリコーンガム模型
definitive cast with
artificial gum
45頁，図96〜98参照．

60~64頁参照．

### （4）咬合接触関係の検査

咬合接触関係の検査および調整方法はクラウンの試適と同様に，咬頭嵌合位での咬合調整，次に下顎の滑走運動による咬合調整を行い，付与する咬合様式に調整する．

ブリッジは3歯以上であり，咬合採得時の咬合接触面積がクラウン製作に比べて少ない．そのため，咬合接触関係が咬合器上で適正に調節されても，口腔内に試適したときに咬合関係が高いことが多い．また，ブリッジの場合はポンティックを有していることにより支台歯に咬合力の負担が増加するので，咬合接触関係や側方運動時の負担軽減を考慮しなければならない．ポンティックにおいては咬頭嵌合位における適正な点接触咬合を付与し，咬頭傾斜も通常歯よりも小さくすることで支台歯に加わる側方力を軽減させる．

### （5）試適時の注意点

水平位の場合，誤飲・誤嚥の可能性があるためガーゼを咽頭前に置いたり，デンタルフロスをブリッジに結び付けたりする．誤飲・誤嚥に対する処置法は知っておく必要がある．

160

## 9. ブリッジの仮着

### 1）目的

　試適調整が終了した補綴装置は口腔内に装着を行う．しかし，調整した補綴装置はチェアサイドで試適を行っており，日常生活における形態や審美性，機能性については未知のままである．そこで，装着前に**仮着**を行うことで，試適時に行った点検事項を日常生活にて確認するだけでなく，周囲組織や顎関節への影響ならびに清掃性や自浄性を確認することができる．

　ブリッジは3歯からフルマウスまで補綴範囲がある．そのため，ポンティック基底面や連結部，さらに連結した支台装置部の清掃性や自浄性，顎関節への影響は仮着することで確認する．特に清掃性に関しては装着すると調整ができなくなるため，ブリッジは仮着が必要である．また，仮着後，脱離している支台装置が認められたときにはその支台装置への過剰な負担が考えられるため，咬合調整が必要となる．

　プロビジョナルレストレーションが長期間となる場合には，最終補綴装置と材質の違いから歯髄刺激や咬合時の感覚の違いが生じることを説明する．

　仮着後のチェックすべき項目については220頁，**表1**「術後管理に行うべき検査項目」を参照．

仮着
provisional cementation

### 2）仮着の注意点

　仮着は，口腔内で機能しているときには脱離せず，撤去したいときには容易に外せることが望ましい．仮着および撤去時にはブリッジの連結部にデンタルフロスを結んでおくと，誤飲・誤嚥の防止だけではなく，仮着・装着時の連結部およびポンティック基底面部の余剰なセメントを除去するのに有効である．

　試適調整した補綴装置は，撤去するためのリムーバルノブ（撤去用突起）が付与してあるが，辺縁歯肉の圧迫や必要以上に大きい場合には仮着前に調整が必要である．

　余剰セメントの除去は，探針やデンタルフロスを用いて行うが，ポンティック基底面や連結部はスーパーフロスが有効的である．超音波スケーラーを用いる場合には，硬化したセメントも破壊する可能性があるので慎重に除去する．

　仮着中はリムーバルノブについての説明や粘着物の食事，脱離したときの注意点について患者に指示する必要がある．

　仮着後の撤去は，リムーバルノブや連結部にリムーバーを用いて撤去するが，着脱方向を考慮し，補綴範囲が大きい場合には1カ所ではなく前後左右のポイントにリムーバーを用いて徐々に撤去する．特に連結部にリムーバーを用いるときは粘膜を傷つけないように配慮する．支台歯および支台装置に付着した仮着材は必ず除去する．また，支台歯に仮着材が残留していると最終装着に影響を与えるので注意する．超音波スケーラーを用いる場合には，支台歯への刺激やフィニッシュラインを破壊する可能性があるので注意する．

### 3）仮着材の性質

仮着用セメントは補綴装置を仮着期間に一時的に接着しておくものであり，合着用セメントとは異なる．その要件を表24に示す．

### 4）仮着用セメントの種類

仮着材の種類を表25に示す．仮着用のセメントの選択要因として，被膜厚さ，圧縮強さや接着強さなどを考慮する[60]（図126〜130）．

最終補綴装置はプロビジョナルレストレーションより適合性が高いため，流動性や被膜厚さの小さい仮着材を用いるが，補綴範囲が大きく，咬合関係を是正したブリッジなど仮着期間を長くする場合には硬めの仮着材を選択する．また，ユージノール系の仮着用セメントはレジン系セメントの接着阻害の可能性があるため使用しないことが望ましい．

表24 仮着用セメントの要件（文献59より改変）

1. 歯髄を保護する
2. 辺縁封鎖性に優れ，崩壊しにくい
3. 補綴装置の撤去が容易である
4. 支台歯面に付着した仮着材の除去が容易である
5. 一定期間，補綴装置が離脱しない接着力を有する
6. 支台歯を汚染・変性させずに合着材や接着材の接着力を阻害しない

表25 仮着用セメントの種類

| 種類 | 主成分 |
|---|---|
| ユージノール系セメント（図126） | 酸化亜鉛，ユージノール |
| 非ユージノール系セメント（図127） | 酸化亜鉛，ロジン，ラウリン酸 |
| カルボキシレート系セメント（図128） | 酸化亜鉛，ポリアクリル酸 粉末の中にHY材（タンニンフッ化物合材）含有 |
| グラスアイオノマー系セメント（図129） | アルミノシリケートガラス，ポリアクリル酸 |
| レジン系仮着材（図130） | ポリメチルメタクリレー（PMMA），メチルメタクリレート（MMA） |

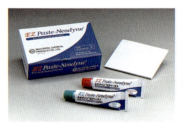

図126 ユージノール系セメント

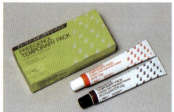

図127 非ユージノール系セメント

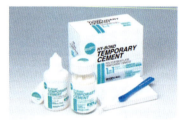

図128 カルボキシレート系セメント

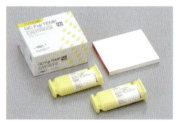

図129 グラスアイオノマー系セメント

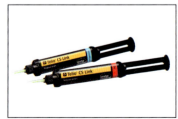

図130 レジン系仮着材
（写真出典：Ivoclar Vivadent）

（小見山 道，若見 昌信）

## 10. 口腔内情報の記録

### 1）色調選択と伝達

　補綴装置により審美性を回復する場合には，装着する患者の個性も考慮する必要がある．審美性の回復，改善には，歯列の形態や色調を調和させることが重要である．そのため形態や色調選択には，補綴装置で回復を行う部位の隣在歯および反対側同名歯を参考とすることが多い．この際に問題となるのは，術者が色調，形態を選択する際に選択エラーを起こすことがあるという点である．さらに，選択した情報を，歯科技工担当者に伝える際に生じる伝達エラーも問題となる．これらのエラーを極力減少させることが，審美性の回復に大きく影響する．

　一方，患者の満足度を左右する要件として，歯に対する関心の程度も重要な因子となる．口腔周囲の審美に対する意識調査[61] で，歯の色調や歯並び，装着している補綴装置などの金属色に高い関心を示すことが知られている（**図131**）．なかでも色調に対する関心はひときわ高く，周囲から見て気にならない程度の色調の違いであっても，本人はコンプレックスと感じている場合もある．

　色調に対する概念，歯冠色の測色法，色調の数値化の概念および的確な伝達方法を理解することが，高い審美性を備えた補綴装置の製作につながることとなる．

色調
shade

色調選択
tooth color selection,
shade selection

### 2）色調の評価

　歯の色調評価方法には，大きく分けて，比色法と器械測色法の2つがある．比色法には目標歯に対して，色見本となるシェードガイドを用いて術者の目により評価する「視感比色法」と，カメラでシェードガイドと歯を一緒に撮影することにより，画像データの補正を行ったうえで色調を選択する「器械比色法」が挙げられる．器械測色法は，測色計の種類により，「分光測色計」と「光電色彩計」に分けられる（**図132**）．

#### （1）色調選択法
##### ①視感比色法

　視感比色法はその名のとおり，目で視て，感じて，色調を比べて判断する方法である．一般的には色見本を用いて行われ，歯科臨床ではシェードガイド（**図133**）を使用する．視感比色法で色調選択を行う際には，色調選択の条件と限界について理解しておかなければならない．色調選択を行う際の条件としては，正午過ぎの，北側の窓から射し込む光を光源とするのが望ましいとされている．しかし，実際にはこの条件と異なる環境で色調選択を行う場合が多い．そのために，同一光源で色調選択を行うための機器を利用する方法もある（**図134**）．

　視感比色法は術者の主観，経験，色彩感覚および，周囲環境に左右されやすい．光源の種類や，背景の色によっても色調の感じ方は影響される（メタメリズム）．また，シェードガイドが表現しきれない天然歯の色調も存在する[62]．このような問題を解決するためには，歯科技工担当者が色調選択の場に立ち会うことも必要である．

##### ②器械測色法

　器械測色法に用いられる測色装置は，分光測色計と光電色彩計（三刺激値直読方

式）に大別される．**LED** を用いたハンディタイプの歯科用分光測色計（図 135）では，コンピュータ画面上で測定対象歯の歯頸部，中央部，切縁部および近遠心部の色彩学的情報が表示され，色調選択の具体的な情報が提供されるシステムとなっている（図 136）．

LED
light emitting diode

### （2）色を数値化することの意義

1905 年に **Munsell** が色票を目で見比べて行う表現方法を開発し，色を数値化するという概念がスタートした．

マンセル
Munsell

また，光や色に関してさまざまな取り決めを行う機関である，**国際照明委員会**（**CIE**）が組織され，色を数値で表す方法として 1931 年に XYZ 表色系が，1976 年には L*a*b* 表色系が制定された．

国際照明委員会
CIE
Commission Internationale
de l'Eclairage

色を数値化する利点としては，確実に情報が伝達でき，色調を客観的に評価できることが挙げられる．

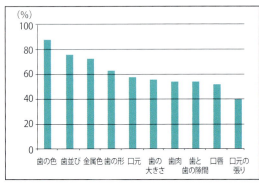

図 131　口腔周囲に関する審美に対する意識調査
気になると答えた比率（文献 61 を改変）

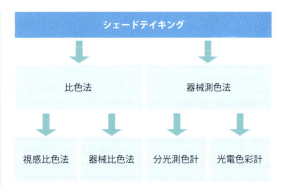

図 132　歯の色調評価方法

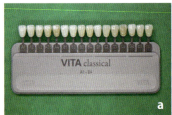
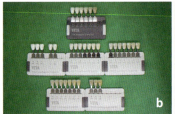
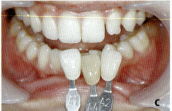

図 133　シェードガイド
a：VITA classical，b：VITA Linearguide 3D-MASTER，c：シェードガイドを用いた色調選択

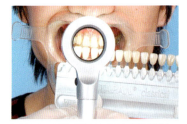
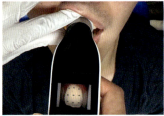
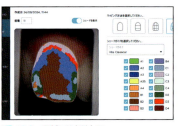

図 134　LED 光源の下での色調選択　　図 135　歯科用分光測色計　　図 136　測色分析結果

## （3）色調の表現法

### ①マンセル表色系

**色相**（赤，青，黄を区別する色合い），**明度**（色相に関係なく比較できる明るさ），**彩度**（色相や明度とはまた別に鮮やかさの度合いを示す性質）の色の三属性を基準に構成される色立体をなす表色系（図137）である．番号や記号で分類された色票を使い，物体の色と色票を見比べて色を表現するのが特徴である．

色相 hue
明度 value
彩度 chroma

### ② XYZ 表色系

現在，CIE 標準表色系として各表色系の基礎となっているのが，XYZ 表色系である．光の三原色（R＝赤，G＝緑，B＝青紫）の加法混色の原理に基づいて発展したもので，色度図を使って XYZ の3つの値で表す（図138）．

### ③ L*a*b* 表色系

L*a*b* 表色系は，現在あらゆる分野で最も使用されている表色系である．

L* は明度を，a*，b* は色相と彩度を表している．a* は＋が赤，－が緑，b* は＋が黄，－が青を示している．数値が大きくなるにしたがって鮮やかな色になり，中心に近づくに従ってくすんだ色となる（図139）．

2つの物体の色の差である色差（ΔE）は L*，a*，b* の差 ΔL*，Δa*，Δb* で求められる．$\Delta E = \{(\Delta L^*)^2 + (\Delta a^*)^2 + (\Delta b^*)^2\}^{1/2}$

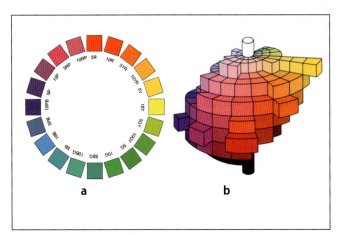

図137　マンセル表色系 [63)]
a：マンセル色相環，b：マンセル色立体構造図

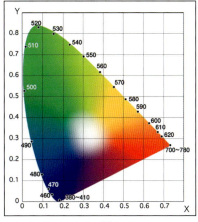

図138　XYZ 表色系 [64)]

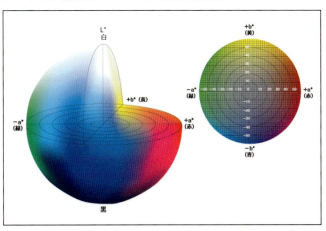

図139　L*a*b* 表色系 [65)]

### 3）歯の位置および形態の記録

#### （1）研究用模型

　研究用模型は歯列の形態情報を立体的に表すことから，クラウンブリッジの治療計画の立案，決定に対し，重要な役割を担っている．研究用模型を使用することにより，支台歯の位置や角度，歯冠高径や幅径，残存歯質の程度，ブリッジにおける支台歯の平行性，歯の咬耗状態，上下顎の歯列弓の形態，硬口蓋の高さ，欠損部顎堤の状態等を分析することができる．

　研究用模型を咬合器に装着した状態では，偏心運動時のガイド設定，口腔内では確認できない舌側からの咬合接触状態などが追加情報として得られるので，より緻密な治療計画を立案するうえで役立つ．さらに，研究用模型を複製し，診断用のワックスパターン形成，挺出歯の削合，支台歯形成といった治療シミュレーションを行うことができる（**図 140, 141**）．

#### （2）口腔内写真

　咬頭嵌合位での正面観，左右側方面観，上下顎の咬合面観の5枚法撮影が一般的であるが，偏心運動時の咬合接触状態，関心領域の拡大写真，さらには必要に応じて顔貌写真を撮影する．研究用模型で三次元的な情報を得ることができるのに対し，口腔内写真からは，色調の情報が得られる（**図 142**）．

　このようにして得られた写真情報は治療計画立案，治療方針説明のみならず，経過を追った治療記録となる．

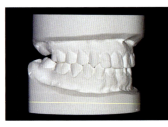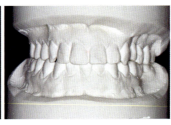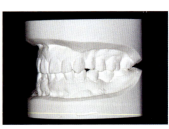

図 140　研究用模型

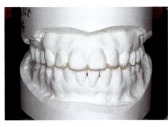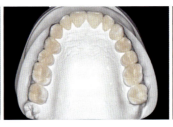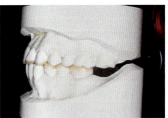

図 141　診断用ワックスパターン形成

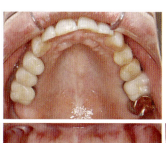
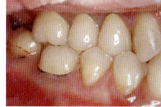
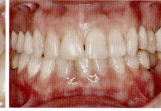
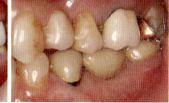
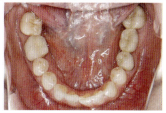

図142　口腔内写真（5枚法）

### 4）歯科技工担当者への情報伝達

　口腔内情報を歯科技工担当者へ正確に伝達することは，クラウンブリッジを用いた修復を行ううえで重要である．具体的には，口腔内の特記事項や補綴装置の設計内容について図を交えて示す必要がある．また，補綴装置の製作時に参考となる歯や歯肉の形態情報として作業用模型や研究用模型，プロビジョナルレストレーションの研究用模型を添付したり，偏心運動時のガイドの情報としてバイトレコードやチェックバイト，フェイスボウなども提示する．さらに色調選択に関する情報は必要不可欠であるので，審美性を重視する症例では口腔内写真を添付する．従来，シェードガイドを用いた視感比色法で，術者が隣在歯などの色調を選択して技工指示書に記入する方法が用いられてきた（図143）．現在ではデジタルカメラで撮影した口腔内写真データを歯科技工担当者へ伝達することができる．この場合，口腔内での色調と，モニター上での色調を調整するため，画像補正用カラーチャートを同時に撮影することが望ましい（図144）．

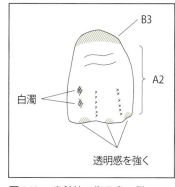

図143　歯科技工指示書の例

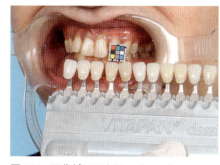

図144　画像補正用カラーチャート

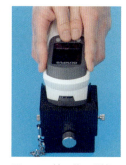

図145　技工物の測色

また，歯科技工担当者へ情報伝達を行う際に伝達エラーを避ける手段として，器械測色法がある．特に審美性の要求が高い部位では，口腔内での測色に加え補綴装置を歯科技工担当者が測色する（図145）ことで，色差を客観的に評価することができる．さらに，口腔内試適時に目標となる反対側同名歯との実際の色差も確認できるので，審美性を客観的に捉えることの意義は大きい（図146）．

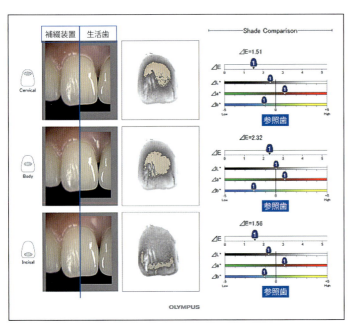

図146　器械測色法による色差確認例
1⏌に行った補綴装置の測色
補綴装置と反対側同名歯の張り合わせ画像と歯頸部，中央部，切端部に分けた色差確認．色差がいずれも3未満と良好な数値を示している．

（岩佐 文則）

section **4**

# ブリッジによる補綴処置

## 接着ブリッジ | **6**

### 一般目標

1. 歯質欠損の少ない支台歯に対する固定性補綴の臨床的意義と方法を理解する.
2. 部分被覆冠の種類と特徴を理解する.

### 到達目標

1. 接着ブリッジの意義と特徴を説明できる.
2. 接着ブリッジの適応症と禁忌症を説明できる.
3. 接着ブリッジの利点と欠点を説明できる.
4. 接着ブリッジの支台歯形態と形成について説明できる.
5. 接着ブリッジの装着システムと装着方法について説明できる.

## 1. 概説

### 1）臨床的意義

　接着ブリッジと他のブリッジの基本的相違は，歯の削除量と装着システムである．接着ブリッジ支台歯形成の最大の特徴は，歯質削除を原則としてエナメル質の範囲内とし，健全歯質を可及的に残すことである．一方，歯質の削除が少ない場合，支台装置の強度と保持形態が他の被覆冠に比して不十分となる．したがって，歯質，支台装置ともに接着のための表面処理を施したうえでの装着が不可欠となる．これらの条件を踏まえたうえで装着された接着ブリッジは，健全歯質に対する侵襲を最小限とした固定性補綴装置と位置づけることができる．

接着ブリッジ
resin-bonded fixed partial denture,
resin-bonded prosthesis,
resin-bonded fixed dental prosthesis

### 2）適応症と禁忌症

　接着ブリッジの適応症，禁忌症および禁忌である理由を**表1**に示す[66]．接着ブリッジは中間欠損への適用が原則であり，支台歯に健全エナメル質が確保されている必要がある．このことは齲蝕罹患傾向が低い口腔環境であることと一致する．エナメル質と象牙質を比較すると，前者のほうが被着体としての強度が高く，接着界面の劣化も少ないことから接着に有利である．

### 3）利点と欠点

　接着ブリッジの利点としては，歯質削除量が少なく，麻酔の必要性も低いため，患者に受け入れられやすい処置であることが挙げられる．さらに，健全歯質が可及的に保存された状態でブリッジが装着されているため，二次的処置への対処が容易である．接着ブリッジを他のブリッジと比較した場合の利点と欠点を**表2**に示す．

　一方，3ユニットの接着ブリッジ，単独インプラント補綴装置および1歯欠損の可撤性部分床義歯（いわゆる1本義歯）を比較すると**表3**のようになる．

## 2. 支台歯形成

### 1）前歯支台歯形態と形成

　前歯接着ブリッジと被覆冠支台装置の比較を**表4**に示す．接着ブリッジでは，欠損部位，咬合，歯の骨植，平行測定の結果などをもとに形成のデザインと範囲を決定する．すべての症例において，齲蝕が存在しない限り，形成を可及的にエナメル質の範囲内とできるようフィニッシュライン（形成限界線）を設定し，削除範囲と削除量を決定する．

#### （1）形成を行わない支台歯

　下顎前歯の舌側は咬合接触がないため，切縁を被覆しない範囲においては支台歯形成を行うことなく**支台装置**を装着できる[67]．歯頸部付近は歯石が沈着しやすく，オーバーカントゥアになる傾向があり，金属での被覆範囲と**豊隆**に配慮が必要である（**図1，2**）．

支台装置
retainer

豊隆
contour

170

表1　接着ブリッジの適応症，禁忌症および禁忌である理由 [68]

| 適応症 | 禁忌症 | 禁忌である理由 |
|---|---|---|
| 両支台歯に健全エナメル質が多い | 上顎舌側面の咬耗が顕著である歯列 | 象牙質への接着耐久性が低い |
| 齲蝕罹患傾向が低い | 咬合が緊密である歯列 | 支台装置の厚さが確保しにくい |
| 支台歯の骨植が良好 | 動揺が顕著である支台歯 | 接着材に剥離力が加わる |
| インプラントの適用が困難 | 広い歯間空隙がある歯列 | 金属が外観に触れる |
| 外傷，先天的要因による少数歯欠損 | エナメル質の接着面積が少ない歯 | 接着界面の強度が確保しにくい |
|  | コンポジットレジン修復がある支台歯 | レジン硬化物は接着が難しい |

表2　接着ブリッジを他のブリッジと比較した場合の利点と欠点

| 利点 | 欠点 |
|---|---|
| 歯質削除量が少ない | 保持力が小さい |
| 形成時に局所麻酔が不要 | 支台装置の強度が確保しにくい |
| 支台歯隣接面，機能咬頭などを保護できる | ブリッジの変形および脱離の危険性がある |
| 装着以外の術式は容易である | 接着システムに対する知識が必要である |
| 歯周組織への影響が少ない | 接着面処理と装着に技術を要する |
| 歯質保存的再治療が可能である |  |

表3　接着ブリッジ，インプラント補綴装置および可撤性部分床義歯の比較

|  | 接着ブリッジ | インプラント補綴装置 | 可撤性部分床義歯 |
|---|---|---|---|
| 歯質削除 | 支台装置 | 隣在歯は削除なし | レストシート，ガイドプレーンなど |
| 欠損部への処置 | 少ない | 植立に関わる手術 | 少ない |
| 咬合負担 | 歯根膜 | 顎骨 | 粘膜が主で歯根膜が従 |
| 審美的因子 | 連結部に金属あり | 歯頸部付近で配慮が必要 | クラスプと義歯床が存在 |
| その他 | エナメル質に接着 | 十分な骨量が必要 | 清掃は容易だが，装着感不良 |

表4　前歯生活歯に用いられる支台装置の比較

|  |  | 前装冠 | 3/4冠 | ピンレッジ | 接着ブリッジの支台装置 |
|---|---|---|---|---|---|
| 歯の削除 |  | かなり多い | 中等度 | 少ないがホールあり | 少ないが，設計に配慮が必要 |
| 局所麻酔 |  | 必要 | 必要 | 必要 | 通常は不要 |
| 暫間被覆冠 |  | 必要 | 必要 | 必要 | 必要だが，症例により不要 |
| 装着前の処理 | 支台歯 | 清拭 | 清拭 | 清拭 | エナメル質のリン酸エッチング |
|  | 鋳造体 | 清拭 | 清拭 | 清拭 | アルミナブラスト＋プライマー塗布 |
| 装着材料 |  | 各種 | 各種 | 各種 | 接着機能をもつレジン系装着材料 |
| 装着技術 |  | 簡便 | 簡便 | 簡便 | 習熟が必要 |
| 外観 |  | 自然感あり | 不良 | 3/4冠より良好 | 金属が外観に触れる可能性あり |

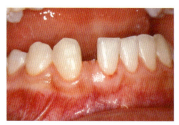
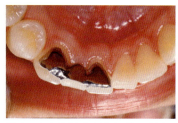

図1　16歳，女性．|2先天欠損症例

図2　支台歯形成を行わず，舌側面に接着ブリッジを装着

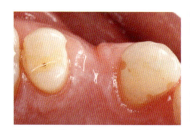
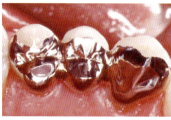
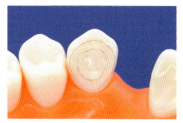

図3　52歳，男性．|4欠損症例
|3は3カ所に隣接面溝を形成，
|5は隣接面，咬合面および舌側を形成

図4　タイプ4金合金製接着ブリッジを装着した状態

図5　|3のドーナツ型（リング型，O字型）形成

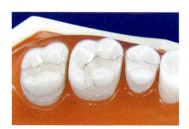
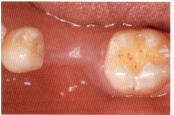
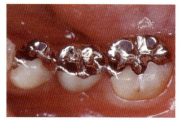

図6　|5，|7のD字型支台歯形成
|5は遠心側，|76は近心側に欠損があると仮定した場合の形成

図7　27歳，男性．慢性根尖性歯周炎の継発で歯根破折に至り，|6が抜歯となった症例
|7は中心溝，舌側面および舌側面溝を形成

図8　金銀パラジウム合金製接着ブリッジを装着した状態

### （2）前歯基底結節付近のホール形成

下顎犬歯の舌側面は対合歯との咬合接触がない[68]．基底結節付近にホールを形成すると，支台装置の維持と装着時の位置決めに有効である．　　　　176頁，図12〜14参照．

### （3）上顎前歯の隣接面溝形成

上顎前歯舌側面は対合歯との咬合接触がある[69]．ピンレッジ，3/4クラウンに似た形成となるが，歯質削除が可及的にエナメル質の範囲内であることを目指す（**図3, 4**）．

### （4）上顎犬歯のドーナツ型（リング型，O字型）形成

咬合接触が犬歯誘導である患者は多い．したがって，犬歯を支台歯とする場合，少なくとも咬頭嵌合位と前方位において咬合接触が確保されるよう，円形に近い形成を行うことがある（**図5**）．症例によっては，中心舌側面隆線が発達しているためその部位は可及的に残し，支台装置がU字型となるよう形成することもある．

## 2）臼歯支台歯形態と形成

　臼歯の場合は前装冠とともに全部金属冠，部分被覆冠としては 4/5 冠とアンレーが比較の対象となるが，**表4**の記載事項に大きな変更はない．臼歯は基本的に咬合接触が3点接触（ABC コンタクト）（142頁，**図66**）となるため，大多数の症例で支台歯形成が必要である．臼歯接着ブリッジ支台装置と MOD インレー，4/5 冠などとの相違は，欠損側以外の隣接面に齲蝕がない場合，その部位は形成を行わず，接触点を残すことである．また，機能咬頭（中心支持咬頭）は削除することなく，咬頭嵌合位での接触関係を保全する．

### （1）小臼歯における中心溝と舌側面を連ねるD字型形成

　中心溝を近遠心的にエナメル質の範囲内で形成する．舌側もエナメル質の範囲内で形成するが，研究診断用模型上でサベイヤーを使用し，形成で減じられた豊隆の部分に装着される支台装置の厚さ 1 mm 強を考慮し，結果的に過度なオーバーカントゥアとならないように設計に注意する（**図3, 4, 6**）．

### （2）大臼歯における中心溝，舌側面溝および舌側面の形成

　大臼歯においては，中心溝と舌側面に加えて舌側面溝にも形成を施し，支台装置の強度を確保する（**図6～8**）[70]．

## 3. 製作法

### 1）接着ブリッジの製作に用いられる合金

　接着ブリッジに適用できる合金を**表5**に示す．適合性，接着性能，咬合管理への対応などを総合的に判断すると，金銀パラジウム合金での製作が推奨される．

### 2）装置の製作

　ブリッジの製作は通法に従うが，支台装置の原型は変形しやすいため，ワックスパターン形成ではワックスとパターンレジンを併用する．硬化熱処理が可能な合金を使用した場合，支台装置の変形を防止する目的で，必ず硬化熱処理を行う．試適後に接着面の処理を行うため，歯科技工士が診療室へ接着ブリッジを納品する際，試適後の処理が必要であることを確認しておく．

### 3）支台装置の形態

　支台歯形成は口腔内環境を考慮した保持形態の付与が必要であることが多いが，支台装置装着後の外観は辺縁部の位置によって規定される．前歯部において

表5　接着ブリッジの製作に用いられる合金

| 合金 | 接着ブリッジ用合金としての特徴 |
| --- | --- |
| 金銀パラジウム合金 | 硬化熱処理可，銅含有量が多い合金を推奨，健康保険適用 |
| タイプ4金合金 | 硬化熱処理可，貴金属合金のなかでは高強度 |
| Co-Cr 合金 | 高強度，陶材焼付可能な組成あり，咬合調整が困難 |
| Ti-6Al-7Nb 合金 | 高強度，プライマーの処理効果が Co-Cr に比して劣る |

は，金属の被覆範囲はピンレッジに近い．一方，臼歯部では形成部位と同じくD字型の外観となることが多い（図6）．

## 4. 接着面処理と装着操作

### 1）支台装置の接着面処理

接着ブリッジ装着までの表面処理と接着の流れを図9，10に示す．接着ブリッジが技工室から診療室へ届けられる際には，作業用模型上に装着されている．診療室では，ブリッジを清拭してから支台歯への試適を行う．適合の確認，咬合調整終了後の仕上げ研磨までは通法通りに行うが，この時点では，金属の接着面には唾液成分，ハンドピースから飛散したオイル，水分などが付着している可能性が高い．したがって，試適後，装着直前に技工用**ブラスター**で支台装置接着面に**アルミナ**（**酸化アルミニウム**，$Al_2O_3$）砥粒を噴射する．この処理は**ブラスト処理**（アルミナブラスト処理）と呼ばれ，①接着面の機械的清掃と，②微視的な接着面積の増加による機械的維持の向上が目的である．

さらに，合金の種類に応じた金属接着プライマーを塗布して支台装置側の接着面処理を終える．ブリッジが金銀パラジウム合金を含め貴金属合金製である場合，有機硫黄化合物（チオン，チオール，ジスルフィドなど）である機能性モノマーを含むプライマーを使用する．

一方，ブリッジが非貴金属合金製である場合，酸性化合物（リン酸エステル，ホスホン酸，カルボン酸など）である**接着機能性モノマー**を含むプライマーを使用する．エナメル質および金属の接着に有効な化合物を，表6と図11に示す．

### 2）支台歯の接着面処理

プロビジョナルレストレーションを使用していた場合，支台歯表面から仮着材を機械的に除去する．仮着用カルボキシレートセメントは注水下，ブラシコーンを使用することで除去できる．なお，フッ素化合物を含まない研削材をブラシコーンと併用してもよい．清掃後，ラバーダムを装着できる症例では装着し，支台歯接着面に37〜40％のリン酸ゲルを塗布して30〜60秒間のエナメルエッチング（酸処理）を行い，十分水洗して乾燥する．エナメル質接着のための**プライマー**あるいは**ボンディング材**が指定されている場合，歯面に塗布する（図9, 10）．

| | |
|---|---|
| ブラスター | airborne-particle abrader |
| アルミナ | alumina |
| 酸化アルミニウム | aluminum oxide |
| ブラスト処理 | airborne-particle abrasion, air-borne particle abrasion |
| 接着機能性モノマー | adhesive functional monomer |
| プライマー | primer |
| ボンディング材 | bonding agent |

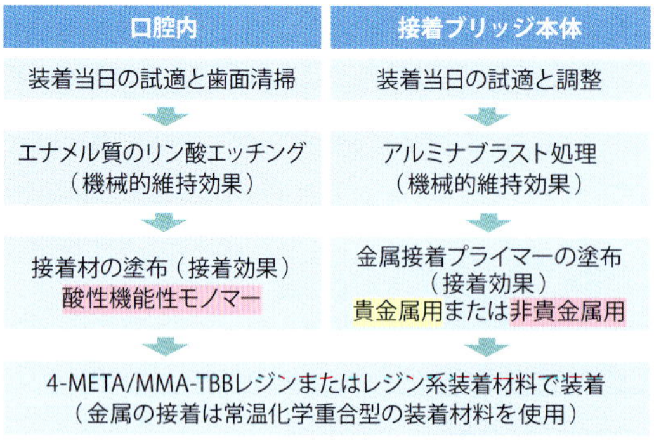

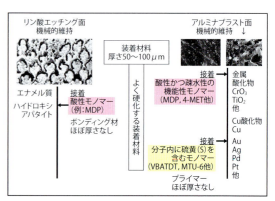

図9　接着ブリッジの試適から装着までの流れ

図10　機械的維持と化学的接着による接着ブリッジの装着

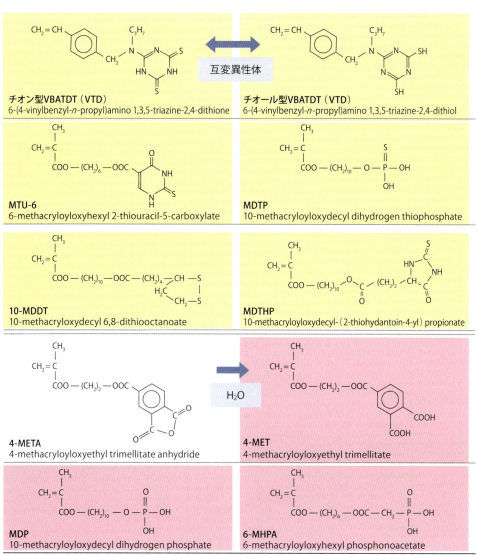

図11 接着機能性モノマーの名称，略号および構造式

### 3）装着材料と装着操作

接着ブリッジの試適から装着までの流れを，図9，10，図12〜17に示す[71]．接着ブリッジは金属製の支台装置を歯に接着するため，光重合型装着材料の使用は推奨されていない．**装着材料**の代表例はアクリル系の 4-META/MMA-TBB レジン（スーパーボンド）であり，**筆積み法**で装着操作を行う．液剤成分中の 4-META（図11）は本来中性化合物であるが，**メタクリル酸メチル（MMA）**溶液中で微量の水分と反応し，接着材料として使用される際には，酸性の 4-MET に変化していることが明らかにされている．重合開始剤としては，**トリ-n-ブチルホウ素（TBB）**の部分酸化物を用いる．

4-MET は**酸性機能性モノマー**であり，エナメル質と非貴金属に接着性能を示す．したがって，歯質に筆で塗布されたモノマー-キャタリスト混和液は 4-MET（元 4-META）を含み，ボンディング材と装着材料双方の機能を有する．粉末成

装着材料
luting agent

筆積み法
brush-dip technique

メタクリル酸メチル
MMA
methyl methacrylate

トリ-n-ブチルホウ素
TBB
tri-n-butylborane

酸性機能性モノマー
acidic functional monomer

分はPMMAが主成分であるが，オペークの粉末（白色）を使用すると，金属色が歯質を透過する現象を抑制できる．硬化に際し，餅状，ゴム状，固形物と変化するため，硬いゴム状となった段階で，余剰レジンを除去する．

一般に，レジン系装着材料は光‐化学重合型の製品が多い．一方，オペーク効果が強く，常温化学重合を主とする材料（パナビアV5オペークなど）も市販されており，この種の材料は接着ブリッジの装着に使用できる．パナビアはプライマー中に酸性機能性モノマーMDP（**図11**）を含むため，エナメル質への接着が可能である．

**表6** 各種被着体に対して有効な接着機能性モノマーの例

| 被着体 | 化合物一般名 | 官能基名 | 官能基構造式 | 接着機能性モノマーの例 |
|---|---|---|---|---|
| 貴金属合金 | チオン | チオキソ基 | =S | MTU-6，チオン型VBATDT（VTD），MDTP，MDTHP |
|  | チオール | メルカプト基 | -SH | チオール型VBATDT（VTD） |
|  | ジスルフィド | ジスルフィド基 | -S-S- | 10-MDDT |
| 非貴金属合金 | 芳香族カルボン酸 | カルボキシル基 | -COOH | 4-MET |
|  | ホスホン酸 | ホスホニル基 | -P(=O)(OH)$_2$ | 6-MHPA |
| ジルコニア | リン酸エステル | ホスホリル基 | -OP(=O)(OH)$_2$ | MDP |
| エナメル質 | 主成分がハイドロキシアパタイトであるため，非貴金属合金に有効なモノマーとほぼ同じ化合物が有効 | | | |

各モノマーの構造式は**図11**を参照．

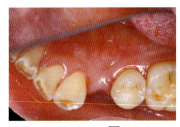

図12　61歳，男性．|4欠損症例

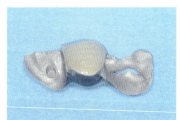

図13　試適後にアルミナブラスト処理を終えた支台装置の接着面

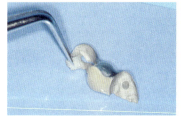

図14　金属接着プライマーの塗布

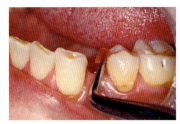

図15　支台歯エナメル質のリン酸ゲルによるエッチング

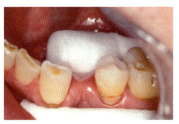

図16　ボンディング材塗布前の簡易防湿

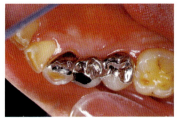

図17　装着直後の接着ブリッジと辺縁部に少量付着したオペーク色の装着材料

（松村 英雄，小泉 寛恭，小峰　太）

section **4**

# ブリッジによる補綴処置

## ポストクラウン（歯冠継続歯）と エンドクラウン | **7**

### 一般目標

1. ポストクラウン（歯冠継続歯）の支台歯形態を理解し，歯の切削術式を学習するとともに，製作方法，また，装着方法などの臨床術式を学習する．

2. エンドクラウンの形態を理解し，歯の切削術式を学習するとともに，製作方法，また，装着方法などの臨床術式を学習する．

### 到達目標

1. ポストクラウン（歯冠継続歯）の特徴と，適応症を説明できる．

2. エンドクラウンの特徴と，適応症を説明できる．

# 1. ポストクラウン（歯冠継続歯）

## 1）定義

**ポストクラウン**（**歯冠継続歯**）とは歯冠部とポスト部が一体となった全部歯冠補綴装置である．歯冠部歯質の崩壊が著しく，フェルールが失われている失活歯でクリアランス不足の場合[72]に選択される．なお，歯根破折等が多く，現在は保険診療の対象外となっている．

ポストクラウン，歯冠継続歯
post-and-core crown,
post-core crown

## 2）設計

支台歯形態は歯根内面に形成される内側性のポスト孔部分と歯冠部を形成する外側性の部分から構成される（図1）．支台築造形成におけるポスト部の維持と抵抗，着脱性を得るとともにクラウン形成における帯環効果ならびに適合性の獲得，辺縁歯肉や審美性も配慮した設計が必要である．具体的には，審美性を考慮し，唇側の支台歯辺縁部は歯肉縁下とする．咬合力に対応するために口蓋側・舌側にハーフバンド（半帯環）を設定するとともに補助的窩洞（回転防止溝）を付与することで補綴装置の回転を抑制する（図2）．また，歯根の傾きは，ポストクラウンで修復された歯の破折に影響する[73]．そのため，支台歯にかかる負荷の方向を歯軸方向に平行にすることと，ポストクラウンの大きさを可及的に小さくすることが長期的な予後を得るために必要である[74]．なお，歯軸方向と大きく異なるポストコアクラウンを入れる場合はファイバーポスト併用のレジンポストクラウンが望ましい[73]．

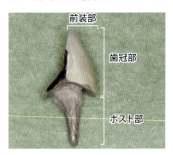

図1　ポストクラウンの形態

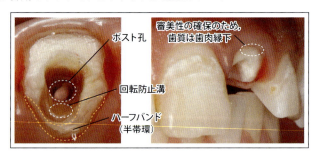

図2　ポストクラウンの支台歯形態

## 3）使用材料における分類

### （1）金属を用いたポストクラウン

金属を用いたポストクラウンはレジン前装ポストクラウンと陶材焼付ポストクラウンの2種類が存在する．

メタルポストコア修復された歯根破折に影響を与える2つの要因は，フェルールの有無と残存歯質の厚みである[75]．適切な窩洞形成がなされていない場合，鋳造体の変形によりポスト部に応力が集中し，歯根破折のリスクが高まる．

### （2）セラミックスを用いたポストクラウン

ジルコニアポストコアクラウンは，CAD/CAMを用いてモノブロックを削り出すことで，製作時に変形がなく，応力集中による歯根破折の頻度も低減できる．二ケイ酸リチウムをプレス成型して製作されたポストクラウンも存在する．適度に摩耗し，ジルコニアに比べ，咬合調整がしやすいことから，対合歯が天然歯である場合に頻用される．

## （3）レジンを用いたポストクラウン

　CAD/CAM によるレジンブロックの削りだしによる製作法とレジンを築盛する製作法がある．後者においてはポストを併用することが多い．併用されるポストの素材として，グラスファイバー（ガラス繊維），カーボンファイバー（炭素繊維），ステンレス鋼，チタンなどが挙げられる．

　ファイバーポストを併用したレジンポストコアクラウンは，象牙質と同等の弾性係数をもち，短いポストでも必要な負荷に耐えることができることから，脆い歯質を修復する治療法として有用である．なお，下顎小臼歯における glass-fiber post 併用のポストクラウンでは繰り返し荷重による破壊強度と歯質破折のパターンに影響しないことが報告されている[73]．

（越智 守生）

## 2. エンドクラウン

### 1）臨床的意義

　**エンドクラウン**は，歯冠と築造体が一体化した非金属材料の歯冠補綴装置である[76]．歯冠崩壊の著しい失活臼歯に対して，支台築造をすることなく装着される．元来，歯冠部および歯肉辺縁部における金属色の透過を回避するために，メタルコアを支台とするオールセラミッククラウンの代替として考案された．本法には審美的な利点に加え，治療期間の短縮や歯質切削量の減少，ポスト窩洞形成時に偶発する根管壁穿孔の回避などの長所が挙げられる．

エンドクラウン
one-piece
endodontic crown,
endocrown（slang）

　エンドクラウンの臨床成績は，咬合圧に耐えうる非金属材料の開発や，CAD/CAM 機器の加工精度の向上，歯質への接着技術の発展に伴い改善しており，近年では失活臼歯のメタルフリー修復オプションの一つとして定着しつつある．エンドクラウンの中長期的な臨床成績は，コアによる支台築造後に歯冠補綴治療を行う従来法と同程度とされている[77,78]．

### 2）補綴装置の構造と支台歯形態

　エンドクラウンは，全周バットジョイントマージンの歯冠部の内部が髄室へと延びた構造をしている（**図3**）．エンドクラウン材料には，主に長石系陶材や二ケイ酸リチウムガラスセラミックス，コンポジットレジンの CAD/CAM 用ブロックおよび加圧成形型二ケイ酸リチウムガラスセラミックスが使用される．装着には**レジン系装着材料（レジンセメント）**を用い，髄室壁と辺縁部歯質への接着を求める．支台歯形成にあたり，CAD/CAM による切削加工を可能とするとともに十分な維持，安定性を図るため，以下が要点となる．

レジン系装着材料
レジンセメント
resin-based luting
agent

- 少なくとも従来型クラウンと同等の咬合面クリアランスを確保する．コンポジットレジンの CAD/CAM 用ブロックで製作する場合には，1.5 mm 以上を確保する
- 辺縁は咬合平面と平行とし，2 mm 以上の辺縁幅を確保する
- 全周 90°の**バットジョイント**マージンとする
- 辺縁に歯肉縁上エナメル質を可及的に残存させる
- 辺縁から髄室壁移行部は可及的に滑らかな形態とする
- 髄室保持部の長さは少なくとも 2 mm 以上，可能であれば 3 ～ 5 mm 確保する
- 髄室壁の軸面テーパー角度は片面約 6°（4 ～ 6°）とする
- 根管口部に空隙を生じさせずに髄室底は可及的に平坦化させる

バットジョイント
butt joint

179

### 3）適応症

歯冠崩壊の著しい失活臼歯に対する単独冠症例に適応可能である．特に，歯冠高径が低いために非金属材料の適切な厚みや維持力の確保が困難な症例や，彎曲／狭窄根管のためポスト窩洞の形成が困難な症例や，フェルールの確保が困難な症例など，従来の非金属材料によるクラウンの適用が困難な症例に有用である（表1）．一方，全周で健全な縁上歯質が確保できないため，適切な接着操作が困難な症例や，髄室壁の高さや辺縁部の厚みが十分に確保できない症例には適さない．臨床トラブルにはクラウン脱離などがあり，咬合力が長軸方向に加わる大臼歯部よりも，側方力の加わりやすい小臼歯部に生じやすい傾向がある[78]．

また，コンポジットレジンのCAD/CAM用ブロックで製作されたエンドクラウンでは，著しい咬合面の疲労劣化や中央溝への応力集中が予想される[79]ため，過大な咬合力やパラファンクション，側方運動時の接触に，特に注意が必要である．

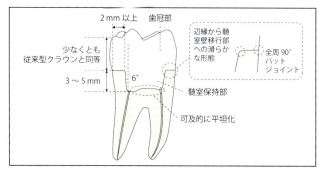

図3　エンドクラウンの形態と支台歯形態の要点

表1　エンドクラウンの適応症

| 従来型の非金属材料によるクラウンが適用困難な失活臼歯症例 |
|---|
| 1. 歯冠高径の低い症例 |
| 2. 彎曲，狭窄根管をもつ症例 |
| 3. フェルールの確保が困難な症例 |

（山田 将博，江草　宏）

### section 4　文献

1) 日本補綴歯科学会：歯科補綴学専門用語集 第5版．95-96, 東京：医歯薬出版, 2019.
2) Rosenstiel S, Land M, Fujimoto J: Contemporary Fixed Prosthodontics, 4th ed. 97, Toronto: Mosby, Elsevier, 2006.
3) 新谷明喜, 石上友彦, 森戸光彦 編：歯科補綴マニュアル（第4版）．50, 東京：南山堂, 2021.
4) 矢谷博文, 三浦宏之, 細川隆司ほか編：クラウンブリッジ補綴学 第6版．96-98, 東京：医歯薬出版, 2021.
5) Stein RS: Pontic-residual ridge relationship: a research report. J Prosthet Dent,16: 251-285, 1966.
6) Liu C-LS: Use of a modified ovate pontic in areas of ridge defects: A report of two cases. J Esthet Restor Dent, 16: 273-281, 2004.
7) 矢谷博文, 松村英雄：プロソドンティックス第I巻．180-185, 京都：永末書店, 2012.
8) 松村英雄, 五味治徳, 雲野泰史ほか：最新歯科技工士教本　歯冠修復技工学　第2版．8-9, 東京：医歯薬出版, 2024.
9) 三浦宏之, 伊藤　裕, 小川　匠ほか：クラウンブリッジテクニック　第2版．125-132, 東京：医歯薬出版, 2018.
10) 平　曜輔, 澤瀬　隆：レジン前装鋳造冠. 矢谷博文, 三浦宏之, 細川隆司ほか編著：クラウン・ブリッジ補綴学第6版．132-199, 東京：医歯薬出版, 2021.
11) 米山隆之, 大島　浩, 髙橋英和ほか：最新歯科技工士教本　歯科理工学　第2版．77-81, 東京：医歯薬出版, 2024.
12) 鈴木一臣, 楳本貢三, 岡崎正之ほか編：スタンダード歯科理工学－生体材料と歯科材料－第4版．210-211, 東京：学建書院, 2009.
13) 宮川行男：金属・陶材焼付界面におけるX線解析（第1報）市販金合金・陶材焼付界面．歯理工誌 18: 296-306, 1977.
14) 長山克也：金属焼付ポーセレンに関する研究－陶材焼付用合金の表面が焼付界面に及ぼす影響－．歯材器誌 38: 359-389, 1981.

15) 宮﨑　隆 , 中嶌　裕 , 河合達志ほか編 : 臨床歯科理工学 . 188, 東京 : 医歯薬出版 , 2006.

16) 小倉英夫 , 高橋英和 , 宮﨑　隆ほか編 : コア歯科理工学 . 92-93, 東京 : 医歯薬出版 , 2006.

17) 田村勝美 , 森　博史 , 妹尾輝明 編 : 歯科技工卒後研修講座 6 セラモメタルクラウン . 24-32, 東京 : 医歯薬出版 , 1991.

18) 田村勝美 , 森　博史 , 妹尾輝明 編 : 歯科技工卒後研修講座 6 セラモメタルクラウン . 32-39, 東京 : 医歯薬出版 , 1991.

19) 田村勝美 , 森　博史 , 妹尾輝明 編 : 歯科技工卒後研修講座 6 セラモメタルクラウン . 59-87, 東京 : 医歯薬出版 , 1991.

20) 田村勝美 , 森　博史 , 妹尾輝明 編 : 歯科技工卒後研修講座 6 セラモメタルクラウン . 89-126, 東京 : 医歯薬出版 , 1991.

21) 押鐘　篤 編 : 歯科ハンドブック 手技編 . 東京 : 文京書院 , 1979.

22) Rosenstiel SF, Land MF, Fujimoto J（藤本浩平監訳 , 岡村光信 , 廣瀬正法 , 錦織　淳訳）: Contemporary fixed prosthodontics  5 th ed.（クラウンブリッジの臨床 . 278-287, 東京 : 医歯薬出版 , 2018）, 2015.

23) Karlsson S, Nilner K, Dahl LB 編（岡本　浩 , 竹内泰子 監訳）: A Textbook of Fixed Prosthodontics: The Scandinavian Approach（スカンジナビアンアプローチ　クラウンブリッジの臨床 . 159-180, 東京 : クインテッセンス出版 , 2004）, 2000.

24) 矢谷博文 , 三浦宏之 , 細川隆司ほか編 : クラウンブリッジ補綴学 第 6 版 . 134-144, 東京 : 医歯薬出版 , 2021.

25) Rosenstiel SF, Land MF, Fujimoto J（藤本順平 監訳 , 岡野昌治 , 菅野英也 , 千ヶ崎乙 文訳）: Contemporary fixed prosthodontics 4th ed（クラウンブリッジの臨床 . 393-425, 東京 : 医歯薬出版 , 2010）, 2006.

26) 日本補綴歯科学会編 : 歯科補綴学専門用語集 第 6 版 . 16, 17, 36-37, 101, 東京 : 医歯薬出版 , 2023.

27) Academy of Prosthodontics : The Glossary of Prosthodontic Terms 2023 : Tenth Edition. J Prosthet Dent, 130（4S1）: e63, e71, 2023.

28) モデル・コア・カリキュラム改訂に関する連絡調整委員会 : 歯学教育モデル・コア・カリキュラム 令和 4 年度改訂版 . 41, 50, 55, 2022.

29) 厚生労働省医政局歯科保健課 : 歯科医師国家試験出題基準 令和 5 年度版 . 47, 60, 2022.

30) 歯科大学学長 , 歯学部長会議 : 平成 19（2007）年改訂 歯科医学教授要綱 . 135, 東京 : 医歯薬出版 , 2008.

31) 菅沼岳史 : クラウン・ブリッジ補綴学サイドリーダー 第 6 版 . 46-59, 東京 : 学建書院 , 2019.

32) 長谷川成男 , 坂東永一 : 臨床咬合学事典 . 280-334, 東京 : 医歯薬出版 , 1997.

33) 矢谷博文 , 三浦宏之 , 細川隆司ほか編 : クラウンブリッジ補綴学 第 6 版 . 21-31, 151-161, 東京 : 医歯薬出版 , 2021.

34) 三浦宏之 , 伊藤　裕 , 小川　匠ほか : クラウンブリッジテクニック 第 2 版 . 83-93, 東京 : 医歯薬出版 , 2018.

35) 細井紀雄 , 平井敏博 , 大川周治ほか編 : 無歯顎補綴治療学 第 4 版 . 105-161, 東京 : 医歯薬出版 , 2022.

36) 矢谷博文 , 松村英雄 編 : プロソドンティクス第 1 巻 . 256, 京都 : 永末書店 , 2012.

37) 佐藤　亨 , 羽賀通夫 , 腰原　好 : クラウン・ブリッジ補綴学 第 4 版 . 88, 東京 : 学建書院 , 2014.

38) 藍　稔 : 補綴臨床に必要な顎口腔の基礎知識 . 99, 東京 : 学建書院 , 2002.

39) 日本補綴歯科学会編集 : 歯科補綴学専門用語集 第 6 版 .99, 東京 : 医歯薬出版 , 2023.

40) 矢谷博文 , 三浦宏之 , 細川隆司ほか編 : クラウンブリッジ補綴学 第 6 版 . 145-150, 東京 : 医歯薬出版 , 2021.

41) 萩原芳幸 : 必ず上達　歯冠修復（下）. 東京 : クインテッセンス出版 , 2010.

42) 田端恒雄 , 内山洋一 , 石橋寛二ほか : クラウンブリッジ実習マニュアル 第 2 版 基礎編 . 65-79, 東京 : 医歯薬出版 , 1990.

43) 全国歯科技工士教育協議会編 : 最新歯科技工士教本 歯科技工実習 第 1 版〈第 1 刷〉. 51-54, 東京 : 医歯薬出版 , 2017.

44) Matsumura H, Mori S, Tanoue N: Fabrication of a maxillary posterior fixed partial denture with a type 4 gold alloy and a dual-polymerizing indirect composite. J Oral Sci, 50: 113-116, 2008.

45) 宮崎　隆 , 中嶌　裕 , 河合達志ほか編 : 臨床歯科理工学 . 267, 361-362, 東京 : 医歯薬出版 , 2006.

46) 畑　好昭 : 臼歯半固定性ブリッジ . 歯科ジャーナル , 21（3）: 299-304, 1985.

47) Rosenstiel SF, Land MF, Fujimoto J: Contemporary fixed prosthodonthics. 4th ed. St.Louis: Mosby, 2006.

48) 清水栄太郎 , 岡本和彦 , 野露浩正ほか : 中間支台歯を有する半固定性ブリッジの力学的検討 . 明海歯学 , 38: 133-144, 2009.

49） 矢谷博文 , 三浦宏之 , 細川隆司ほか編 : クラウンブリッジ補綴学 第 6 版 . 88-89, 東京 : 医歯薬出版 , 2021.

50） 田中貴信 : 磁性アタッチメント　磁石を応用した新しい補綴治療 . 東京 : 医歯薬出版 , 1992.

51） 石上友彦 : 磁性アタッチメントの履歴と指針 . 日補綴会誌 6: 343-350, 2014.

52） Walsh EG, Brott BC, Johnson VY, et al: Assessment of passive cardiovascular implant devices for MRI compatibility. Technol Health Care, 16: 233-245, 2008.

53） 阿部有希 , 長谷川みかげ , 内田天童ほか：キーパーボンディング法におけるセメントのキーパー維持力の検討 . 日磁歯誌 , 1: 37-43, 2011.

54） Iimuro FT: Magnetic resonance imaging artifacts and the magnetic attachment system. Dent Mater J, 13: 76-88, 1994.

55） 宮﨑　隆 , 中嶌　裕 , 河合達志ほか編 : 臨床歯科理工学 . 194, 東京 : 医歯薬出版 , 2006.

56） 小倉英夫 , 高橋英和 , 宮﨑　隆ほか編 : コア歯科理工学 . 220-221, 東京 : 医歯薬出版 , 2006.

57） 川上道夫 : 新歯科材料・器械 第 2 版 . 200-205, 東京 : 医歯薬出版 , 1994.

58） 中沢省三 : 研磨方法とその理論 . 歯科技工（別冊研磨）. 9, 東京 : 医歯薬出版 , 1979.

59） 矢谷博文 , 三浦宏之 , 細川隆司ほか編 : クラウンブリッジ補綴学 第 6 版 . 149-150, 東京：医歯薬出版 , 2021.

60） 緑野智康 , 大橋　圭 , 山口紘章ほか：10 種仮着セメントの被膜厚さ , 圧縮強さ , 接着強さについて . 日補綴会誌 , 8 : 192-199, 2016.

61） 遠藤忠治 , 永井成実 , 石橋寛二 : Dental Esthetics に関する意識調査－患者サイドの要求事項について－ . 歯科審美 , 9: 223-226, 1997.

62） 石橋寛二 , 大平千之 : 歯冠色を科学する . 日本歯科医師会雑誌 , 63: 1051-1061, 2011.

63） 小田中康裕監修 : 若手歯科医師・技工士のためのシェードテイキング超入門 . QDT 別冊 . 東京 : クインテッセンス出版 . 2014.

64） 日本色彩学会編 : 新編色彩科学ハンドブック 第 2 版 . 東京 : 東京大学出版会 , 1998.

65） 城　一夫 : カラー版 徹底図解 色のしくみ－初期の光学理論から色彩心理学・民族の色彩まで . 東京 : 新星出版社 , 2009.

66） 田中卓男 , 田上直美 , 永野清司ほか : 新素材による接着ブリッジの臨床　テクニックのすべてと保険適用への効果的対応 . 8-10, 東京 : ヒョーロン・パブリッシャーズ , 2008.

67） Matsumura H, Hosoya Y, Tanoue N, et al: A three-unit mandibular resin-bonded fixed partial denture seated after closing anterior open spaces: A clinical report. Int Chin J Dent, 8: 29-32, 2008.

68） Monya Y, Matsumura H, Atsuta M: A two-stage resin-bonded fixed partial denture seated in conjunction with post-extraction healing of the alveolar socket: A clinical report. J Prosthet Dent, 80: 4-8, 1998.

69） Nakamura M, Matsumura H: Fifteen-year clinical performance of a resin-bonded fixed partial denture seated with a thione primer and a tri-n-butylborane-initiated luting agent. J Oral Sci, 55: 263-266, 2013.

70） Nakamura M, Koizumi H, Matsumura H: Repair of a resin-bonded fixed partial denture 16 years after seating: a case report. Asian Pac J Dent, 12: 45-48, 2012.

71） 松村英雄 , 熱田　充 : 新世紀の歯科診断と歯科治療－接着－ . 日歯医学会誌 , 20: 25-31, 2001.

72） Vinothkumar TS, Kandaswamy D, Chanana P：CAD/CAM fabricated single-unit all-ceramic post–core–crown restoration. J Conserv Dent, 14: 86–89, 2011.

73） Abdelaziz KM, Khalil AA, Alsalhi IY, et al: Fracture Resistance of Tilted Premolars Restored with Different Post-Core Systems. J Int Soc Prev Community Dent, 7: 344–350, 2017.

74） Troedson M, Dérand T: Effect of margin design, cement polymerization, and angle of loading on stress in porcelain veneers. J Prosthet Dent, 82: 518-24, 1999.

75） Sorensen JA, Engelman MJ: Ferrule design and fracture resistance of endodontically treated teeth. J Prosthet Dent, 63: 529-36, 1990.

76） Lander E, Dietschi D. Endocrowns: a clinical report. Quintessence Int, 39: 99-106, 2008.

77） Sedrez-Porto JA, Rosa WL, da Silva AF, et al: Endocrown restorations: A systematic review and meta-analysis. J Dent, 52: 8-14, 2016.

78） Al-Dabbagh RA: Survival and success of endocrowns: A systematic review and meta-analysis. J Prosthet Dent, 125: 415. el-415. e9, 2021.

79） Saratti CM, et al：Fractography of clinical failures of indirect resin composite endocrown and overlay restorations. Dent Mater, 37: e341-e359, 2021.

section **5**

# メタルフリー補綴装置

## CAD/CAM による歯冠補綴処置 | **1**

### 一般目標

1. CAD/CAM と形状測定機について理解する.

### 到達目標

1. CAD/CAM について説明できる.
2. 模型用計測器について説明できる.
3. 口腔内計測器について説明できる.
4. CAD/CAM ブロックについて説明できる.

## 1. CAD/CAM システムとは

歯科用 **CAD/CAM** システムでは，はじめに口腔内の歯列や作業用模型の歯型などを対象物とし，形状測定機（スキャナー）により計測を行う．次にそのデータを基にモデルを構築する（CAD 機）．さらに，構築したモデルから機械加工で修復物あるいは補綴装置の製作（CAM 機）を行っている．

CAD/CAM,
CAD-CAM
computer-aided design-
computer-aided manufacturing

### 1）クローズドシステムからオープンシステムへ

従来の CAD/CAM システムは単に補綴装置を製作する CAD/CAM 機器というクローズドシステムであった．現在の CAD/CAM システムは多くの工程を各種コンピュータ支援機器によるデジタルデータで構成するネットワークとしてのオープンシステムに位置づけられている．最近のオープンシステムにおけるこの技術により，補綴装置の高品質化，材料の規格化，製作工程の簡略化および技工環境の改善などが期待できる．対象は，インレー，アンレー，クラウン，ブリッジ，インプラント上部構造，有床義歯など多岐にわたり，素材は金属，レジン，セラミックス，ワックス，ポリエーテルエーテルケトン（poly ether ether ketone；PEEK）となる．このシステムは患者の口腔健康維持と咀嚼機能の回復に大きく貢献している[1]．

### 2）市販されている CAD/CAM システム

一般工業界で開発された CAD/CAM 技術は 1970 年頃から発展し，CAD 機による設計と CAM 機による切削加工により，コンピュータ支援による製作技術として普及してきた．歯科用 CAD/CAM システムである CEREC シリーズは，直接口腔内を光学印象した後，診療室で設計および加工まで行い，患者に修復物を装着する斬新な診療システムとして脚光を浴びていた．

現在臨床に導入されている代表的な歯科用 CAD/CAM システムを，**図1〜4，表1**に示す．これらのシステムは，CAD 機と CAM 機の一体型，CAD 機と CAM 機から構成される分離型などがある．計測法は CCD やレーザーなどが採用され，加工される装置はインレー，クラウン，ブリッジ，アバットメントおよびインプラント上部構造などである．

計測機としては，ラボスキャナー（模型用計測器）と口腔内スキャナー（口腔内計測器）が開発されている．

## 2. 支台歯形態と削除量

### 1）支台歯形態

CAD/CAM による歯冠補綴処置では，金属よりもセラミックスや高強度コンポジットレジンによるクラウンが一般的に臨床応用されている．したがって，支台歯形態は CAD/CAM クラウンを成功させるための重要な因子である．金属クラウンに用いられている**ナイフエッジ**や**シャンファー**ではなく，**ディープシャンファー**か**ラウンド（ラウンデッド）ショルダー**の**フィニッシュライン**に形成する必要がある．

ナイフエッジ
knife-edge

シャンファー
chamfer

ディープシャンファー
deep chamfer

ラウンドショルダー，
ラウンデッドショルダー
rounded shoulder

フィニッシュライン
finish line

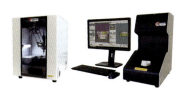

図1 DORA Plus（デジタルプロセス）
模型スキャナー DORA Plus と加工機 WAXY Plus は日本の歯科医療向けに開発された歯科用 CAD/CAM システムで，ハードは国内で設計，製造されている．

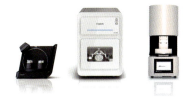

図2 KATANA CAD/CAM システム（クラレノリタケデンタル）
ラボスキャナ・加工機・CAM プログラムに加え，ジルコニアの短時間焼成に対応するシンタリングファーネスをそろえたシステムとなる．

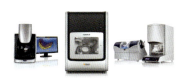

図3 Cerec inLab
インレーから最大 40 mm のジルコニアブロックを使用したブリッジのフレームまでもが製作可能である．

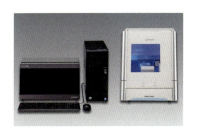

図4 S-WAVE CAD/CAM
加工センターとの連携も可能であり，インプラントのカスタムアバットメントや上部構造体など，システム単体では加工できない材料や症例にも対応可能な拡張性を有する．

表1 市販されているラボスキャナー

| 商品名 | メーカー／取り扱い | 計測 CCD/LED | CCD/レーザー |
|---|---|---|---|
| DORA Plus | デジタルプロセス | ○ | |
| Aadva スキャン（F8, E4, E3, E2）[3Shape社製] | | ○ | |
| 松風S-WAVEスキャナー（F8, E4, E3, E2）[3Shape社製] | 松風 | ○ | |
| inEos x5 | Sirona（Dentsply Sirona） | ○ | |
| inEos blue | | | |
| Medit T510, T710 [Medit社製] | Straumann | ○ | |
| ノーベル プロセラスキャナー | Nobel Biocare | | ○ |
| カタナデンタルスキャナー（F8, E4, E3, E2）[3Shape社製] | クラレノリタケデンタル | ○ | |
| Ceramill Map 200, 400, 600 | AMANNGIRRBACH | ○ | |
| SCANNER S300, S600, S900 | Zirkonzahn | | ○ |
| Medit T510, T710 | Medit | ○ | |
| DS-EX Pro, DC-MIX シリーズ | SHINING 3D | ○ | ○ |

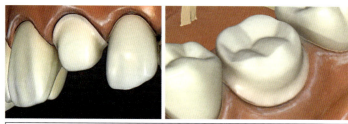
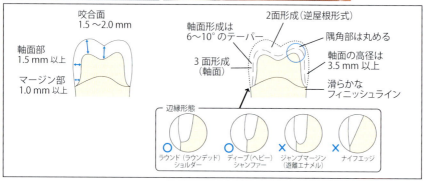

図 5　支台歯形態と削除量

## 2）削除量

　フィニッシュラインの削除量は全周 1.0 mm 以上，軸面部は 1.5 mm 以上，咬合面は 1.5 〜 2.0 mm 以上のクリアランスの確保が求められる．テーパーは 6 〜 10°を付与する．さらに，軸面や咬合面側は鋭利な部分が生じないよう，丸みのある形態に形成する（図 5）．鋭角部分は応力が集中するのみならず，測定・製作時の精度低下につながる[2]．

　ボックス，グルーブ，キャビティなどは計測時や切削加工時の作業精度に影響を及ぼすので付与しない．支台歯形成には，専用の CAD/CAM もしくはオールセラミック形成用ダイヤモンドポイントを用いる．

## 3. 形状測定と設計する CAD 機と切削加工する CAM 機による工程

### 1）設計と加工の手順

1. 作業用模型をスキャナー（形状測定機）にて，デジタル計測（図 6）する．計測時には表面が反射しないため，模型表面にパウダーを塗布する必要はない．
2. 上下顎模型の形状測定を行い，そのデータから咬合器上に模型モデルを表示し，コンピュータ上で咬合関係を調整する（図 7）．
3. 模型モデル内の歯型をコンピュータ画面上に表示し，歯列との位置関係を確認する．この歯型にフィニッシュラインを描記する（図 8）．さらに，その歯型上にてセメントスペースの位置と厚さを選択して，形態を決定する（図 9）．
4. 歯型に適合するクラウン形態を画面に表示して（図 10），咬合面，隣接面，頬側・舌側面，歯頸部の形態，位置，大きさ，傾斜などを調整する（図 11）．

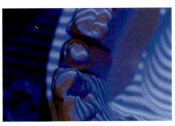
図6 形状測定，CAD設計，CAM加工などのCAD/CAM工程 下顎作業用模型をデジタル計測

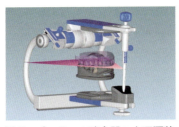
図7 バーチャル咬合器へ上下顎装着

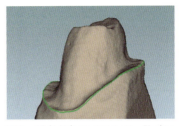
図8 滑らかなフィニッシュライン決定

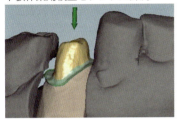
図9 セメントスペースの位置と厚さの設定

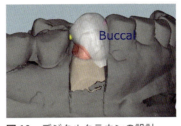
図10 デジタルクラウンの設計

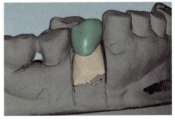
図11 デジタルクラウンの完成

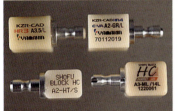
図12 各種コンポジットレジンブロック

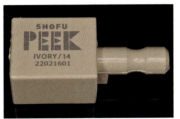
図13 PEEKブロック

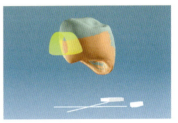
図14 最適設計したデジタルクラウン

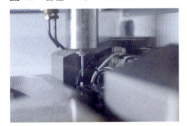
図15 レジンブロックの加工

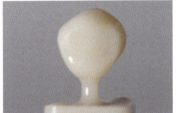
図16 加工したCAD/CAMクラウン

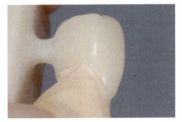
図17 辺縁部の適合状態

sec. 5 メタルフリー補綴装置

1. CAD/CAMによる歯冠補綴処置

5. 加工用ブロックの一例を図12，13に示す．設計したクラウンのCADデータから，加工用データに変換する．適切な歯科切削加工用ブロックを選択し，ブロックサイズ内に収まるようにクラウンの位置を決定する（図14）．加工用ブロックは対応する歯種に応じて，求められる物性が異なる（表2）．

表2 CAD/CAMクラウン用歯科切削加工用レジン材料の規格*

|  | タイプⅠ小臼歯用 | タイプⅡ小臼歯用 | タイプⅢ第一大臼歯用 | タイプⅣ前歯用 | タイプⅤ臼歯用 |
|---|---|---|---|---|---|
| フィラー | 合計60wt%以上 | 合計60wt%以上 | 合計70wt%以上 | 合計60wt%以上 | 合計17〜25wt% |
| ビッカース硬さ |  | 55Hv0.2以上 | 75Hv0.2以上 | 55Hv0.2以上 | 25Hv0.2以上 |
| 曲げ強さ** |  | 160 MPa以上 | 240 MPa以上 | 160 MPa以上 | 180 MPa以上 |
| 吸水量** |  | 32 $\mu g/mm^3$以下 | 20 $\mu g/mm^3$以下 | 32 $\mu g/mm^3$以下 | 10 $\mu g/mm^3$以下 |
| CAD/CAMクラウン認証シール* |  | 緑 | 青 | オレンジ | ピンク |

*日本歯科材料工業共同組合 JDMAS 245: 2019，**37℃水中に7日間浸漬後

6. 加工用データ完成後，そのデータを CAM に加工指示する．CAM は設定された指示に従い加工を開始，自動的に補綴装置を完成させる（図 15, 16）．
7. 削り出されたクラウンは，保持部をビッグシリコーンポイントで除去し，シリコーンポイントで形態修正，咬合調整する．最終的に仕上げは研磨材を用いて完成させる（図 17）．

### 2）試適，調整，研磨および接着

完成したクラウンは，通法に従い口腔内で試適，調整を行い，調整部位は再度バフ研磨を行い鏡面状にする．

CAD/CAM クラウンを長期間口腔内で機能させるには，適切なレジン系装着材料（レジンセメント）の使用が必須である[3,4]．クラウンをレジン系装着材料（レジンセメント）で歯質と強固に接着し，接着補強効果により歯全体の強度を向上させる．

1. クラウン内面をアルミナブラスト処理にて清掃（図 18）した後，必要に応じてアルコール超音波洗浄し，乾燥させる．
2. その後，シランカップリング剤（図 19）を用いて表面処理を施す．

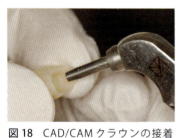

図 18　CAD/CAM クラウンの接着操作
試適後クラウン内面のアルミナブラスト処理

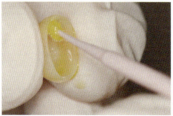

図 19　クラウン内面へのシラン処理

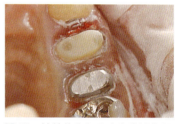

図 20　被着体となる支台歯は象牙質，金属，レジンで構成されているため，それぞれに対して適切な前処理が必要

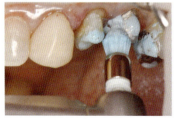

図 21　回転ブラシを用いた仮着材と接着阻害因子の除去

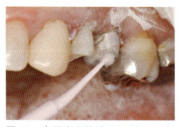

図 22　金属支台築造体に対して金属接着プライマー処理

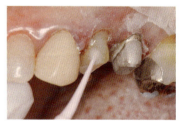

図 23　レジン支台築造体に対してシラン処理

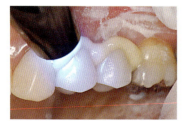

図 24　タックキュアにて余剰セメントのみを硬化させ，大きな余剰セメントを除去

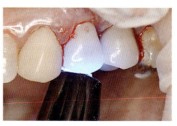

図 25　十分な光照射を行う．

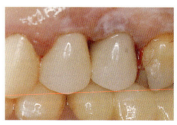

図 26　接着を終了したクラウン
細かな余剰セメントは 24 時間後に除去

3. 一方，支台歯に対しては回転ブラシなどを用いて仮着材などの接着阻害因子を十分に除去する（図20，21）．その後，金属支台築造体には金属接着プライマー（図22），レジン支台築造体にはシランカップリング剤（図23）などを用い，被着体に適した表面処理を行う．
4. すべての被着面に対する適切な接着前処理を行った後に，準備したクラウン内面にレジン系装着材料（レジンセメント）を塗布して接着する（図24～26）．

（五味 治徳，新谷 明一）

## 4. デジタルワークフローと光学印象

現在の歯科臨床における印象採得は，改めて述べるまでもなく，シリコーンゴム印象材あるいは寒天とアルジネート印象材を用いた連合印象が通法とされている．一方，近年注目されているのは，口腔内スキャナーを使用した光学印象法である．光学印象法は，**図27**に示すような口腔内スキャナーを用いて，歯列の形態を画像として記録（スキャン）する方法である．口腔内スキャンによって得られた画像データはSTL形式などのデータファイルとして保存され，CAD/CAMによる補綴装置製作に使用される．光学印象法における補綴治療は，支台歯形成後の治療ステップが従来法とは全く異なるため，そのワークフロー（作業工程）を理解しておく必要がある．

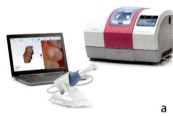 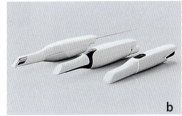 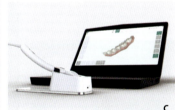

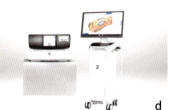

図27 口腔内スキャナー
a：Emerald，PlanMill 30 S（カボプランメカジャパン）
b：TRIOS 3, 4, 5（3Shape）
c：Aadva IOS 100（ジーシー）
d：Cerec Primescan（Dentsply Sirona）

また，現状ではどちらの方法が優れているというような判断は難しく，各印象法の利点・欠点を十分に理解したうえで使い分ける必要がある．

従来法においては，シリコーンゴム印象材などを使用して，以下のように印象採得を行い，補綴装置を製作する．

1. 歯肉圧排
2. 支台歯形成
3. シリコーンゴム印象材などによる個人トレーを用いた印象採得
4. ワックス，シリコーンなどの咬合採得材を用いて咬合採得
5. 対合歯の印象採得
6. 印象または石膏模型を技工所に送付

7. 技工所におけるセラミッククラウンの製作（前項 CAD/CAM システム参照）
8. 完成したクラウンは診療所に送付
9. クラウンの装着

一方，光学印象法においては，口腔内スキャナーを使用して以下のような順で操作を行う（図 28）．

1. 歯肉圧排
2. 支台歯形成（図 28a）
3. 歯肉圧排：ダブルコード法を推奨
4. 口腔内スキャナーによる光学印象採得（図 28b）
5. 口腔内スキャナーによる光学咬合採得
6. 支台歯，対合歯，咬合採得時の歯列の画像データを確認（図 28c）
7. 画像データをインターネットを介して技工所に送信
8. 技工所におけるセラミッククラウンの製作（前項 CAD/CAM システム参照）
9. 完成したクラウンは診療所に送付（図 28d, e）
10. クラウンの装着（図 28f, g）

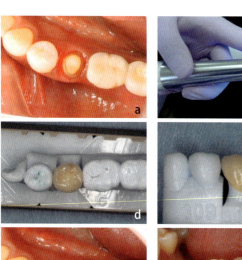
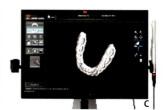

図 28 光学印象によるセラミッククラウンの製作過程

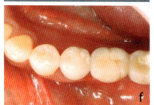
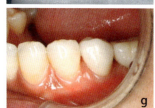
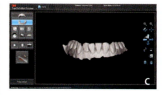
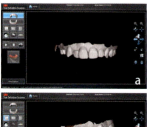
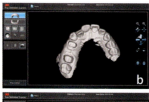
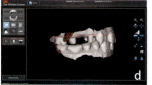
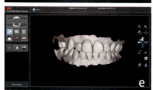

図 29 光学印象によって得られたスキャン画像
初診時には上下顎全てのスキャンを行う．
画像データは CT のデータと重ね合わせ，診断，シミュレーションに用いる．

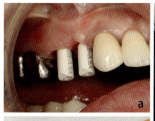
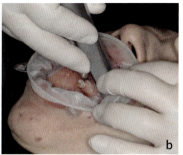
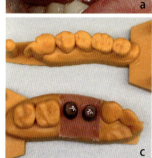
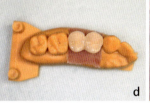
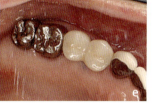

図30 インプラント体レベルの光学印象
a：5 4|にスキャンボディを装着
b：口腔内スキャナーによる光学印象
c：3Dプリンタによって製作された作業用模型とアバットメント
d：オールセラミッククラウン
e：5 4|にオールセラミッククラウンを装着．その後，7 6|も処置した．
※最終印象はできるだけ必要最低限の範囲のスキャンにとどめる．

　前述のように，どちらの印象法も，支台歯形成→印象採得→補綴装置製作→補綴装置装着という治療ステップは同様に存在するが，印象採得の手技は全く異なるものであるため，それぞれの特徴を十分に理解しておかなければならない．

　口腔内スキャナーによる光学印象法の特徴として表3のような利点と欠点が挙げられる．

　口腔内スキャナーの適用に際しては，短所もあるが，歯科医師だけでなく患者にとっても，特にインプラント治療においては有益な点が多い（図29, 30）．今後，コンピュータおよびデジタルカメラのスペックの向上に伴い，口腔内スキャナーのスキャンスピード，精度ともにさらに向上することが予想される．そして，よりユーザーフレンドリーな口腔内スキャナーの提供が期待できる．現状，光学印象法の普及率は必ずしも高くないものの，近い将来，多くの歯科医師に日常臨床で使用されることが予想される．

表3　口腔内スキャナーによる光学印象採得の特徴

| 利点 | 欠点 |
|---|---|
| 形成と印象の評価がその場で可能 | 歯肉縁下の見えない部分の印象採得は困難 |
| 印象材を必要としない　　嘔吐反射の強い患者にも適用可能 | 設備投資が高価 |
| 石膏を必要としない　　石膏の硬化を待たずに技工操作を開始できるため，補綴装置完成までの作業時間を短縮できる　　鋳造の工程を経ずにセラミックブロックのミリングでクラウンを完成できる　　その結果，One day treatment が実現　　デジタルデータによる歯列形態の保管が可能となり，省スペースにつながる | 多数歯欠損においては，誤差が大きくなるため，注意が必要[5] |
| 咬合採得材を必要としない | |
| 遊離端欠損でも咬合床を製作する必要がない | 粘膜面の印象採得と可撤性義歯への適用は今後の課題 |
| 咬合器装着をする必要がない | |
| 開口量の小さい患者にも適用可能 | |
| 支台歯の形態をデジタルデータ化するため，何度でも再現することが可能 | |

（近藤 尚知）

section **5**

# メタルフリー補綴装置

## オールセラミッククラウン | **2**

| 一般目標 |
| --- |

1. オールセラミッククラウンについて理解する.

| 到達目標 |
| --- |

1. オールセラミッククラウンの臨床的意義を説明できる.
2. オールセラミッククラウンの利点と欠点を説明できる.
3. オールセラミッククラウンの適応症と禁忌症を説明できる.
4. オールセラミック材料の強化法による分類を説明できる.
5. オールセラミッククラウンの代表的なシステムの特徴と製作方法を説明できる.
6. オールセラミッククラウンの装着法を説明できる.

## 1. 臨床的意義

**オールセラミッククラウン**とは，従来から口腔内で多く用いられてきた金属を使用せず（メタルフリー），セラミック材料のみによって製作されたクラウンのことである．一般的に歯科用セラミック材料は光透過性がある[6]ため，高度な審美性が得られるのが大きな特徴である．また，金属アレルギーを回避できる[7]ことからも臨床的意義は大きい（**図1，2**）．

オールセラミッククラウン
ceramic restoration,
all-ceramic crown,
all-ceramic restoration

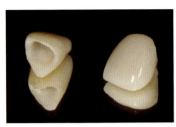

図1　オールセラミッククラウン

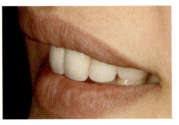

図2　前歯部に装着されたオールセラミッククラウン

### 1）利点と欠点／適応症と禁忌症

オールセラミッククラウンの利点と欠点を**表1**に，適応症と禁忌症を**表2**に示す．

表1　オールセラミッククラウンの利点と欠点

| 利点 | 欠点 |
| --- | --- |
| 審美性に優れる | 衝撃に対して破折しやすい（脆性材料であるため） |
| 着色しにくい（表面が滑沢であるため） | 歯質削除量が多い（クラウンの強度と審美性確保のため） |
| 変色しにくい（吸水性がなく，硬く，耐摩耗性が高いため） | 対合歯を過度に摩耗する可能性がある |
| 金属による歯根や歯周組織の変色がない | システムによって技工操作が煩雑なものもある |
| 生体親和性に優れる | 高価な機材が必要である |
| 金属アレルギーを回避できる | 多くのシステムがあり，それぞれの特徴や適応を把握しなければならない |
| プラークが付着しにくい（表面が滑沢であるため） | |
| 歯周組織への為害作用が少ない | |
| 歯髄への影響が少ない（熱伝導率が低いため） | |

表2　オールセラミッククラウンの適応症と禁忌症

| 適応症 | 禁忌症 |
| --- | --- |
| 高度な審美性が要求される症例 | ブラキシズムやクレンチングのある患者の症例 |
| 単冠や少数歯欠損のブリッジ症例 | 生活歯の支台歯形成により，露髄の可能性がある症例 |
| 金属アレルギーを有する患者の症例 | 多数歯欠損のブリッジ症例 |
| | 歯冠長が短いなど，適切な形成量が確保できない症例 |

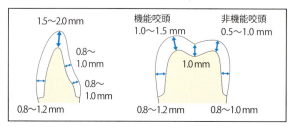

図3 歯質削除量

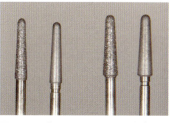

図4 ヘビーシャンファー型ダイヤモンドポイント

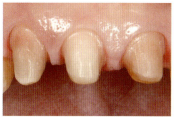

図5 支台歯形成

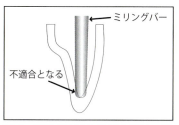

図6 CAD/CAMシステムでは，鋭利な形態があると，クラウン内面を適切に加工できず，不適合となる．

## 2. 支台歯形態

切縁・咬合面および軸面の形成量を図3に示す．

辺縁形態はヘビー（ディープ）シャンファーとする[8]（図4）．

鋭利な部分があると破折や適合不良の原因となるので，全体的に丸みを帯びた形態とする（図5）．特に **CAD/CAM** システムを応用する場合には，クラウン内面の鋭利部の切削ができず不適合となるので注意する[9]（図6）．

CAD/CAM, CAD-CAM computer-aided design-computer-aided manufacturing

## 3. オールセラミック材料の強化法による分類

セラミックスは脆性材料であるため，種々の方法で強化され，臨床応用されている．その強化法の分類として，1) 分散強化型ガラスセラミックス，2) ガラス浸透型セラミックス，3) 高密度焼結セラミックスがある[10]．

その強度は一般的に，分散強化型ガラスセラミックス＜ガラス浸透型セラミックス＜高密度焼結セラミックスとなる[8]（図7）．

### 1）分散強化型ガラスセラミックス

長石，リューサイト，二ケイ酸リチウムなどの結晶粒子をガラスマトリックスに分散させることによって，ガラスマトリックスに発生した亀裂の進展を抑制し，強度を向上させたものである（図8a）．

### 2）ガラス浸透型セラミックス

アルミナやスピネル，ジルコニアの多孔質コアを耐火模型上やCAD/CAMによって製作し，その多孔質の空間にランタンガラスを浸透，焼結させ，フレームの強度を向上させたものである（図8b）．

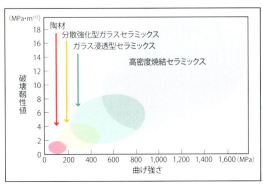
図7 オールセラミック材料の機械的性質 [11]

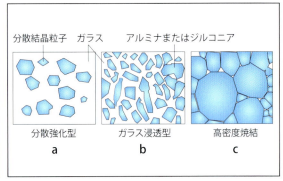
図8 セラミックスの強化法の模式図 [10]

### 3）高密度焼結セラミックス

高靱性，高強度のアルミナやジルコニアを高密度にプレスした状態で焼結（シンタリング）することにより，緻密な結晶体となる（**図8c**）．

完全焼結体は非常に硬く切削加工が困難であるため，快削性のよい半焼結体や未焼結体を切削加工し，その後，最終焼結を行うものが一般的である [12]．

最終焼結によって，アルミナで約16％，ジルコニアで約20％収縮する．

工場において厳密な温度管理のもと，CAD/CAMシステム用のブロックやディスクとして提供されているため，非常に安定した特性を発揮できる．

## 4．構造と色調再現

オールセラミッククラウンの構造と色調再現について，**図9**に示す [8]．

## 5．オールセラミック修復システムによる分類

オールセラミック修復システムによる分類を，**表3**に示す．

### 1）耐火模型を用いるシステム

作業用模型の複印象から製作した耐火模型を使用する．
①陶材を耐火模型上に多層に築盛し，焼成し完成させる方法（ラミネートベニア，インレーに応用）
②耐火模型上でガラス浸透型セラミック製フレームを製作し，その上に陶材を築盛・焼成して完成する方法（In-Ceram, Vita）

コア用材料として，アルミナ，スピネル，ジルコニアの3製品があり，症例によって選択する．

スリップキャストとは，セラミック粉末と水を混ぜた泥漿（スラリー）を吸水性のある模型材上に築盛し，乾燥させ，セラミック粉末のフレームを製作する方法である．

### 2）ロストワックス法を用いるシステム

ロストワックス法を用いるシステムの特徴を，**表4**に示す．

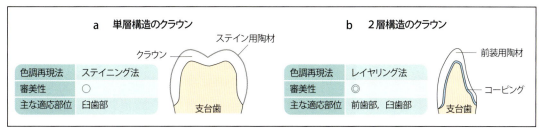

図9　オールセラミッククラウンの構造と色調再現
a：クラウン全体を単一の材料で製作し，表面にステイン用陶材を塗布して焼成
b：高強度のコーピングを製作し，その上に前装用陶材を積層築盛して焼成

表3　オールセラミック材料と製作方法

| 主成分 | 種　類 | 製作方法 | 商品名（製造社） |
|---|---|---|---|
| シリカ | 長石系陶材 | 耐火模型法，CAD/CAM | スーパーポーセレンAAA（クラレノリタケ）<br>ラミナポーセレン（松風）<br>Vitabloc Mark Ⅱ（Vita） |
|  | リューサイト強化型セラミックス | 加圧成形法，CAD/CAM | IPS Empress（Ivoclar Vivadent） |
|  | 二ケイ酸リチウム含有セラミックス | 加圧成形法，CAD/CAM | IPS e.max（Ivoclar Vivadent） |
| シリカ以外 | 酸化アルミニウム（アルミナ）セラミックス | スリップキャスト法，CAD/CAM | In-Ceram（Vita） |
|  | 酸化ジルコニウム（ジルコニア）セラミックス | CAD/CAM | Aadva（GC）<br>IPS e.max ZirCAD（Ivoclar Vivadent）<br>カタナ（クラレノリタケ）<br>KZR-CAD Zr（Yamakin）<br>Lava（3M ESPE）<br>松風ディスクZR（松風）<br>Zenostar（Wieland） |

表4　ロストワックス法を用いるシステムの特徴

1. 歯冠形態のワックスパターン形成を行う．形態の付与が容易に行える
2. 完成したワックスを専用埋没材に埋没する
3. ワックスの焼却を行い，その空洞に軟化状態のガラスセラミックスを加圧し形成する

### （1）加圧成形型

　加圧成形型（IPS e.max）の手順は以下のとおりである．

1. 二ケイ酸リチウムの結晶化されたガラスセラミックスのインゴットを加熱し，鋳型に加圧することによって成形する．
2. 埋没材からクラウンを掘り出した時点で，高強度のクラウンが得られる（結晶化熱処理の工程は不要）．
3. ステイニング法あるいはレイヤリング法で色調再現を行い，完成する．

　IPS e.maxを使用したオールセラミッククラウンの製作工程を，図10〜17に示す．

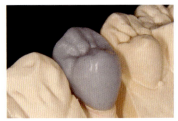
図10　IPS e.maxを使用したオールセラミッククラウンの製作工程 ワックスパターン形成

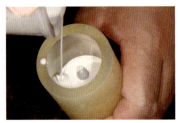
図11　専用埋没材で埋没

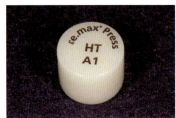
図12　ニケイ酸リチウムガラスセラミックスのインゴット

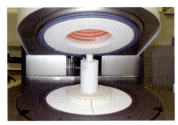
図13　インゴットを溶融し，鋳型に圧入

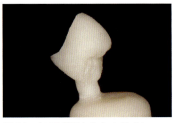
図14　加圧成形されたクラウン

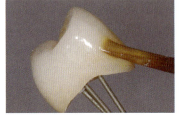
図15　ステイニング法で色調再現

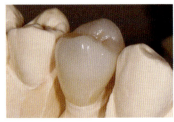
図16　完成したクラウン

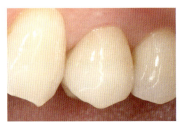
図17　装着されたクラウン

### 3）機械切削を用いるシステム（CAD/CAM）

　コンピュータによる計測・設計（CAD）とミリングシステム（CAM）によって，均質材料であるセラミックブロックやディスクを機械的に加工するシステムである．

　高密度焼結セラミックスであるジルコニアディスクが一般的であるが，分散強化型ガラスセラミックスやガラス浸透型セラミックスのブロックもある．

　製作の手順は以下のとおりである．

1. **作業用模型の三次元計測（スキャニング）**：レーザーやLEDなどの光を投影し，反射光を受光部でとらえ，計測する方法が一般的である．
2. **設計（CAD）**：スキャニングデータから専用ソフトウェアを用い，コンピュータ上でクラウンやコーピングの設計を行う．
3. **ミリング加工（CAM）**：CADデータから粗加工 → 中加工 → 仕上げ加工と複数のツールを交換して切削加工を行う[12]．
4. **最終焼成**：
    a. 半焼結型または未焼結型ディスクでは，最終焼結を行い，強度を向上させる．このとき約20％収縮する[13]．
    b. 分散強化型ガラスセラミックブロックでは，結晶化熱処理し，結晶

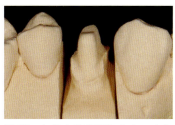

図18 カタナを使用したオールセラミッククラウンの製作工程　作業用模型の製作

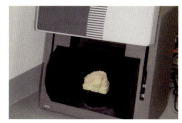

図19 非接触式でスキャニング

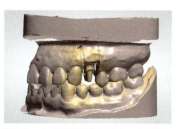

図20 上下顎模型のスキャンデータ

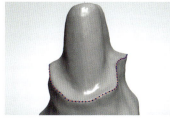

図21 フィニッシュラインの設定

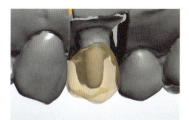

図22 クラウンの設計

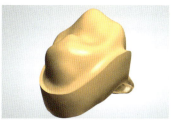

図23 コーピングの設計

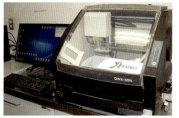

図24 ミリング加工機

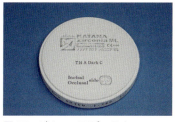

図25 ジルコニアディスク

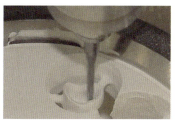

図26 ミリング

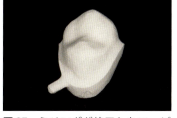

図27 ミリングが終了したコーピング

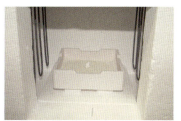

図28 最終焼結　約20%収縮する

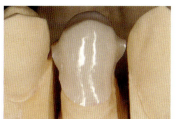

図29 完成したジルコニアコーピング

を析出させることによって，強度を向上させる．
　c. ガラス浸透型セラミックブロックでは，ランタンガラスを浸透，焼結し強度を向上させる．
5. **色調再現**：専用陶材を用いて，ステイニング法で色調再現を行ったり，レイヤリング法によって色調再現および歯冠形態を再現する．

カタナを使用したオールセラミッククラウンの製作工程を，**図18〜32**に示す．
　近年は，高透過性を有したジルコニアディスクや，歯冠色が再現されるよう，あらかじめ単色あるいは複数色に着色されたジルコニアディスクも販売されてお

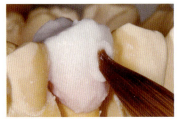 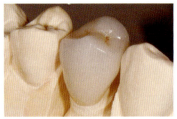 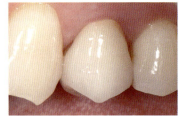

図30　レイヤリング法による形態および色調再現　　図31　完成したクラウン　　図32　装着されたクラウン

り，より審美的なクラウンの製作が可能となった．

最近では，光透過性に優れた高透光性ジルコニアが開発され，臨床応用が進んでいる．

（柏木 宏介，鳥井 克典）

## 6．ジルコニア接着ブリッジ

### 1）臨床的意義

　機械的強度に優れる高密度焼結セラミックスであるジルコニアを用いた接着ブリッジ（ジルコニア接着ブリッジ）が臨床応用されている．接着ブリッジは，支台歯形成による歯質削除量を必要最小限にでき，歯冠部歯質の10％前後の喪失に抑えることが可能である[14]．ジルコニア接着ブリッジは金属を使用しないため，審美性および生体親和性に優れている．適応症は，前歯部における1歯欠損症例である．

### 2）構造

　金属のフレームワークを用いた接着ブリッジでは，欠損部の両側に支台歯を設定する（169頁，Section 4-6 接着ブリッジ 参照）．しかしながら，ジルコニア接着ブリッジにおいては，欠損部の片側にのみ支台歯とする構造（片側リテーナー型ジルコニア接着ブリッジあるいは**カンチレバー**ジルコニア接着ブリッジ）が推奨されている（図33, 34）[15]．その理由としては，両側リテーナーの構造の場合は，それら支台歯の動揺度の差によって，リテーナー部に剪断力が生じ，最終的にはリテーナー部の脱離を引き起こすと考えられている[16]．また，金属と異なりセラミックスは脆性材料のため，延性がなく両支台歯の動揺の違いによる応力が許容されない．さらに，片側支台歯の感覚受容器によって，咀嚼中のポンティック部へのオーバーロードを回避できるためとも考えられている[17]．

　なお，保険診療においても金属フレームワークを使用する「接着カンチレバー装置」が適用可能であり，その適応症は，上顎中切歯を除く切歯1歯欠損で支台歯となる隣在歯が健全な症例である．

カンチレバー
cantilever

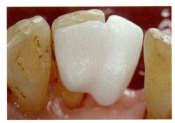
図33 片側リテーナージルコニア接着ブリッジのフレームワーク形態

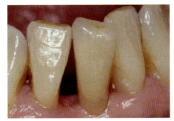
図34 片側リテーナージルコニア接着ブリッジ装着後（文献15より転載）

### 3）臨床成績

多くの臨床研究において，片側リテーナー型ジルコニア接着ブリッジの安定した臨床成績が報告されており，臨床的な有効性が示されている[16,18-20]．片側リテーナー型ジルコニア接着ブリッジは6年間の観察期間で生存率が95.2%[16]，10年間の生存率が98.2%，成功率は82.0%[20]など安定したなか，長期間の臨床成績が報告されている．さらに，1歯欠損に対する治療方法として，片側リテーナージルコニア接着ブリッジはインプラント治療と同等な臨床結果である[18]．

### 4）支台歯形成

接着ブリッジの金属フレームは基本的に鋳造によって製作されるが，ジルコニアフレームはCAD/CAMで製作される．そのため，ジルコニア接着ブリッジの支台歯形成デザインは，金属フレームを用いた接着ブリッジに推奨される支台歯形成デザインとは異なる．片側リテーナー型ジルコニア接着ブリッジに推奨される支台歯形成デザインを図35に示す[20]．フレームワークは，ジルコニアブロックからCAD/CAMを用いて切削加工されるため，形成された細いグルーブなどの部位は正確に再現することが難しい．

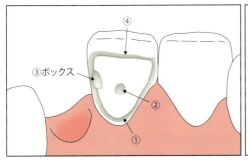
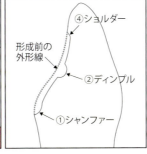
図35 ジルコニア接着ブリッジの支台歯形成

### 5）装着

装着は，図36および後述する方法に従う．

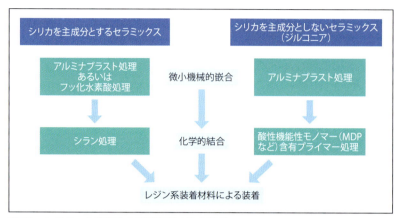

図36　セラミック修復物の表面処理方法と装着

## 7．装着操作

オールセラミック材料に含有されるシリカ（$SiO_2$）の量で，シリカを主成分とするセラミックスとシリカを主成分としないセラミックスに分類される（図36）．使用するセラミック材料によってクラウンの内面処理方法が異なる．

### 1）クラウンの内面処理
①シリカを主成分とするセラミックス

アルミナブラスト処理（微小な凹凸を付与して微小機械的嵌合の獲得およびクラウン試適後の汚染物を除去する）あるいはフッ化水素酸によるエッチング（ガラスマトリックスを選択的に除去し，結晶構造が露出する）を行う．その後，化学的結合を獲得するために，シラン処理を施す．

②シリカを主成分としないセラミックス（ジルコニア）

アルミナブラスト処理後に，酸性機能性モノマー（10-methacryloyloxydecyl dihydrogen phosphate；MDP）を含んだプライマーで処理を行う．

### 2）支台歯の表面処理

超音波スケーラーやフッ化物非含有の研磨ペーストを塗布した回転ブラシで機械的清掃を行う．次に，象牙質には象牙質専用プライマー，コンポジットレジンにはシラン，金属には金属接着プライマーを用いて処理する．

### 3）接着操作

防湿下において，レジン系装着材料を用いて装着する．

なお，各症例の状況により，装着後に咬合調整を行うか，あるいは装着前に咬合調整を行う．

（小峰　太）

section **5**

# メタルフリー補綴装置

## コンポジットレジンクラウンとファイバー補強コンポジットレジンブリッジ | **3**

### 一般目標

1. コンポジットレジンクラウンとファイバー補強コンポジットレジンブリッジの特性を理解し支台歯形成，製作法，接着技法などの臨床術式を学習する．

### 到達目標

1. コンポジットレジンクラウンとファイバー補強コンポジットレジンブリッジの臨床的意義を説明できる．

2. コンポジットレジンクラウンとファイバー補強コンポジットレジンブリッジの支台歯形成を説明できる．

3. コンポジットレジンクラウンとファイバー補強コンポジットレジンブリッジの製作方法を説明できる．

4. コンポジットレジンクラウンとファイバー補強コンポジットレジンブリッジの接着技法を説明できる．

## 1. 概説

### 1）臨床的意義

**コンポジットレジンクラウン**は歯冠色の審美的な全部被覆冠である．セラミッククラウンに比べての欠点も有するが，材料の機械的性質が向上したため，大臼歯部にも応用できる．

コンポジットレジン単体でブリッジを製作した場合，高い引張応力による連結部破折の危険性がある．連結部の補強構造体に金属の代替として**グラスファイバー**を用いることで，ブリッジの強化を図ることができる．この構造をもつブリッジが**ファイバー補強コンポジットレジンブリッジ（FRC fixed partial denture）**であり，メタルフリーの欠損補綴が可能となる．

### 2）適応症と禁忌症

クラウンは審美性の要求される部位の歯冠修復が適応となる．ブリッジは上下顎両側第二大臼歯まで残存している場合の臼歯部中間一歯欠損症例で，①第二小臼歯が欠損し，第一小臼歯と第一大臼歯を支台歯とするもの，②金属アレルギー患者の場合，①に加えて第一大臼歯が欠損し，第二小臼歯と第二大臼歯を支台歯とするものも適応となる．

支台歯の高径が過小な場合，ブラキシズムの習癖がある患者，過度な咬合圧がかかる場合は禁忌となる．

## 2. 支台歯形成

コンポジットレジンの厚みを確保するため，十分な切削量が必要である（図1）．また，隅角部は応力の集中を避けるため，鋭角や鋭縁がないように丸みを帯びた形成を行う．辺縁形態は**ディープシャンファー**あるいは**ラウンド（ラウンデッド）ショルダー**とし，辺縁部削除量は 1.0 mm 以上，咬合面で 1.5 ～ 2.0 mm，軸面で 1.5 mm 以上の支台歯形成量が望まれる．特にブリッジ咬合面には 2 種類のファイバーを設置するため，十分なクリアランス確保を行う．

## 3. 製作法

### 1）コンポジットレジンクラウンの製作法

コンポジットレジンクラウンの製作法は，次のとおりである（図2～6）．

1. 作業用模型の歯型歯頸部を除く部分にスペーサーを塗布
   クラウンの浮き上がり防止，セメントスペースの確保のため
2. レジン分離剤を歯型に塗布
3. オペーク，歯頸部色，デンティン色，エナメル色の順にペーストを築盛，仮光重合．歯冠形態と色調を再現する．
4. 最終重合，咬合調整，形態修正
5. 研磨．仕上げはダイヤモンド粉末配合ペーストを使用

---

コンポジットレジン
クラウン
composite resin
crown

レジンクラウン
resin crown

グラスファイバー
（ガラス繊維）
glass fiber

ファイバー補強コンポジット
レジン
fiber-reinforced composite
resin（FRC）

ファイバー補強コンポジット
レジンブリッジ
FRC fixed partial denture

ディープシャンファー
deep chamfer
finish line

ラウンドショルダー,
ラウンデッドショルダー
rounded shoulder
finish line

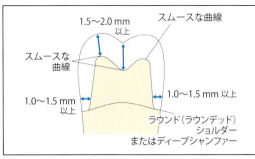

図1　支台歯形成の目安

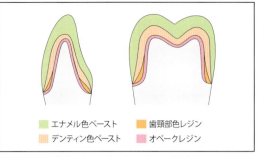

図2　コンポジットレジンクラウンの製作法

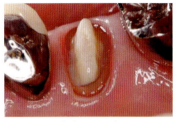

図3　コンポジットレジンクラウンの臨床例．支台歯形成

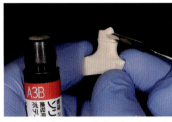

図4　歯型にコンポジットレジンを築盛

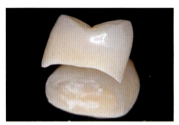

図5　完成したコンポジットレジンクラウン

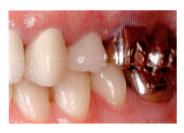

図6　装着したコンポジットレジンクラウン

## 2）ファイバー補強コンポジットレジンブリッジの製作法

　従来のジャケットクラウンと同様に作業用模型上で直接築盛，重合が可能である．製作法は以下のとおりである（図7～9）．

1. ファイバーコーピングの製作
　1支台歯について，2枚のファイバーネットを約45°程度ずらして重ね，歯型に圧接して光重合を行う．次に，ファイバーネットを歯型から取り出し，マージン部より約0.5 mm短くなるように調整する．
2. メインフレームの製作
作業用模型上でメインフレームの位置と長さを決定し裁断を行った後，歯型に圧接して光重合する．この際，メインフレームはできるだけブリッジ底部に設定する．
3. ファイバーコーピングとメインフレームの連結
重合収縮によるブリッジの変形を考慮し，ファイバーコーピングとメインフレームの連結は片方ずつ行うことが推奨される．
4. コンポジットレジンの築盛，重合，形態修正，研磨
コンポジットレジンを歯冠部およびポンティック部に築盛後，光および加熱にて最終重合させる．その後，形態修正，研磨を行い，ブリッジを完成させる．

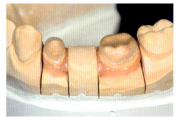
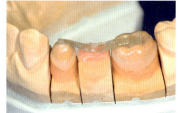
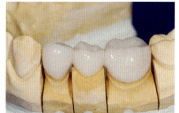

図7　ファイバーネットの調整　　図8　メインファイバーの設置　　図9　完成したファイバー補強コンポジットレジンブリッジ

### 4. 接着面処理と装着操作

#### 1）接着面処理（図10, 11）

　ファイバー補強コンポジットレジンブリッジの装着は，支台歯とブリッジの一体化を図ることが重要なため，接着機能をもつレジンセメントを使用することが必須である．

　ブリッジ内面は，試適後の接着阻害因子を除去後，アルミナブラスト処理し，シランカップリング剤を塗布してレジンセメントとの接着性向上を図る．支台歯に対しても被着体（象牙質，メタルコア，レジンコア）に応じたプライマー処理を行う．

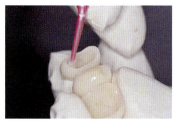
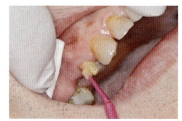

図10　ブリッジ内面へのシラン処理　　図11　支台歯へのプライマー処理

#### 2）装着（図12～14）

　プロビジョナルレストレーション除去後の支台歯表面の仮着材などの汚れを完全に除去するために歯面清掃を行う．試適は金属冠と同様に行い，調整後の研磨は専用の研磨材（ダイヤモンド粉末含有）を用いて仕上げ研磨する．前述の接着面処理を行った後，レジンセメントをブリッジ内面に塗布し，支台歯に装着する．余剰セメントは半硬化させた後に丁寧に除去する．

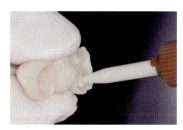
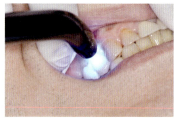
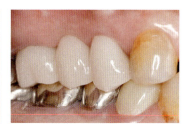

図12　ブリッジ内面へのレジンセメントの塗布　　図13　余剰セメントの除去のための仮重合（タックキュア）　　図14　装着したファイバー補強コンポジットレジンブリッジ

（五味 治徳，仲西 康裕，越智 守生）

section **5**

# メタルフリー補綴装置

## ポーセレンラミネートベニア │ **4**

### 一般目標

1. 歯質欠損，形態異常および変色に対する歯冠修復の臨床的意義と方法を理解する.
2. 部分被覆冠の種類と特徴を理解する.

### 到達目標

1. ポーセレンラミネートベニアの意義と特徴を説明できる.
2. ポーセレンラミネートベニアの適応症と禁忌症を説明できる.
3. ポーセレンラミネートベニアの利点と欠点を説明できる.
4. ポーセレンラミネートベニアの支台歯形態と形成について説明できる.
5. ポーセレンラミネートベニアの装着にかかわる器材と装着術式を説明できる.

## 1. 概説

### 1）臨床的意義

　ポーセレンラミネートベニアとオールセラミッククラウンの基本的相違は歯の削除量と装着システムである．ラミネートベニアの支台歯形成では歯質削除を原則としてエナメル質の範囲内とし，健全歯質を可及的に保存する．歯質の削除が少ない場合，ベニアの強度と保持形態が被覆冠に比して不十分となり，歯質，ベニアともに接着のための表面処理を施したうえでの装着が必須となる．以上を踏まえたうえで装着されたポーセレンラミネートベニアは，健全歯質に対する侵襲を最小限に抑えた歯冠色修復物と位置づけることができる．

ポーセレンラミネートベニア
porcelain laminate veneer

### 2）特徴

　ポーセレンラミネートベニアの適応症と禁忌症を**表1**に示す．現在では健全歯質の削除を最小限に抑えるという概念（**MID**）が浸透している．ラミネートベニアを応用することで，MIDの考え方を取り入れながら歯の外形を構築して行くことが可能となる．

　ポーセレンラミネートベニアをセラミッククラウンと比較した場合の利点と欠点を，**表2**に示す．

MID
minimal intervention
dentistry

## 2. 支台歯形成

### 1）形態異常歯の支台歯形成

　**正中離開**，**歯間空隙**，**円錐歯**などの症例では，形態が欠落している部分に歯冠の外形を付与するため，装着方向に対し，アンダーカットをなくす程度の形成にとどめ，歯質の削除を最小限とする．形成にはガイドグルーブを設けることもあるが，象牙質が露出しないよう注意を払うことが重要である（**図1～4**）[21]．歯の色に問題のない症例では，シェードガイドなどを用いて色調選択を行う．

正中離開
diastema

歯間空隙
open space

円錐歯
cone shaped tooth

### 2）変色歯の支台歯形成

　歯質の削除を最小限とし，咬合接触がある部分の削除を避ける．象牙質が露出しないよう注意を払う点は，他の症例と同様である（**図5～6**）[22]．

## 3. 製作法

### 1）印象と模型製作

　シリコーン印象材で歯列の印象を採得し，超硬質石膏と硬質石膏を注入して歯型可撤式模型を製作する．作業用模型を咬合器に装着する前に模型の印象を採得し，耐火模型材を注入して陶材焼成用の**耐火副模型**を製作する（**図7**）．以下，中切歯をもとに作業の流れを示す．

耐火副模型
refractory cast

### 2）陶材の焼成

　ベニアが隣接面を含む場合は，チェックバイトレコードなどを用いて上下の模

表1 ポーセレンラミネートベニアの適応症と禁忌症

| 適応症 | 禁忌症 |
|---|---|
| 表在性の齲蝕 | 深在性の齲蝕 |
| 歯間空隙，正中離開 | エナメル質の接着面積が少ない歯 |
| 歯の形態異常 | 広範囲のコンポジットレジン修復がある歯 |
| 変色歯 | ブラキシズム |
| 形成不全歯，破折歯 | 歯冠全体にわたるエナメル質形成不全歯 |

表2 ポーセレンラミネートベニアをセラミッククラウンと比較した場合の利点と欠点

| 利点 | 欠点 |
|---|---|
| 歯質削除量が少ない | 保持力が小さい |
| 形成時に局所麻酔の必要性が低い | ベニアの強度が確保しにくい |
| 支台歯隣接面を保護できる | エナメル質の接着面積が少ない場合，破折の危険性がある |
| 歯周組織への影響が少ない | 接着システムに対する知識が必要である |
| 歯質保存的再治療が可能である | 接着面処理と装着に技術を要する |

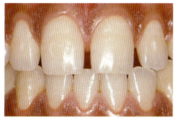

図1 27歳，男性．上顎前歯部歯間空隙による審美，発音障害の改善を希望

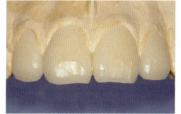

図2 患者の希望を重視して外形と色調を決定する．

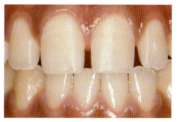

図3 エナメル質の範囲内で支台歯を形成

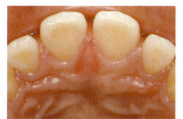

図4 形成後の舌側面観．舌面を切削していない．

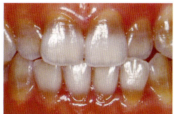

図5 18歳，女性．テトラサイクリン系抗生物質の服用履歴があり，変色が顕著

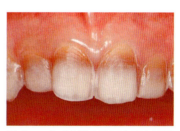

図6 エナメル質の範囲内で広範囲の形成を行ったが，接触点は確保している．

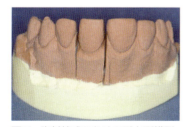

図7 陶材焼成のための耐火副模型

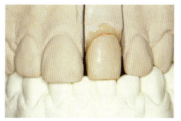

図8 咬合器に装着された上下歯列模型

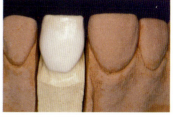

図9 耐火模型上での陶材の築盛と焼成

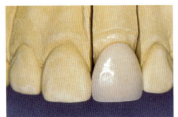
図10 完成したラミネートベニア

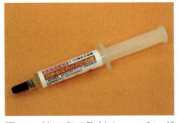
図11 技工室で陶材のエッチングに使用されるフッ化水素酸ゲル

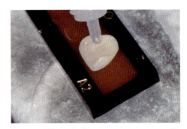
図12 技工室内で5～10%フッ化水素酸ゲルによるエッチング処理

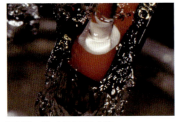
図13 流水下での水洗

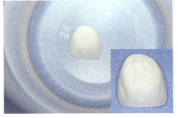
図14 メタノールまたはアセトン中で超音波洗浄し、乾燥

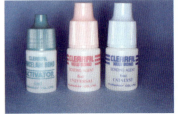
図15 シランと歯質接着性モノマーMDPを含む3液型のボンディング材

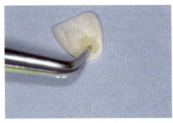
図16 ボンディング材をベニア接着面に塗布

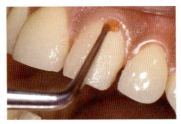
図17 リン酸ゲルによるエナメル質のエッチング処理

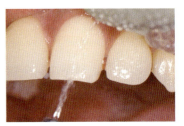
図18 シリンジによる水洗

型を咬合器に装着する（図8）．耐火副模型上に**焼成用陶材**を直接築盛してベニアを製作する．歯の色調を遮蔽したい場合はボディ色とオペーク色を兼ねる材料（**オペーシャスデンチン**など）を使用する．ボディ色，エナメル色の順に焼成し，形態修正後にグレージングを行う（図9，10）．

焼成用陶材（長石系陶材）
feldspathic porcelain

オペーシャスデンチン
opacious dentin

## 4. 接着面処理と装着操作

### 1）試適

　形態と適合状態を検査するための試適は力が加わらないように慎重に行う．この時点では内面の耐火模型材はアルミナブラストにより除去され，ベニアは破折しやすい状態となっている．削合は低速回転のカーボランダムポイントで行う．その後，順次，仕上げ用のポイントに移行する．

　色調を装着材料で調整するために，**試適用ペースト**を使用することもある．試適材料に含まれるグリセリンなどのアルコール成分とその他の油性成分はアセトン，メタノールなどで除去できる．変色歯以外の歯，あるいはオペーシャスデンチンで色調を調整されたベニアでは，試適用ペーストを使用しなくてもよい場合が多い．

試適用ペースト
try-in paste

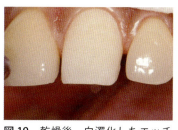
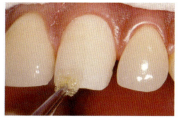
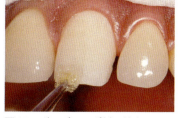

図19 乾燥後，白濁化したエッチング面

図20 ボンディング材の塗布

図21 光－化学重合型のレジン系装着材料

　試適を行うと内面に唾液などの接着阻害因子が接触することになるため，陶材およびエナメル質のエッチング処理は試適終了後，接着操作の直前に行う．

### 2）焼成陶材製ポーセレンラミネートベニア修復物の接着面処理

　完成した修復物は試適後，技工室において5〜10％のフッ化水素酸ゲル（図11）で1分程度**エッチング**を行う（図12）．フッ化水素酸処理によって陶材接着面はアンダーカットをもつエッチング面となる．**フッ化水素酸（HF）**は歯質に塗布するフッ化ナトリウム（NaF）あるいはリン酸酸性フッ化ナトリウム（APF）とは異なり，毒物である．したがって，誤用を避けるため，診療室内に保管することなく，技工室内限定で使用すべき処理液である．

　処理後ただちに水洗し（図13），水分と沈殿物を除去するため，メタノールまたはアセトンをプラスチックカップに注いで数分間超音波洗浄を施す（図14）．接着面を十分乾燥して診療室に移動する（図14右下）．診療室においては，一例として**シランカップリング剤（シランモノマー，TMSPMA, MPTS,** 図29〜31）と**酸性モノマー** MDP（175頁 図11）を含む3液型の常温重合型ボンディング材（図15）を混和し，修復物の接着面に塗布する（図16）．**ボンディング材**は装着直前に塗布し，圧縮空気で薄層とする．

### 3）支台歯エナメル質の接着面処理

　口腔内の支台歯エナメル質形成面は低速回転ブラシによる清掃後，37〜40％**リン酸**ゲルで30秒程度のエッチング処理を行う（図17）．その後の水洗，乾燥により，エッチング面は均一に白濁化する（図18, 19）．十分乾燥した表面にボンディング材を塗布し（図20），圧縮空気で薄層とする．

### 4）装着操作

　ベニアと歯質にボンディング材が塗布されている間に光－化学重合の2ペースト型レジン系**装着材料**（図21）を等長練和し，ベニアの接着面に塗布する．所定の位置にベニアを装着後，余剰材料を除去する（図22）．その後，複数方向から光線を照射する（図23）．セメントラインを構成する歯質と陶材の境界部には装着に用いられたコンポジットレジン系の材料が存在することから，陶材，あるいはコンポジット修復の研磨器材を使用して余剰材料の削合と研磨を行う．装着されたベニアの外観を図24〜27に示す．装着後も経過観察とメインテナンスを行う必要があることは他の補綴処置と同様である．試適から装着までの流れと技工室内限定で使用すべきフッ化水素酸ゲルについての説明を図28, 29に示す．

エッチング
etching

フッ化水素酸（HF）
hydrofluoric acid

シランカップリング剤，
シランモノマー
silane coupler,
silane monomer

TMSPMA
3-trimethoxysilyl-
propyl methacrylate

MPTS
3-methacryloyloxy-
propyl trimethoxysilane

酸性モノマー
acidic monomer

ボンディング材
bonding agent

リン酸
phosphoric acid

装着材料
luting agent

sec. 5 メタルフリー補綴装置

4. ポーセレンラミネートベニア

211

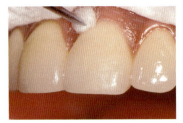
図22 光照射前に余剰材料の除去

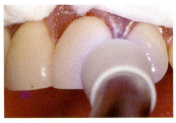
図23 照射器先端の位置と方向を変えて繰り返し光照射

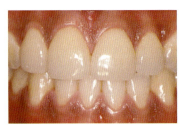
図24 装着後の唇側面観

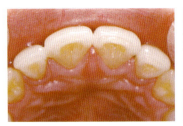
図25 装着後の咬合面観

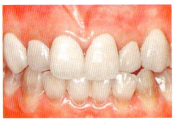
図26 図6の3 2 1|1 2 3に装着されたポーセレンラミネートベニア

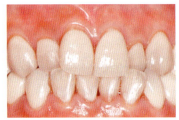
図27 図26の24年経過後

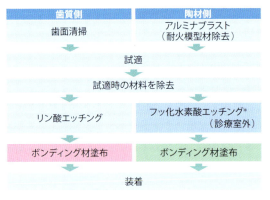
図28 ポーセレンラミネートベニア装着までの流れ
＊試適後，図11〜14の流れでエッチング処理を行う．

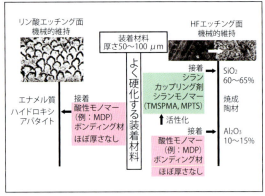
図29 機械的維持と化学的接着によるポーセレンラミネートベニアの装着

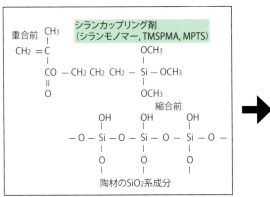
図30 代表的なシランモノマー（TMSPMA）と陶材表面の模式図

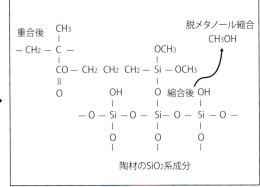
図31 シランモノマーが重合し，モノマー末端の一部と陶材表面が接着した模式図

（松村 英雄，小峰 太）

## section 5　文献

1)　松田哲治, 新谷明喜, 冨田祥子ほか : Procera All Ceram クラウンの臨床と適合性について. 日補綴会誌, 48: 543-548, 2004.

2)　新谷明一, 黒田聡一, 新谷明喜 : 保険導入された CAD/CAM コンポジットレジン冠の留意点. 東歯医師会誌, 62: 737-778, 2014.

3)　河合尚子, 新谷明喜, 林　捷 : トライボケミカル処理したジルコニアセラミックスに対するリン酸エステル系（MDP）接着材の接着耐久性. 日歯理工誌, 30: 74-80, 2011.

4)　Komine F, Honda J, Kusaba K, et al: Clinical outcomes of single crown restorations fabricated with resin-based CAD/CAM materials. J Oral Sci, 62: 353-355, 2020.

5)　Fukazawa S, Odaira C, Kondo H: Investigation of accuracy and reproducibility of abutment position by intraoral scanners. J Prosthodont Res, 61 : 450-459, 2017.

6)　伊藤　裕, 阿部俊之 : Chapter11 全部被覆冠, 歯冠色材料のみを用いたクラウン. 矢谷博文, 松村英雄 編. プロソドンティクス第Ⅰ巻. 186-190, 京都 : 永末書店, 2012.

7)　矢谷博文, 三浦宏之, 細川隆司ほか編 : クラウンブリッジ補綴学 第6版. 281-291, 東京 : 医歯薬出版, 2021.

8)　中村隆志, 宮前守寛 : 第6章 歯科用 CAD/CAM システムの臨床応用　CAD/CAM と歯冠修復技工. 末瀬一彦, 宮﨑　隆 編 : 日本歯科 CAD/CAM 学会, 全国歯科技工士教育協議会監修 : CAD/CAM デンタルテクノロジー. 112-119, 東京 : 医歯薬出版, 2012.

9)　中村隆志 : デジタル時代のオールセラミックレストレーション. 日補綴会誌, 4: 132-139, 2012.

10)　伴　清治 : Part 2 オールセラミックスの歯科理工学, オールセラミックスの歯科材料学. 藤田勝治 : 月刊歯科技工別冊オールセラミックレストレーション—基礎からわかる材料・技工・臨床—. 32-43, 東京 : 医歯薬出版, 2005.

11)　宮﨑　隆 : Part 1 ジルコニアの材料特性, 機械的特性. 三浦宏之, 宮﨑　隆, 馬場一美ほか編著 : ナノジルコニアを活かしたオールセラミック修復　新たなメタルフリー修復の時代. 6-7, 東京 : 医歯薬出版, 2010.

12)　荘村泰治 : 第3章 歯科用 CAD/CAM システム CAM の種類. 末瀬一彦, 宮崎　隆 編 : 日本歯科 CAD/CAM 学会, 全国歯科技工士教育協議会監修 : CAD/CAM デンタルテクノロジー. 62-65, 東京 : 医歯薬出版, 2012.

13)　伴　清治 : 第5章 歯科用 CAD/CAM システムで使用する材料. 末瀬一彦, 宮﨑　隆 編 : 日本歯科 CAD/CAM 学会, 全国歯科技工士教育協議会監修 : CAD/CAM デンタルテクノロジー. 78-91, 東京 : 医歯薬出版, 2012.

14)　Edelhoff D, Sorensen JA: Tooth structure removal associated with various preparation designs for anterior teeth. J Prosthet Dent, 87: 503-509, 2002.

15)　Komine F, Tomic M: A single-retainer zirconium dioxide ceramic resin-bonded fixed partial denture for single tooth replacement: a clinical report. J Oral Sci, 47: 139-142, 2005.

16)　Sasse M, Kern M: Survival of anterior cantilevered all-ceramic resin-bonded fixed dental prostheses made from zirconia ceramic. J Dent, 42: 660-663, 2014.

17)　Kern M: Clinical long-term survival of two-retainer and single-retainer all-ceramic resin-bonded fixed partial dentures. Quintessence Int, 36: 141-147, 2005.

18)　Sailer I, Hämmerle CH: Zirconia ceramic single-retainer resin-bonded fixed dental prostheses (RBFDPs) after 4 years of clinical service: a retrospective clinical and volumetric study. Int J Periodontics Restorative Dent, 34: 333-343, 2014.

19)　Wei Y-R, Wang X-D, Zhang Q, et al: Clinical performance of anterior resin-bonded fixed dental prostheses with different framework designs: A systematic review and meta-analysis. J Dent, 47: 1-7, 2016.

20)　Kern M, Passia N, Sasse M, et al: Ten-year outcome of zirconia ceramic cantilever resin-bonded dental prostheses and the influence of the reasons for missing incisors. J Dent, 65: 51-55, 2017.

21)　Matsumura H, Aida Y, Ishikawa Y, et al: Porcelain laminate veneer restorations bonded with a three-liquid silane bonding agent and a dual-activated luting composite. J Oral Sci, 48: 261-266, 2006.

22)　Nakamura M, Matsumura H: The 24-year clinical performance of porcelain laminate veneer restorations bonded with a two-liquid silane primer and a tri-*n*-butylborane-initiated adhesive resin. J Oral Sci, 56: 227-230, 2014.

section **6**

# 固定性補綴の関連領域

## 歯周病と固定性補綴処置 | **1**

### 一般目標

1. 歯周病を伴う固定性補綴治療を行ううえで必要な固定性補綴装置の特徴を理解する.

### 到達目標

1. 補綴治療に必要な歯周治療を説明できる.
2. 歯周組織に調和した支台歯形態を説明できる.
3. 歯周治療に必要なプロビジョナルレストレーションの特徴を説明できる.
4. 歯周組織に調和した固定性補綴装置の特徴を説明できる.
5. 歯周組織に配慮した固定性補綴装置の術後管理について説明できる.

## 1. 歯周治療と補綴治療計画

### 1）歯周治療

　最終的な固定性補綴装置装着のためには，機能および審美的要望に長期にわたり良好な状態が維持されるための健全な歯周組織確保が必要である．そのための固定性補綴装置には審美，機能面だけではなく，歯周組織と調和し，メインテナンス性に優れた補綴装置が求められる．

　このような固定性補綴治療を伴う場合の歯周治療は，基本的な治療計画は通常の歯周治療と同じである．すなわち，比較的浅いポケットを伴う歯周病では，歯周初期治療であるプラークコントロール，スケーリングおよびルートプレーニングにて対応し，初期治療後に再評価を行い，必要に応じて歯周外科処置を行うこととなる．このような歯周治療を行いメインテナンスが容易となるプロービングデプスが 3.0 mm 以下になるように治療を行う．

　また臼歯部では，ポケットの深さとともに根分岐部状態の確認が必要となる．根分岐部病変が進行している場合（**Glickman の分類**[1] で 2 度以上や **Lindhe と Nyman の分類**[2] で 2 度以上）は，初期治療とともにその症状に合わせてトンネリング，歯根分割法（ルートセパレーション）や歯根分割抜去法（ヘミセクション，トライセクション）などを行いメインテナンスしやすい環境を作る必要が出てくる（**図 1**）．

　これらの治療により歯周組織状態を改善してから，最終的な固定性補綴装置の治療となる．

Glickman の分類
Glickman's furcation classification

Lindhe と Nyman の分類
Lindhe & Nyman's furcation classification

### 2）補綴治療計画

　歯周治療を必要とする際の固定性補綴装置治療は，健全な歯周組織への固定性補綴治療に比べ，複雑な治療計画が必要となる．

　前処置として行われるプラークコントロールを含めた歯周初期治療，必要に応じて保存不可能な歯の抜歯を含めた外科処置，保存治療，矯正的処置および暫間補綴治療を行い再評価の後，必要に応じて歯周外科処置を行い，最終補綴治療開始となり，その後に術後管理となる（**図 2**）．

## 2. 歯周処置と支台歯形態

### 1）支台歯形態

　支台歯形態は，基本的には通常の形態と変わりがない．しかし，歯周治療を必要とする場合は特に，フィニッシュラインの設定に配慮が必要である．フィニッシュラインにおける固定性補綴装置の適合性は，生物学的要件からもできるかぎり向上させたものがよい．そこで通常，フィニッシュラインは，歯肉を傷つけることなく形成でき，印象も比較的容易，かつ正確に採得可能な歯肉縁上への設定がよいとされる．これにより適合が良好で歯肉への刺激が少なく，プラークコントロールを行いやすい補綴装置が製作できる．

　しかし，前歯部の唇側のような審美的要求が強い場合，歯周治療により歯根露出がある場合，もともとの歯冠補綴装置のフィニッシュラインが歯肉縁下に設定

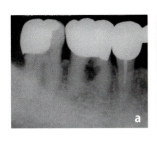
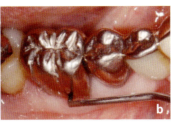

図1 根分岐部病変
a：根分岐部病変のエックス線画像
b：根分岐部病変のプローブ検査
Glickmanの分類で3度，LindheとNymanの分類で3度であり，進行した根分岐部病変であることがわかる．

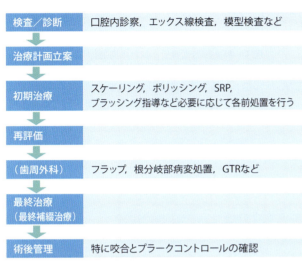

図2 歯周病を伴う場合の補綴治療の流れ

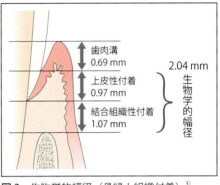

図3 生物学的幅径（骨縁上組織付着）[3]
生物学的幅径とは，上皮性付着 0.97 mm，結合組織性付着 1.07 mm の，計 2.04 mm を指す．歯周組織の健康を維持するために必要とされており，これを破壊しないように歯冠補綴装置を設計する必要がある．

されている場合や，歯質欠損が歯肉縁下に及んでいるような場合は，フィニッシュラインを歯肉縁上に設定できないことが多い．このような場合は，フィニッシュラインを歯周組織の状態をよく判定したうえで，歯肉辺縁や歯肉縁下に注意深く設定する．特に，歯肉縁下に設定する場合は，形成や印象採得の難易度が上がり，補綴装置適合の低下の可能性がある．

こうしたことから，**生物学的幅径**（骨縁上組織付着）（**図3**）[3]とプラークコントロールをも考慮し，歯肉溝内（0.5 mm 程度）に歯肉形態と相似形に注意深く設定する[4]（**図4，5**）．

生物学的幅径
biologic width

また，歯周外科処置を伴う際は，前歯でもフィニッシュラインは歯肉縁上とし，プロビジョナルレストレーションで歯肉の安定を図った後に最終形成で歯肉縁下とする．そして，マージン形態は良好な適合性を確保し，最終的に歯面とスムーズにすることが可能なシャンファーなどの形態とする．

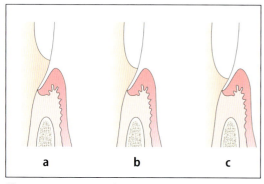
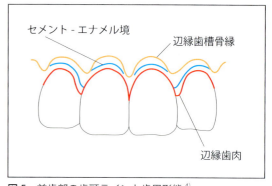

図4 フィニッシュライン
各フィニッシュラインの設定位置を示す．
a：歯肉縁上：プラークコントロールが容易であるが，審美的に問題が出やすい．
b：歯肉縁：歯肉の状態により歯肉縁下の設定が無理なときに用いる．
c：歯肉縁下：審美的に優れるが，プラークコントロールや形成が難しい．

図5 前歯部の歯頸ラインと歯周形態[4]
健康な歯周組織の場合は，辺縁歯肉，セメント-エナメル境，辺縁歯槽骨縁は相似形を描く．
支台歯形成時には歯周組織の状態を十分に確認してフィニッシュラインの位置を決める必要がある．

## 3. 歯周組織に配慮した固定性補綴

### 1）歯冠形態

#### （1）咬合面

咬合面の形態は，機能時以外での歯周組織への咬合力負担を減らし，咀嚼時は頰舌形態と調和して食物の流れが歯周組織へ悪影響を与えないような形態を付与する必要がある．

#### （2）唇舌面

唇舌面の形態は，豊隆（カントゥア）を十分配慮して決定する．カントゥアが大きすぎても小さすぎても歯周組織に対しては影響を与えるためであり，適正なカントゥアを付与することは，食物が歯冠部頰舌側から歯肉に沿い流れることにより，辺縁歯肉を保護しつつ歯肉への生理的刺激によるマッサージ効果と，自浄性が効率良く作用できる環境を付与することとなる．つまり，頰舌形態で自浄性と清掃性（プラークコントロール）に優れた固定性補綴装置を作り上げる必要がある（図6）．

また，歯肉縁でのＳ字状の形態を特に**エマージェンスプロファイル**と呼び，歯肉縁下の**サブジンジバルカントゥア**（マージンの適合性と歯周組織との調和を図る部分で，遊離歯肉をサポートしつつ密着することでプラークの侵入防止が期待でき，歯周組織の健康を保つことが可能となる部分）と歯肉縁上の**スープラジンジバルカントゥア**（清掃性や審美面に影響する部分）からなり，これにより歯周組織をサポートし歯周組織の保全を図れる固定性補綴装置となる（図7）[5]．このためには固定性補綴装置を製作する際には，以下の隣接面部で述べるような作業用模型が大切となる．

エマージェンスプロファイル
emergence profile

サブジンジバルカントゥア
subgingival contour

スープラジンジバルカントゥア
supragingival contour

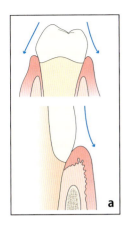 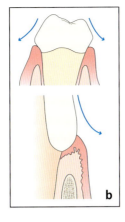 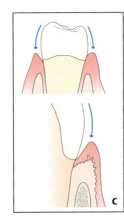

図6 カントゥア
各カントゥアの食物の流れ
（下は拡大図）
a：ノーマルカントゥア：マッサージ効果と自浄性に優れる.
b：オーバーカントゥア：自浄性に劣る.
c：アンダーカントゥア：辺縁歯肉に刺激が起こりやすい.

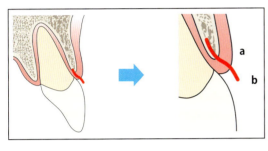

図7 エマージェンスプロファイル[5]
エマージェンスプロファイルは,
a：歯肉縁下で歯周組織との調和を図る「サブジンジバルカントゥア」と,
b：清掃性や審美性に影響する「スープラジンジバルカントゥア」からなり, S字状を呈する.

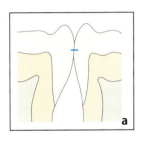 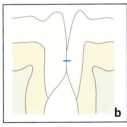 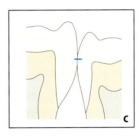

図8 隣接面部形態
適正な形態を付与すると食片圧入が抑制できる.
a：理想的な隣接面部形態
b, c：鼓形空隙の大きさや辺縁隆線の不調和などによる不適な隣接面部形態

## （3）隣接面

　隣接面部の形態は，食片圧入が起こらない形態が大切で，これには辺縁隆線と接触点の適正な付与が必要であり，歯間乳頭の形態を維持し健全な歯周組織を保持できるようにする.

　隣接面部には接触点を境に咬合面（切縁）寄りに上部鼓形空隙，歯肉寄りに下部鼓形空隙があり，どちらも適正な大きさと形を付与しないと食片圧入などの障害を生じ，歯周組織への影響が生じる．特に，下部鼓形空隙は通常，歯間乳頭により閉鎖されているため食片圧入が起こりにくいが，歯周病を伴う場合は歯肉退縮による空隙が生じることがある．こうした場合は，自浄性を考えて下部鼓形空隙を大きく開放する形態とすることがある.

　このような形態は，模型で固定性補綴装置を製作する際にも検討する必要があるが，通常の作業用模型に多い分割復位式模型では周囲歯肉が削除されるため，シリコーンガム模型や副歯型式模型などで周囲歯肉とのバランスを考えつつ製作する．この隣接面部の適正な形態を付与するには，結局は接触点の位置と強さが大切となり，歯間ブラシなどで清掃しやすい形態にすることが求められている（図8）.

## 2）固定を目的とした歯冠補綴

固定は，咬合力の分散化，歯の動揺の軽減による歯周組織の保護，接触点の回復と食片圧入防止や咬合の安定化などの目的から行われる．最終固定として行う際には，プラークコントロールが容易で側方力の軽減など歯周組織に影響が少ない設計を重要視する．特に固定性補綴装置としては，連続全部（または一部）被覆冠による固定性外側性永久固定となるため，装着後のメインテナンスを考慮し，プラークコントロールのしやすい装置を設計する．

## 3）欠損補綴

歯周病を伴う固定性補綴装置による欠損補綴（ブリッジを用いる治療）は，プラークコントロールが行いやすく，残存歯周組織への負担が少なくなるようにする．ブリッジを適応する場合，局部床義歯と比べプラークコントロールが難しい．したがって，デンタルフロスや歯間ブラシによる清掃が可能である形態を付与することが大切となる．

## 4. 術後管理

歯周病を伴っていた場合はプラークコントロールが重要となるが，歯根露出を伴っていたり，歯周組織の形態や性状などの面から難しいことが多い．特に前述した根分岐部病変治療後においては，清掃の困難性やポケットの再発が高いこと，および根面齲蝕が発生しやすいため，フッ化物の応用などの定期的なメインテナンスを行い，通常の固定性補綴時以上に歯科医師や歯科衛生士による術後管理が大切となる．

術後管理時には，通常行う固定性補綴装置の状態とともに歯周組織の状態確認や汚れの状態の確認を行い，必要に応じた処置を行うことが必要となる．したがって，口腔管理を行うために患者の状態に合わせたリコール期間を設定し，別記の検査項目の定期的な検査を行う（表1）.

特にこのなかでも補綴装置の装着を伴う場合は，メインテナンス時に必ず咬合と清掃状態の確認を行い，必要に応じて，咬合の調整とその時の口腔内状況に合わせたプラークコントロールを指導することが大切である．

表1　術後管理に行うべき検査項目

| 歯周検査 | エックス線検査<br>歯周ポケット測定<br>動揺度検査 |
| --- | --- |
| ブラッシング状態の確認 | |
| 残存歯の状態確認 | |
| 補綴装置の状態 | 咬耗，摩耗<br>マージン部適合状態<br>咬合状態<br>破損などの劣化<br>二次齲蝕 |

（星　憲幸，木本 克彦）

section **6**

# 固定性補綴の関連領域

## 再生医療の 固定性補綴治療への展開 **2**

### 一般目標

1. バイオテクノロジーの進展を踏まえ，冠橋義歯補綴学に必要となる再生医療の基礎知識を理解する．

### 到達目標

1. 再生医療を説明できる．
2. 補綴前処置における再生医療を説明できる．
3. 支台歯の歯周組織の再生医療を説明できる．
4. インプラント治療における再生医療を説明できる．
5. 歯の再生研究の現状について説明できる．

## 1. 再生医療とは

### 1) 再生医療

　口腔内の粘膜は，少々の傷であれば治癒して元通りになる．このように，われわれの体は損なわれた組織を復元しようとする能力（再生能力）をもっている．この再生能力は"幹細胞"が担っているが，組織の種類によって存在する幹細胞の数や性質は大きく異なる．そのため，欠損した組織が異なればその再生能力も異なる．たとえば，歯肉は比較的多くの幹細胞を含むため，多少切除しても組織は治癒・再生するが，幹細胞をもたないエナメル質や象牙質は削ってしまうと自己による再生は期待できないし，抜いてしまった永久歯が生えかわることもない．

　一方で，歯槽骨や歯根膜等の歯周組織には，少数ながら幹細胞が存在している．そのため，小さな欠損であれば適切な環境を与えることで自然治癒力を引き出して再生に導くことが可能である．ただし，欠損部位が大きい場合には幹細胞による再生能力が及ばないため自然に元通りにはならない．

　体や組織の一部にできた自然治癒が見込めない欠損を，適切な「生体材料」「生体活性因子」あるいは「細胞」を用いることで，自然治癒力を引き出して回復に導く治療の総称を**再生医療**と呼ぶ．また，再生医療を実現するために行われる研究全般を扱う学問分野が再生医学である．歯科領域の組織を対象とした再生医療を**再生歯科医療**，その学問分野を歯科再生医学と呼ぶ．

再生医療
regenerative medicine

再生歯科医療
regenerative dentistry

### 2) 固定性補綴治療と再生医療

　固定性補綴装置を用いた治療の目的は，失われた歯質あるいは歯の欠損に対する機能および審美性の回復である．この目的を達成するための治療アプローチには，人工代用物で"置換"する「修復治療」，あるいは自己の治癒能力を引き出して"再生"する「再生医療」がある（**表1**）．ただし，歯の硬組織という自発的な再生を望めない生体組織の欠損を対象にしているのが固定性補綴治療の特徴である．したがって，現在の医療技術のもとでは，歯の硬組織欠損の回復には，金属やセラミックスなどの人工材料を用いた修復治療法が理に適っている．

　しかしながら，固定性補綴治療で対象となる組織は歯の硬組織だけではない．

表1　固定性補綴治療における修復治療と再生医療

| | 修復治療 | 再生医療 |
|---|---|---|
| 欠損部の回復形態 | 置換 | 自己治癒の誘導（再生） |
| 欠損部を補うもの | 人工材料 | 細胞，組織 |
| 対象となる治療 | 歯冠修復治療 | 補綴前処置・顎堤形成術<br>・歯周組織再生術 |
| 対象とする欠損 | 歯冠硬組織 | ・ポンティック部の顎堤<br>・支台歯の歯周組織 |
| 欠損組織 | エナメル質，象牙質 | ・顎骨，口腔粘膜<br>・歯根膜，セメント質，歯槽骨 |
| 欠損組織の自然治癒力 | なし | 乏しいながらある |
| 治癒を支える幹細胞 | 存在しない | 少数ながら存在する |

最終的な補綴歯科治療に適した口腔環境を整えるためには，歯周治療や顎堤形成術などの補綴前処置が必要となる．補綴前処置では，支台歯の歯周組織（歯肉，歯根膜，セメント質や歯槽骨）あるいは歯の喪失後の顎骨が治療の対象であり，これらの組織はある程度の再生能力を有している．したがって，これら組織の欠損を回復する治療アプローチには，再生医療という選択肢が存在し，近年めざましく進展する再生医学によってその有用性は高まっている．

## 2. 補綴前処置における再生医療

### 1）顎堤形成術

歯の喪失後には，抜歯窩周囲の破骨細胞の活性に伴い顎堤の吸収が生じる．その結果，顎堤は垂直的（高さ）にも水平的（幅）にも萎縮した形態となる（図1）．また，顎堤吸収が進行した場合には，ブリッジ治療によるポンティックの適切な基底面形態が確保できないため，審美性および清掃性を損なってしまう（図2）．吸収した顎堤の形態を回復する**補綴前処置**として，顎骨あるいは口腔粘膜を再生する**顎堤形成術**が行われる．

補綴前処置
preprosthetic treatment

顎堤形成術
alveolar ridge plastics

#### （1）骨造成

顎堤の欠損に対して，垂直的，水平的に骨量を増やす治療を**骨造成**と呼び，欠損形態に応じてさまざまな骨造成術が考案されている．従来，広範囲の顎骨欠損の再建には，下顎骨のオトガイ部や下顎枝あるいは腸骨などから骨を採取して欠損部に移植する"骨移植術"が行われてきた．移植骨には骨芽細胞および成長因子が含まれており，移植骨片を足場にした優れた骨形成・再生が導かれるが，移植骨の採取に伴う患者の負担は大きい．そこで近年では，化学的に合成されたハイドロキシアパタイト，炭酸アパタイトやβ-リン酸三カルシウム（β-TCP）あるいはウシ由来骨（Bio-Oss）などの骨代替材料（**骨補填材**）を用いた骨造成術が広く行われている．

骨造成
bone augmentation

骨補填材
bone substitute

#### （2）口腔軟組織を用いた顎堤形成

固定性補綴治療によって高い審美性を回復するためには，支台歯と周囲軟組織を調和させた審美補綴治療が必要となる．ブリッジ治療において，ポンティック部の吸収した顎堤を再建する方法に，口蓋部位から採取した歯肉（あるいはその結合組織）を顎堤吸収部に移植する"遊離歯肉（結合組織）移植術"がある（図3〜5）．移植片の採取に伴う口蓋粘膜部の欠損は，コラーゲンスポンジなどの

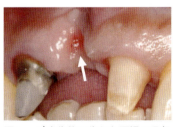

図1 喪失後に生じた顎堤の吸収

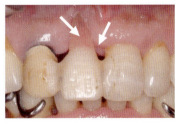

図2 欠損部ポンティックの適切な基底面形態が確保できないため審美性，清掃性を損なう．

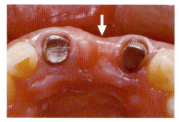
図3 唇舌的な顎堤吸収への歯肉移植術

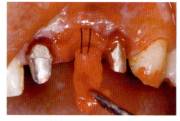
図4 口蓋部の歯肉を採取し，顎堤吸収部に移植

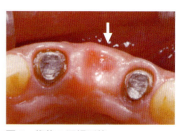
図5 術後の顎堤形態 顎堤の唇舌幅が回復[6]

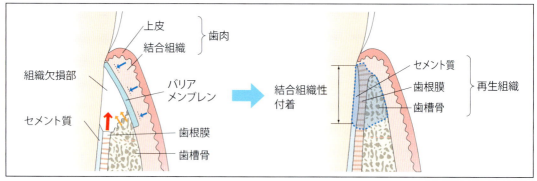
図6 GTR法による歯周組織再生

人工粘膜を用いることで再生される．口腔軟組織を用いた顎堤形成は，顎堤の吸収が著しい場合には骨造成術と併用される．

### 2）歯周組織再生

歯周病の進行による炎症反応は，歯周組織を破壊し歯槽骨の吸収を引き起こす．クラウンブリッジの支台歯に歯槽骨吸収を伴う場合には，前処置として歯周病の原因除去に加えて，失われた歯周組織の再構築を目的とした再生医療も行われる．

#### （1）組織再生誘導法（GTR法）

**組織再生誘導法**とは，歯槽骨欠損部位に，コラーゲンやポリマー製の膜（バリアメンブレン）を被せ，増殖力の高い歯肉の細胞が入り込まないように遮断しつつ，メンブレンと歯槽骨の間に歯周組織の再生を促す治療法である（図6）．メンブレンに覆われた歯根面には，残存する歯根膜組織から遊走した幹細胞が付着し，その結果シャーピー線維を含むセメント質および歯槽骨の再生が得られる．

組織再生誘導法
GTR
guided tissue regeneration

#### （2）生理活性因子を用いた歯周組織再生療法

**生理活性因子**を用いた歯周組織再生療法は，歯槽骨欠損部位に，吸収性の足場材料とともに薬剤（生理活性因子）を入れ，歯周組織の再生を促す治療法である．現在臨床応用されている生理活性因子には，**多血小板血漿（PRP）**，エナメル基質タンパク質（エムドゲイン），血小板由来増殖因子（PDGF-BB），骨形成タンパク質（BMP-2）や塩基性線維芽細胞増殖因子（bFGF）などがある．

生理活性因子
growth factor

多血小板血漿
PRP
platelet rich plasma

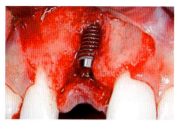

図7 GBR法による歯槽骨の再生
唇側の歯槽骨不足のため骨造成が必要となる症例[7]
(中野環先生〈大阪大学〉提供)

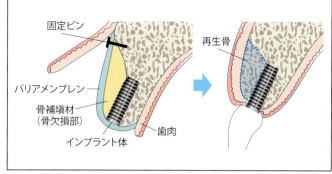

図8 GBR法

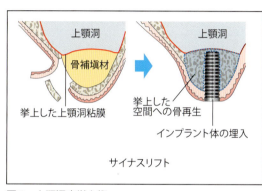
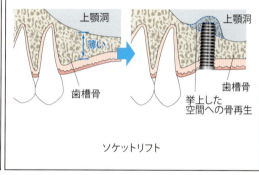

図9 上顎洞底挙上術

## 3. インプラントと再生医療

　インプラント体の土台となる顎骨の吸収が著しいと，適切な位置への埋入が困難となるため，骨造成が必要となる（図7）．また，上顎臼歯部の歯槽頂から上顎洞底までの骨高径が短い場合にインプラント体を埋入するためには，洞底部への骨造成が必要となる．これらの骨造成術には，以下の骨再生医療が行われている．

### 1）骨再生誘導法（GBR法）

　**骨再生誘導法**は，インプラント体埋入部の骨欠損部位に，骨補填材あるいは粉砕した自家骨や生理活性因子を入れてバリアメンブレンで覆い，欠損部への歯肉・歯槽粘膜由来の細胞の侵入を防ぎつつ，骨組織の再生を促す治療法である（図8）．特に少数歯欠損に対するインプラント治療の骨造成に有効である．

　欠損部が多数歯にわたる場合，あるいは審美的な軟組織の回復を求めるインプラント治療の場合には，GBR法に加えて歯肉移植による顎堤形成術が行われることが多い．

骨再生誘導法
GBR
guided bone regeneration

### 2）上顎洞底挙上術

　**上顎洞底挙上術**は，上顎臼歯部の吸収した顎堤にインプラント体の埋入が可能

上顎洞底挙上術
sub-antral augmentation

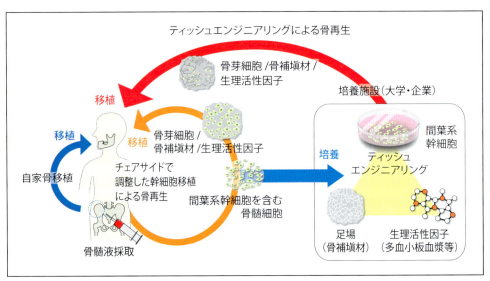

**図10　幹細胞を用いた顎骨再生**[8]
青矢印：従来の自家骨移植術．橙矢印：歯科外来のチェアサイドで骨髄液から調整した幹細胞をその場で骨補塡材と混ぜて移植に用いるアプローチ
赤矢印：骨髄液から間葉系幹細胞を培養して骨芽細胞を誘導し，骨補塡材および生理活性因子とともに移植するティッシュエンジニアリングのアプローチ

な骨量を得るために，歯槽骨の上顎洞底部に骨補塡材あるいは粉砕した自家骨や生理活性因子を塡入し，骨組織の再生を促す治療法である（図9）．

上顎洞前壁の骨を開窓し，洞底部から上顎洞粘膜を剝離挙上する側方アプローチ（サイナスリフト）と，歯槽頂から上顎洞底の挙上を行うアプローチ（ソケットリフト）がある．

### 3）幹細胞を用いた顎骨再生

自家骨の移植術は，広範囲の顎骨欠損を回復させる優れた治療法であるが，移植骨の採取に伴う患者の負担は大きい．また，骨代替材料には自家骨と同等の再生効果は期待できないのが現状であり，一部の製品ではその原料が動物由来である点や，完全に生体に吸収されない点などの課題が残っている．これらの課題を克服するため，近年では患者自身の**幹細胞**を用いた顎骨の再生医療が行われるようになった（図10）[8]．

幹細胞
stem cell

#### （1）ティッシュエンジニアリングによる骨再生

**ティッシュエンジニアリング**とは，幹細胞，足場，生理活性因子を組み合わせることで組織を再生する概念である．腸骨の骨髄から採取した間葉系幹細胞を培養して骨をつくる細胞へと誘導し，これを足場となる骨補塡材および骨形成を促す多血小板血漿などの生理活性因子とともに顎骨欠損部に移植する再生医療が行われており，治療期間の短縮など良好な効果が報告されている．

ティッシュエンジニアリング
tissue engineering

#### （2）チェアサイドで調整した幹細胞移植による骨再生

ティッシュエンジニアリングによる再生医療の欠点は，採取した幹細胞を培養

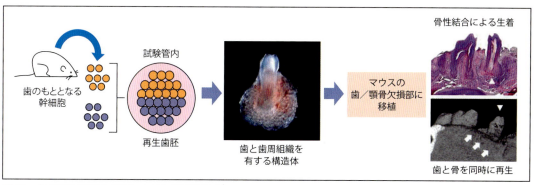

図11　歯の再生医療の実現に向けた基礎研究[12]

するために大がかりな設備が必要となり，治療費も高額になる点である．これに対して，歯科外来のチェアサイドで骨髄穿刺を行い，採取した骨髄液からその場で調整した幹細胞を，骨補塡材とともに顎骨欠損部に移植する再生医療も行われている．この治療法は細胞培養を伴わないため比較的容易に行うことができ，良好な骨造成を示すことが報告されている[8]．

なお，幹細胞やPRPを用いた再生歯科医療を行うためには，「再生医療の安全性の確保等に関する法律」を遵守し，厚生労働大臣への届出が必要である．

## 4. 歯の再生研究の現状

### 1） 歯根膜を有するインプラント

口腔インプラントは失われた歯の機能を回復する優れた治療法であるが，インプラント体は歯槽骨と直接的に結合（オッセオインテグレーション）するため歯根膜をもたない．そのため，現在のインプラント治療では，咬合力の受容や緩圧，あるいは歯の生理的な移動といった本来の生理機能を完全に取り戻すことは不可能である．この課題の克服に向け，幹細胞とともにインプラントを埋入することで歯根膜を付与する技術や[9]，インプラント体表面をセメント質に模した性質に改変することで埋入後に歯根膜を誘導する技術[10]が動物実験によって示されている．

### 2） 歯の再生

インプラントに用いられるチタン金属は生体親和性の高い材料であるが，近年，チタンによる歯科金属アレルギーの症例が報告されている[11]．インプラントに代わる次世代の欠損補綴治療となり得る"歯の再生医療"は歯科の夢であり，急速に発展するバイオテクノロジーはその実現を後押ししている．

現在の科学技術は，マウス胎仔から取り出した歯のもととなる細胞から歯胚を構築し，歯だけでなく歯根膜や歯槽骨を含む構造体を製作することを可能にしている（図11）[12]．また，生後のイヌから取り出した幹細胞から歯胚を構築し，これを同じイヌの顎骨に移植することで歯を萌出させ，歯列矯正で歯を移動させた報告もある[13]．さらに，抗体製剤を用いた歯の再生治療薬の研究も進んでおり[14]，次世代技術として期待されている．

（江草　宏）

コラム

## 補綴装置（prosthesis）の分類 ―米国の用語集2023 から―

| | |
|---|---|
| 固定性全歯列義歯<br>fixed complete denture<br>・complete はcomplete-arch,<br>full-arch coverage | セメント固定式 cement retained<br>・歯根膜支持，あるいはインプラント支持の全歯列ブリッジに相当 |
| | スクリュー固定式 screw retained<br>・インプラント支持の全歯列ブリッジに相当 |
| 固定性部分歯列義歯 fixed partial denture<br>・partial は partial-arch coverage | セメント固定式 cement retained<br>・歯根膜支持，あるいはインプラント支持の部分歯列ブリッジに相当 |
| | スクリュー固定式 screw retained<br>・インプラント支持の部分歯列ブリッジに相当 |
| 可撤性全歯列義歯<br>removable complete denture<br>・complete はcomplete-arch,<br>full-arch coverage | 粘膜支持 tissue supported<br>・従来型の全部床義歯に相当 |
| | 歯根膜（インプラント）粘膜支持〈可撤性全歯列オーバーデンチャー〉<br>tooth（implant）and tissue supported〈removable complete overdenture〉<br>・コーピング，バーアタッチメント，ボールアタッチメント，ロケーターアタッチメント，あるいは磁性アタッチメント等使用のオーバーデンチャーに相当 |
| | インプラント支持 implant supported<br>・バーアタッチメント等を使用したインプラント支持のオーバーデンチャーに相当 |
| 可撤性部分歯列義歯<br>removable partial denture<br>・partial は partial-arch coverage | 歯根膜（インプラント）粘膜支持〈可撤性部分歯列義歯〉<br>tooth（implant）and tissue supported〈removable partial denture〉<br>・クラスプ，テレスコープクラウン，歯冠内アタッチメント，あるいは歯冠外アタッチメント等使用の部分床義歯に相当 |
| | 歯根膜（インプラント）粘膜支持〈可撤性部分歯列オーバーデンチャー〉<br>tooth（implant）and tissue supported〈removable partial overdenture〉<br>・クラスプ，テレスコープクラウン，歯冠内アタッチメント，歯冠外アタッチメント，コーピング，ボールアタッチメント，ロケーターアタッチメント，あるいは磁性アタッチメント等使用のオーバーデンチャーに相当 |
| 顎顔面補綴装置<br>maxillofacial prosthesis | 耳介エピテーゼ auricular prosthesis<br>頭蓋骨エピテーゼ cranial prosthesis<br>下顎切除部エピテーゼ mandibular resection prosthesis<br>外鼻エピテーゼ nasal prosthesis<br>栓塞子，栓塞部 obturator<br>義眼 ocular prosthesis<br>眼窩エピテーゼ orbital prosthesis<br>舌接触補助床／発音補助装置 palatal augmentation prosthesis/speech aid<br>軟口蓋挙上装置 palatal lift prosthesis |

The Glossary of Prosthodontic Terms 2023: Tenth Edition. J Prosthet Dent 2023; 130 (4S1): e93.のFigure 1 を改変
complete, partial の解釈にSimon H, Yanase RT. Terminology for implant prostheses. Int J Oral Maxillofac Implants 2003: 18, 539-543. を参照

- 補綴装置：形態，機能および審美性を回復する目的で，ヒトの解剖学的構造の一部を人工的に補う装置.

- 固定性全歯列義歯：上顎あるいは下顎の全歯とそれに関連する解剖学的構造を補う固定性の歯科補綴装置.患者が装置を取り外すことはできない.どのような固定性歯科補綴装置であるかについては，保持の方法，構成，支持の種類，設計の特徴，固定の方法などの項目で説明される.

- 固定性部分歯列義歯：セメント固定，スクリュー固定，機械的アタッチメント，あるいは他の方法で，残存歯，歯根，口腔インプラント／アバットメントにしっかりと保持され，歯科補綴装置の主要な支持となり，部分無歯顎の歯列に歯を回復させる歯科補綴装置.患者が装置を取り外すことはできない.

- 可撤性全歯列義歯：上顎あるいは下顎の全歯とそれに関連する解剖学的構造を補う可撤性の歯科補綴装置.患者は，可撤性全歯列義歯を容易に装着でき，口腔内から取り外すことができる.

- 可撤性部分歯列義歯：部分無歯顎の歯列で数歯を補う可撤性義歯.可撤性部分歯列義歯は患者によって容易に装着でき，口腔内から取り外すことができる.

- 顎顔面補綴装置（MP）：顎口腔系や頭蓋顔面系の構造の一部または全部を補うための補綴装置.用語に関して，顎顔面補綴装置の分類には解剖学的部位，保持，支持，使用時期，材料，および形態から，補綴装置の種類が説明される.保持の方法は隣接軟組織，歯，口腔／頭蓋顔面インプラント，あるいはそれらの組み合わせなどで表され，軟組織保持MP，歯保持MP，インプラント保持MP，軟組織／インプラント保持MPのように用いられる.補綴装置の使用時期を表すために，外科用，暫間的，最終的の用語も用いられる.

The Glossary of Prosthodontic Terms 2023: Tenth Edition. J Prosthet Dent 2023; 130 (4S1): e51, e71, e93, e97.を和訳

（佐藤 正樹）

section **6**

# 固定性補綴の関連領域

## 固定性補綴の術後管理 | **3**

### 一般目標

1. 固定性補綴装置装着後の維持管理の目的を学ぶ.
2. 固定性補綴装置装着後の維持管理の方法を学ぶ.
3. 固定性補綴装置装着後のメインテナンスの重要性を学ぶ.

### 到達目標

1. メインテナンスの意義と目的を説明できる.
2. 術後に必要な検査を説明できる.
3. 術後に必要な検査の重要性と意義を説明できる.
4. ホームケアとプラークコントロールを説明できる.
5. プロフェッショナルケアを説明できる.
6. 問題に対する対応方法を説明できる.

## 1. 術後の診察, 検査

**固定性補綴装置**の装着により, 口腔機能や審美性が改善し患者の口腔関連QOL (Quality of Life) が向上する. しかし, 患者にとって補綴装置の装着は, 審美性や機能回復の終了ではなく, 開始であることを認識しておかなければならない. 補綴装置装着後の術後管理において, 補綴装置, 歯および歯周組織の経時的な変化や異常を適切に診察, 検査し, 発生した問題を早期に発見し対応する必要がある (図1).

固定性補綴装置
fixed dental prosthesis

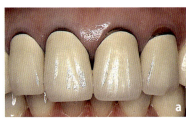
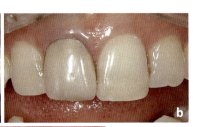
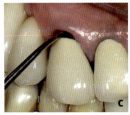
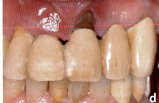

図1　口腔内で起こる経時的変化
a：歯肉退縮による陶材焼付冠メタルカラーの露出
b：支台歯と補綴装置の変色
c：二次齲蝕
d：歯周疾患による歯根露出

## 2. メインテナンス

### 1) メインテナンスの重要性

固定性補綴装置装着後に行うメインテナンスの目的は, 審美性や機能性が回復した良好な状態を長期間安定して維持, 管理することである. 適切に設計, 製作, 装着した補綴装置でも経時的変化が生じる. それとともに装着された支台歯, 歯周組織についても変化していく. そのため局所のみならず, 顎口腔系に機能障害が生じるような, さまざまな問題を引き起こすことがあり, メインテナンスの継続によりそれぞれの経時的変化を早期に発見し, 重大な問題に進行するのを予防することが重要である.

### 2) メインテナンス時の検査項目

メインテナンス時には, 固定性補綴装置, 支台歯, 歯周組織, 咬合状態を診察し, 検査を行う. また, 診察の際に患者の全身状態についても聴取することが重要である.

#### (1) 固定性補綴装置

表1　固定性補綴装置に対して診察・検査を行う部位, 方法, 使用器具

| 部位 | 方法 | 使用器具 |
| --- | --- | --- |
| 咬合面 | 咬合接触検査 | 咬合紙, ストリップス, ワックス, シリコーンゴム検査材, 感圧フィルム |
| 唇(頬)舌(口蓋)側面 | 視診, 触診 | 探針 |
| 隣接面 | 歯間離開度検査 | コンタクトゲージ, デンタルフロス |
| マージン部 | 視診, 触診, エックス線検査 | 探針, エックス線画像 |

固定性補綴装置は，**咬耗**や**摩耗**，表面性状や色調の変化および破損や亀裂の有無を検査する（表1）．補綴装置の咬合接触状態とともに対合歯の咬耗に関しても慎重な検査が必要である．隣接歯との接触状態は，歯の移動や隣接面接触部の破損により変化するため，コンタクトゲージやデンタルフロスを用いて検査する．隣接歯との接触点が喪失し，歯間離開が生じると食片圧入の原因となり，二次齲蝕や歯周疾患を促す状態になるため，注意深い検査が必要である．

咬耗
attrition

摩耗
abrasion, wear

### （2）支台歯

支台歯については二次齲蝕，歯根破折，根尖性歯周疾患および咬合について検査を行う．支台歯が無髄歯の場合，有髄歯と比較して歯根破折，根尖性歯周疾患が起こりやすいため慎重な検査が必要である．

#### ①二次齲蝕

二次齲蝕は補綴装置のマージン部と支台歯の間から生じることが多く，視診，触診，エックス線検査を行う．フィニッシュラインが歯肉縁下に位置している場合には，探針を用いた触診を行う（図1c）．エックス線検査を併用することでより詳細に検査できる．また，連結冠やブリッジが装着されている場合は，部分的な脱離の可能性を考慮し慎重に検査することが重要である．

#### ②歯根破折

歯根破折は，破折の程度や方向により患者の訴える症状が異なる．軽度の場合は違和感を訴える程度だが，炎症症状が著明になると歯肉の腫脹に伴い疼痛が発現する場合がある．エックス線検査は，破折線の走行が頬舌方向の垂直破折の場合には有用な検査法であるが，近遠心方向の場合には診断が困難な場合がある．また，歯根が垂直破折した場合，破折線に沿って同部の歯槽骨が吸収し，歯周ポケットが形成される．そのため，歯周プローブを用いて行うプロービングは，歯根の垂直破折の診断に有用な検査法である．水平破折の場合は，動揺度検査やエックス線検査が有用である．また，補綴装置脱離時には歯根破折を併発している場合が多いため慎重な検査が必要である（図2）．

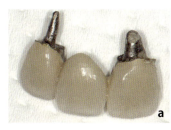 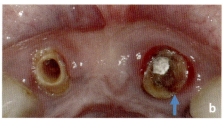

図2　ブリッジの脱離
a：脱離したブリッジ
b：脱離後の口腔内写真．矢印部に破折線を認める．

#### ③根尖性歯周疾患

根尖性歯周疾患の検査法は，根尖相当部の視診や触診，打診，エックス線検査が有効である．視診では腫脹，**瘻孔**の存在，エックス線検査では根尖部の透過像として診断できる（図3）．

瘻孔
sinus tract

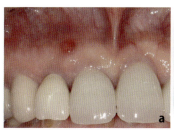 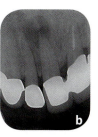

図3　瘻孔
a：唇側部に瘻孔を認める．
b：口内法エックス線画像．上顎右側中切歯根尖周囲に透過像を認める．

### (3) 歯周組織

　**歯周組織**は，プラークコントロールの状態，歯石の沈着状況，支台歯の動揺度，プロービングによる歯肉溝の深さ，炎症の有無，アタッチメントレベル，根分岐部病変について検査する．また，エックス線検査により支持歯槽骨と歯根膜腔の状態を検査する．

歯周組織
periodontal tissue, periodontium

### (4) 咬合

　**咬合**は，咬合検査により咬合状態に変化がないかを検査する．咬頭嵌合位の咬合接触関係，早期接触や偏心運動時の咬頭干渉などの咬合干渉の有無について検査する．ワックス，シリコーンゴム製の咬合採得材や咬合接触検査材，咬合紙，ストリップスを用いて検査し，感圧フィルムを用いることでより詳細な検査ができる．

咬合
occlusion

## 3. ホームケア

　ホームケアで患者が用いる主な清掃器具（**図4**）と使用法，使用部位を**表2**に示す．これらを用いて固定性補綴装置の形態や種類により，その装置に適した清掃器具と使用方法を補綴装置装着時に，丁寧に指導する必要がある．その際，患者を中心として歯科医師，歯科衛生士によるチームアプローチで行うことが重要である．

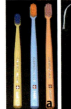 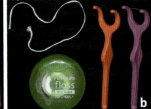 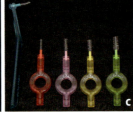 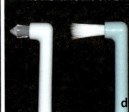 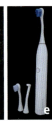

**図4　清掃器具**
a：手用歯ブラシ，b：デンタルフロス，c：歯間ブラシ，d：タフトブラシ，e：電動歯ブラシ

**表2　主な清掃器具と使用法，使用部位**

| 種類 | 使用法 | 使用部位 |
|---|---|---|
| 手用歯ブラシ | ブラシの毛先や脇腹を用いてプラーク除去や歯肉のマッサージを行う | 唇側面および頰側面<br>口蓋側面および舌側面<br>咬合面および切縁<br>歯頸部および辺縁歯肉 |
| デンタルフロス | 糸を用いて歯面に圧接させたままで歯軸方向に上下に動かす | 歯間隣接面<br>下部鼓形空隙 |
| 歯間ブラシ | 適切なサイズを選択し，歯間部に挿入し前後方向に動かす | 下部鼓形空隙 |
| タフトブラシ | ブラシ先端部で歯面をこするように用いる | 露出歯根面<br>下部鼓形空隙<br>最後方歯遠心面<br>孤立歯 |
| 電動歯ブラシ | 手用歯ブラシと同様に歯面に当てて使用する<br>手用歯ブラシに習熟できない小児や高齢者，手の不自由な方，要介護者などに有用<br>現在の電動歯ブラシの多くは音波歯ブラシで，ブラシを振動させて音波を生じさせ，音波振動によりプラークを除去する | 唇側面および頰側面<br>口蓋側面および舌側面<br>咬合面および切縁<br>歯頸部および辺縁歯肉 |

## 4. リコールとプロフェッショナルケア

### 1) リコール

リコールとは，治療終了後，患者に一定期間間隔を開けて定期的に来院してもらうことをいい，リコール実施の目的は，トラブルの予防や早期治療を行うためである．リコール時に歯科医師，歯科衛生士により患者の口腔内のプラークや歯石の沈着状態を診察し，装着した補綴装置，支台歯や歯周組織について検査を実施する．リコール間隔については，それぞれの患者の生活習慣，口腔清掃状態，装着した補綴装置などが異なるため，患者ごとに柔軟に設定し対応することが重要である．

### 2) プロフェッショナルケア

リコール時に行うプロフェッショナルケアの目的は，ホームケアで除去できない歯石，プラーク，着色，バイオフィルムを，器具を用いて機械的に除去することである．この機械的歯面清掃を PMTC（professional mechanical tooth cleaning）という．PMTC の実施はホームケア時の患者のプラークコントロールに対する意識の向上にも有用である．ブリッジのポンティック基底部は器具が届きにくいため，スポンジ付きデンタルフロスなどを用いてプラークを除去する（図5）.

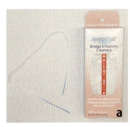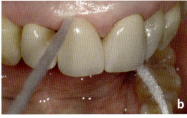

図5　ポンティック基底面の清掃
a：スポンジ付きデンタルフロス
b：スポンジ部分で清掃すると効率的にポンティック基底面部の清掃ができる．

## 5. 問題と対処法

メインテナンスの期間が長期に及ぶ場合，さまざまな問題が生じてくる．固定性補綴装置の再製作が必要となる場合には，問題が生じた原因を精査・除去したうえで再治療を行うことが重要である（表3, 4）．

歯周疾患や根尖性歯周疾患を認めず，支台歯の二次齲蝕が浅在性の場合や，前装冠前装部が破損し，除去に対するインフォームド・コンセントにおいて患者の同意が得られない場合には，コンポジットレジンなどを用いて直接法による補修修復を行う（図6）．部分床義歯の鉤歯になっている固定性補綴装置や広範囲に及ぶブリッジなど，固定性補綴装置の除去・再製作が容易でない場合には，オーバーキャスティング法[15]による間接法で治療を行う場合もある（図7）．可撤性ブリッジや術者可撤式のインプラント上部構造などは，口腔内から撤去し間接法で修理を行った後に再装着する場合もある．

表3 生体側に発生する問題と原因

| 検査部位 | 発生する問題 | 原因 |
|---|---|---|
| 支台歯 | 二次齲蝕 | プラークコントロール不良<br>合着セメントの溶出<br>マージン部不適合<br>カントゥア不良 |
| | 歯冠・歯根破折 | 咬合干渉 |
| | 根尖性歯周疾患 | 不適切な根管治療<br>歯髄壊死 |
| | 動揺 | 咬合干渉<br>歯周炎 |
| | 移動 | 咬合干渉<br>歯周炎 |
| 歯周組織 | 歯肉退縮 | 過度のブラッシング圧<br>咬合干渉<br>カントゥア不良<br>歯周炎 |
| | 歯周疾患 | プラークコントロール不良<br>合着セメントの溶出<br>マージン部不適合<br>カントゥア不良 |
| 残存歯 | 咬耗・摩耗 | ブラキシズム・異常習癖<br>加齢変化<br>対合補綴装置の研磨不足<br>過度のブラッシング圧 |

表4 固定性補綴装置に発生する問題と原因

| 発生する問題 | 原因 |
|---|---|
| 脱落 | 二次齲蝕<br>支台歯の形態<br>咬合干渉<br>合着セメントの溶出<br>ブラキシズム・異常習癖 |
| 咬耗・摩耗 | ブラキシズム・異常習癖<br>対合補綴装置の研磨不足<br>咬合干渉<br>使用材料の不備<br>過度のブラッシング圧 |
| 破損 | 咬合干渉<br>ブラキシズム・異常習癖<br>使用材料の不備 |

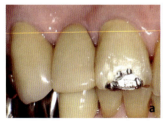
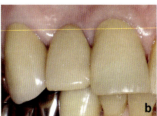

図6 補修修復
a：陶材焼付冠前装陶材の破折
b：コンポジットレジンによる補修修復

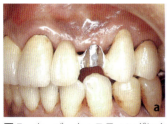
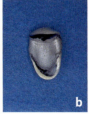
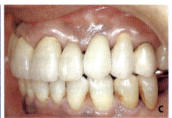

図7 オーバーキャスティングによる8ユニット陶材焼付ブリッジの部分的補修（文献15より許可を得て転載）
a：犬歯部のポンティックが破折したため部分的補修を計画した．連結部を残し，破折した陶材を唇側から舌側にかけて除去した状態
b：鞍状形態の陶材焼付補修冠（オーバーキャスティング）を製作し，試適後，接着面をアルミナでブラスト処理した状態
c：金属接着プライマーと接着材料を併用して装着された修復物の唇側面観

（上田 一彦）

section **6**

# 固定性補綴の関連領域

## 顎機能障害患者における固定性補綴 | **4**

### 一般目標

1. 顎機能障害患者における固定性補綴治療を
   理解するうえで必要となる基礎的な知識を
   学ぶ.

### 到達目標

1. 顎機能障害の定義を説明できる.
2. 顎機能障害の病態と病因を説明できる.
3. 顎機能障害の検査と診断を説明できる.
4. 顎機能障害の治療を説明できる.

## 1. 顎機能障害（顎関節症）の定義

　日本補綴歯科学会の顎機能障害の診療ガイドラインによれば，「**顎機能障害**は顎関節雑音，顎関節や咀嚼筋の疼痛，顎運動障害を主徴とし，顎機能だけではなく，ときには全身的にもさまざまな障害をもたらす症候群で，齲蝕，歯周病に次ぐ第三の歯科疾患といわれている．顎機能障害は国際的に認知されている TMD に対する日本語疾患名であり，わが国において最も一般的な疾患名であり日本顎関節学会の正式用語である**顎関節症**と同義である．」とされている[16]．

　顎関節症は 1956 年に上野により提唱され[17]，その後，病態解明に伴い疾患概念は明確になってきた．現在，顎関節症の概念は「顎関節や咀嚼筋の疼痛，関節（雑）音，開口障害または顎運動障害を主要症状とする障害の包括的診断名である．その病態は咀嚼筋痛障害，顎関節痛障害，顎関節円板障害および変形性顎関節症である」とされており[18]，顎関節症は顎関節や咀嚼筋を中心とした顎関節周囲組織の種々の病態，疾患の集合である[19]．

顎機能障害，
顎関節症
TMD
temporomandibular
disorders

## 2. 病態と病因

### 1）病態

　顎関節・咀嚼筋の疾患分類や顎関節症の分類は国内と国外で若干の相違が認められるが，国内では日本顎関節学会分類[18]（**表 1, 2**）が使用されている．最新版の特徴は，診断の重複／併記を容認し，Ⅰ～Ⅳ型の症型番号は括弧内に附記するように改めたこと，従来のⅤ型（その他のもの）を廃止したことなどである[18]．また，国際口腔顔面痛分類では，筋筋膜性口腔顔面痛と顎関節痛が該当する．

　咀嚼筋痛障害の病態は不明な点が多いが，末梢における筋の侵害受容，中枢における疼痛感受，痛みに対する対処能力が関与していると報告されている[20]．顎関節痛障害は，外来性外傷や内在性外傷などの病変である[19]．顎関節円板障害は関節円板前方転位が大部分を占め，開口時に関節円板が復位するものと復位しないものに大別される[19]．変形性顎関節症は退行性病変を主徴候としており，軟骨破壊，瘢痕形成，骨吸収，骨添加，骨変性などの変化が観察される[21]．

　国際的には，1992 年に，International RDC-TMD Consortium から発表された**RDC**/TMD が事実上の標準となっている．この RDC/TMD は臨床使用を目的とした改訂が進められ，**DC**/TMD として発表された[22]．DC/TMD の特徴は状態や部位（筋症状，関節円板動態，疼痛や炎症を含む関節状態）ごとに診断を行い，診断の併記を許すとともに，Ⅱ軸診断として身体軸とともに精神・社会的要因についても評価が行われることである．

　これまでは，国内の「顎関節症」と国外の「Temporomandibular disorders」の意味するところが完全に一致していないことが多く認められた．そのため，日本顎関節学会では 2011 年に症型分類と RDC/TMD 分類の検証委員会を立ち上げ，顎関節症分類の改訂を実施した[18]．

RDC
research diagnostic criteria

DC
diagnostic criteria

表1　顎関節・咀嚼筋の疾患あるいは障害（2014）[18]

| A．顎関節の疾患あるいは障害 | B．咀嚼筋の疾患あるいは障害 |
|---|---|
| 1．先天異常・発育異常<br>　1）下顎骨関節突起欠損<br>　2）下顎骨関節突起発育不全<br>　3）下顎骨関節突起肥大<br>　4）先天性二重下顎頭<br>2．外傷<br>　1）顎関節脱臼<br>　2）骨折（下顎骨関節突起，下顎窩，関節隆起）<br>3．炎症<br>　1）非感染性顎関節炎<br>　2）感染性顎関節炎<br>4．腫瘍および腫瘍類似疾患<br>5．顎関節強直症<br>　1）線維性<br>　2）骨性<br>6．上記に分類困難な顎関節疾患<br>　（特発性下顎頭吸収など） | 1．筋萎縮<br>2．筋肥大<br>3．筋炎<br>4．線維性筋拘縮<br>5．腫瘍<br>6．咀嚼筋腱・腱膜過形成症<br><br>**C．顎関節症（顎関節・咀嚼筋の障害）**<br><br>**D．全身疾患に起因する顎関節・咀嚼筋の疾患<br>　あるいは障害**<br>1．自己免疫疾患（関節リウマチ\*など）<br>2．代謝性疾患（痛風\*\*など） |

註1：咀嚼筋の疾患あるいは障害については，比較的発現がみられ，鑑別可能なものだけを挙げた．
註2：2001年改訂の顎関節疾患の分類の外傷性顎関節炎は，「3．炎症　1）非感染性顎関節炎」に含める．
註3：\*，\*\*の用語は，それぞれ国家試験出題基準のリウマチ性顎関節炎，痛風性顎関節炎と同義である．

表2　顎関節症の病態分類（2013）[18]

| ●咀嚼筋痛障害（Ⅰ型）<br>●顎関節痛障害（Ⅱ型） | ●顎関節円板障害（Ⅲ型）<br>　a：復位性<br>　b：非復位性<br>●変形性顎関節症（Ⅳ型） |
|---|---|

註1：重複診断を承認する．
註2：顎関節円板障害の大部分は，関節円板の前方転位，前内方転位あるいは前外方転位であるが，内方転位，外方転位，後方転位，開口時の関節円板後方転位などを含む．
註3：間欠ロックの基本的な病態は復位性関節円板前方転位であることから，復位性顎関節円板障害に含める．

（表1，2とも文献18を引用改変）

## 2）有病率と罹患率

　有病率は「ある集団における，ある一時点での特定の疾患や病態を有する人の割合」であり[23]，横断調査など明らかにされる有病患者割合である．これに対し罹患率とは「ある特定の疾患の発生の程度を示す指標である．ある集団において，ある一定期間（たとえば1年間）に新たに発生した患者数を，単位人口（曝露人口または危険人口）あたりの割合として示す．」[23]．顎関節症の有病率は対象により異なるが，10〜20％であり，男女比は1：2から1：3であることが報告されている[24-27]．顎関節痛の罹患率は年間人口100人あたり1.8〜3.9％程度と報告されている[28-31]．

## 3）病因

　顎関節症の病因は不明なことが多いが，多因子病因説が容認されている．日常生活などの環境（ストレスなど），社会因子（長時間のパソコン使用，集中する

作業，睡眠障害など），遺伝因子，宿主因子（咬合，顎関節形態，疼痛閾値，性格，習癖〈ブラキシズム〉，姿勢など），時間因子（要因への曝露時間）などが組み合わさり，閾値を超えたときに発症するという説が有力である[19]．

## 3. 検査と診断

### 1）検査

まず，通常の医療面接内容(69頁，section 3「1. 診察，検査，診断，処置」参照)のほかに，痛みや障害の程度，生活の質，社会・心理的状況，生活習慣，習癖などを聴取する．口腔外診察においては顎関節(圧痛，誘発痛，雑音の診察，下顎頭の運動量)，咀嚼筋(圧痛，誘発痛，関連痛)，下顎運動(最大開口量，エンドフィール，側方運動量，下顎運動経路)などを検査する．口腔内の診察においては歯・歯槽骨(歯ぎしりの影響を観察するための疼痛，歯の咬耗，歯の動揺，歯周ポケット，くさび状欠損，骨隆起)，咬合接触，下顎位，舌・頬粘膜の歯圧痕などを検査する．

エックス線検査として，パノラマエックス線撮影，パノラマ顎関節撮影（4分割)，顎関節単純撮影，頭部エックス線規格撮影，エックス線断層撮影，コンピュータ断層撮影（CT）などが挙げられる．エックス線検査では，顎関節症に類似した疾患との鑑別や，顎関節形態の変形（**図1**）を観察することが主なポイントである．核磁気共鳴撮像（MRI）は組織分解能が高く，関節円板を含む軟組織の異常に関する検査に有効である．顎関節症においては顎関節円板転位（**図2**），ならびに炎症性病変と関連がある **joint effusion** の検査に利用されることが多い．

joint effusion
関節滲出液

また，関節リウマチ，痛風などとの鑑別診断を行うために血液検査を行うこともある．

### 2）診断

顎関節症の診断に関しては，検査結果に基づき，**表1**に示した顎関節・咀嚼筋の疾患あるいは障害との鑑別を行い，病態の項目や**表2**に示した顎関節症病態分類に従って行う．

## 4. 治療法

### 1）治療方針

顎関節症は加療しなくても症状が寛解する患者が多いことが報告されているため[32]，経過を観察しながら治療を進めることが推奨されている．顎関節症の治療目標・管理目標は痛みを軽減すること，機能を回復させること，正常な日常生活を回復させること，病因に対する曝露時間を減少させることなどである[19]．

### 2）治療法の種類

顎関節症の治療には**表3**のようなものが挙げられる[19]．

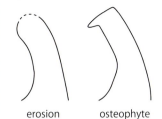

図1 顎関節の変形

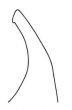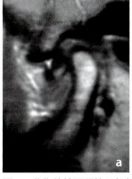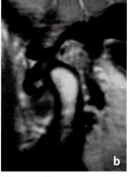

図2 非復位性顎関節円板転位 MR 画像
a：閉口時，b：開口時

表3 治療法の種類

| 生活指導 | 軟性咀嚼指導，日中に歯を接触しないような指導など |
|---|---|
| 理学療法 | 温熱療法，寒冷療法，電気療法，マッサージ，レーザー，鍼治療，下顎可動化訓練など |
| 薬物療法 | 消炎鎮痛薬，抗けいれん薬，抗うつ薬など |
| スプリント療法[33]（図3,4） | スタビライゼーションスプリントなど |
| 外科的療法 | パンピングマニピュレーション，関節鏡視下手術など |
| 心身医学・精神医学的な対応 | 精神科との連携による心身医学療法，薬物療法など |

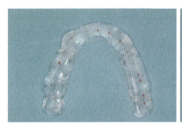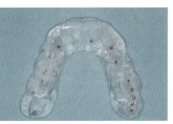

図3, 4 スプリントによる治療
スプリントの両側の小臼歯ならびに大臼歯が均等に接触していることが望ましい．スプリントの咬合接触面は，咬合平面に平行かつフラットな平面であることが望ましいが，ゆるやかな彎曲の陥凹があってもよい．ただし，対合歯咬合面の深い印記が残った状態は不適切である．下顎側方滑走運動に関しては，犬歯誘導あるいはグループファンクションを付与するのが望ましい．平衡側臼歯は下顎偏心位において離開することが望ましい．

### 3）治療における咬合治療

　咬合治療は患者の咬合状態を変化させる治療であり，咬合調整，補綴歯科治療，矯正治療などがある．咬合治療の顎関節症に対する有効性に関しては否定的な見解が多いが，賛否両論が存在しており，現時点では明確な結論には至っていない．

## （1）スプリント療法

可逆的治療と認識されているが，スプリント療法も咬合治療に含まれる．スプリントは夜間のみの使用に限定することが原則である．日本顎関節学会の診療ガイドラインでは，スプリントを短期間使用することが推奨されている[34]．

## （2）咬合調整

日本顎関節学会の診療ガイドラインにおいて，「顎関節症患者において，咬合調整は有用か？」というクリニカルクエスチョンに対し，顎関節症患者に症状改善を目的とした咬合調整は行わないことが強く推奨されている[35]．

また，咬合調整を行う場合の条件として，以下のように記されている．

> 独自の理論に基づく咬合調整を行う場合には，その根拠と害を十分に説明し，文書による同意を得たのち，医療提供者の自己責任の下に行うべきである．咬合調整が必要となった場合は，その根拠と害を十分に説明し，患者の同意の下に行うべきである．顎関節症以外（歯周病，咬合性外傷，不良義歯など）の治療目的による咬合調整は，今回の診療ガイドラインの目的とするところではない．明らかに歯科治療直後に発現した顎関節症の症状については，医学的にみてその治療の結果として生じた咬合関係の異常が症状発現の原因と考えられた場合，当該治療歯の咬合調整を妨げるものではない．

## （3）補綴歯科治療

補綴歯科治療は，顎関節症の症状緩和のために単独で行われることはほとんどない．顎関節症状軽減後に，咬頭嵌合位置の異常，咬頭嵌合位での咬合接触の異常，側方運動時の異常などが観察される場合に，補綴歯科治療を実施することになる（図5，6）．

## （4）矯正治療

矯正治療に関しても補綴歯科治療と同様に，顎関節症状緩和のために単独で行われることは少ない．顎関節症状軽減後に，矯正治療が必要な場合に行われることとなる．

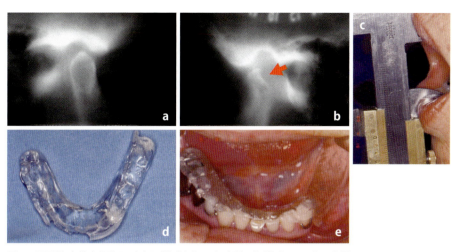

図5　顎関節症状寛解後に咬合再構成を行った症例．初診時．73歳，女性．
主訴：左側顎関節開口時痛
現病歴：初診半年前から顎関節雑音，2日前から開口時顎関節痛を認めていた．
a：右側顎関節断層エックス線画像
b：左側同画像．下顎頭の骨変形がある．
c：開口量は34 mmと制限されていた．
d：装着したスプリント
e：スプリント装着で，顎関節部の痛みが軽減．歯の咬耗やすれ違い咬合があり，咬合は不安定であったため，スプリントにて咬合位を決定した．

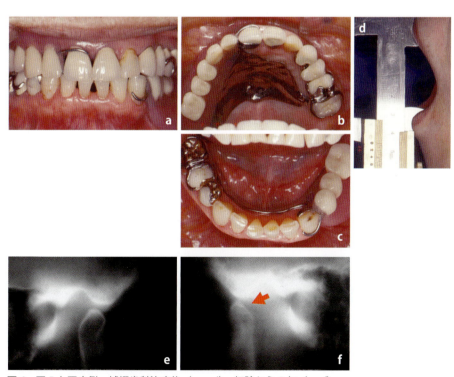

図6　図5と同症例．補綴歯科治療後（a〜d），初診から5年（e, f）
a〜c：スプリントで決定した咬合位で咬合再構成を行った．
d：顎関節部の痛みは軽減し，開口量は45 mmに回復した．
e：リコール時エックス線画像，右側顎関節断層
f：同，左側顎関節断層．下顎頭の骨変形は回復していた．　　　　　　　　　　（松香　芳三）

コラム

# 英単語でも日米に相違？

英単語にも変遷あるいは日米における認識の相違がある．米国の歯科補綴学学術雑誌 The Journal of Prosthetic Dentistry の投稿ガイド[1]には，使用が推奨されない用語 objectionable terms と，推奨される用語の対比が掲載されている（表）．また同誌の発行する用語集[2]には，かつて用いられたが現在は使用されない語obsolete termsや，俗語slangが併記されている用語がある．

日本では，同じ意味の場合，文字が少ないほうが好まれるが，英語はアルファベットが26文字しかないため，意味が理解しやすい単語は文字数が多くなる傾向にある．

推奨されない用語と好ましい用語の対比表

| 推奨されない用語 | 意味 | 推奨される用語 |
| --- | --- | --- |
| alginate | アルジネート | irreversible hydrocolloid |
| bite | 咬合 | occlusion |
| cure | 重合 | polymerize |
| final | 最終的な | definitive |
| lower | 下顎の | mandibular |
| model | 模型 | cast |
| overbite | 垂直被蓋 | vertical overlap |
| overjet | 水平被蓋 | horizontal overlap |
| prematurity | 早期接触 | interceptive occlusal contact |
| study model | 研究診断用模型 | diagnostic cast |
| take | 採得する | make（impressions） |
| upper | 上顎の | maxillary |
| X-ray, roentgenogram | エックス線写真 | radiograph |

対比表の単語は The Journal of Prosthetic Dentistry の投稿ガイドより[1]転載

かつて用いられたが現在は使用されない語　obsolete termsの例

| obsolete terms | 意味 | 推奨される用語 |
| --- | --- | --- |
| dentin porcelain | デンティン色陶材 | body porcelain |
| dowel | ポスト | post |
| incisal guide | 切歯指導板 | anterior guide table |
| overjet | 水平被蓋 | horizontal overlap |
| snap impression | 概形印象 | preliminary impression |

俗語　slang

| slang | 意味 | 推奨される用語 |
| --- | --- | --- |
| bridge | ブリッジ | fixed partial denture, fixed complete denture, fixed dental prosthesis |
| check bite | 咬合記録 | interocclusal record |
| open bite | 開咬 | open occlusal relationship, apertognathia |
| overbite | 垂直被蓋 | vertical overlap |

非標準的または非公式な語　non standard or informal

| non standard/informal | 意味 | 推奨される用語 |
| --- | --- | --- |
| biting force | 咬合力 | occlusal force |
| black triangle | ブラックトライアングル | interdental gingival space |
| sand-blasting | ブラスト処理 | air abrasion, airbone-particle abrasion |
| night guard | ナイトガード | occlusal device |

コラム　文献 ....................................................................................

1) J Prosthet Dent. Author information, <https://www.thejpd.org/content/authorinfo>; 2024 [accessed 7.5.24].
2) The Glossary of Prosthodontic Terms 2023: Tenth edition. J Prosthet Dent 130: e1-e126, 2023.

（古地 美佳）

section **6**

# 固定性補綴の関連領域

## 高齢者／有病者における 固定性補綴処置 **5**

### 一般目標

1. 高齢者と有病者の全身状態の把握と固定性
補綴処置時の対応について理解する.

### 到達目標

1. 高齢者における固定性補綴処置の特徴を説
明できる.
2. 有病者における固定性補綴処置の特徴を説
明できる.
3. 高齢者と有病者の固定性補綴処置における
偶発症予防策を説明できる.

## 1. 高齢者

### 1）高齢者の特性

#### （1）超高齢社会

近年，日本は**超高齢社会**となり，**平均寿命**は男性 81.05 歳，女性 87.09 歳で（2022 年）で，90 歳まで生存する人の割合は 2022 年には，男性 25.5％，女性 49.8％になっている．高齢者の残存歯数は，歯科治療の進歩，予防歯科の普及，1989 年に厚生省（当時）と日本歯科医師会が提唱して開始された**8020 運動**などにより，年々増加傾向にある[36]（**図1**）．それに伴い，かつては可撤性補綴処置が主流であった高齢者の補綴治療でも，固定性補綴処置の必要性が高まっている．

超高齢社会

平均寿命

8020運動

#### （2）高齢者の各種能力

高齢者では記憶力の低下など知的機能の一部は低下するが，それが病的な範囲になると認知症と呼ばれ，記憶障害，見当識障害，判断力の障害が起こる．また，運動機能の低下，感覚機能の低下が起こり，**日常生活活動（ADL）**の低下がみられる．免疫，代謝機能の低下，ストレスに対する予備能力の低下も起こる．しかし，高齢者の各種能力は若年者に比べ多様性があり，これらの加齢による変化も個人差が大きく，個別の評価が必要である．

日常生活活動
ADL
activities of daily living

#### （3）歯，顎口腔の特徴

形態面では，咬耗，歯の変色，透明象牙質の増加，歯髄腔の狭窄，歯肉の退縮，骨密度の低下，咬合高径の低下，下顎頭，関節結節の平坦化，矢状切歯路傾斜角や矢状顆路傾斜角の減少などが挙げられる．機能面では，筋力の低下，咀嚼能力の低下，咀嚼時間の延長，唾液分泌能力の低下，咳嗽反射，嚥下反射の低下などがある．

#### （4）口腔機能低下症

加齢により心身が老い衰えた状態は「フレイル」と呼ばれ，口腔に関しては，わずかなむせや食べこぼし，滑舌の低下といった口腔機能が低下した状態は「**オーラルフレイル**」と呼ばれている．口腔機能が低下した状態の診断名としては，「**口腔機能低下症**」が用いられている．口腔機能低下症は，いくつかの口腔機能低下の複合要因による病態である．7つの下位症状（口腔衛生状態不良，口腔乾燥，咬合力低下，舌口唇運動機能低下，低舌圧，咀嚼機能低下，嚥下機能低下）のうち，3 項目以上該当する場合に口腔機能低下症と診断される[37]．診断に用いられる口腔機能精密検査には，感圧フィルムを用いた**咬合圧検査**，**舌圧測定器**，グミゼリーを用いた**咀嚼能力検査**（**図2**）や咀嚼能率スコア法などがある．

オーラルフレイル

口腔機能低下症

咬合圧検査
舌圧測定器
咀嚼能力検査

### 2）高齢者における歯科治療の留意点

#### （1）プロブレムリストの作成

**医療面接**（現病歴，既往歴，常用薬剤，生活歴），視診，触診などの診察，モニターなどを用いた検査を通じて，知的機能や身体機能などの全身状態を心理社会的因子も含めて観察・評価する．それに基づき，診療上の問題点を挙げ，**プロブレムリスト**を作成する．

医療面接
medical interview

プロブレムリスト
problem list

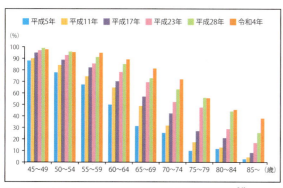

図1　20本以上の歯を有する者の割合の年次推移[36]

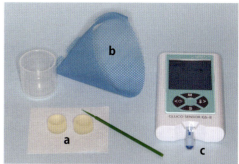

図2　グミゼリーを用いた咀嚼能力検査
グミゼリー（a）1個を20秒間自由咀嚼後，10 mLの水で含嗽し，咀嚼後のグミ（d）と水を濾過用メッシュ（b）内に吐き出してもらう．メッシュを通過した溶液中のグルコース溶出量（グルコース濃度）を咀嚼能力検査システム（c）にて測定する．

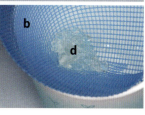

```
照会状

○○病院　○○科
○○○○先生御机下

患者氏名：□□□　性別：□　年齢：□□　生年月日：□□
診断：#1.上顎右側第一大臼歯欠損　#2.上顎右側第二小臼歯，
第二大臼歯齲蝕症　#3.心筋梗塞の既往

　お忙しいところ恐れ入ります．
　患者さんは，歯の欠損による咀嚼しづらさを主訴に○○月○○
日当科を受診されました．診察の結果，上記#1，2の状態で，
当科的には今後，ブリッジ（橋義歯）での同部の修復が望ましい
と考えております．
　治療内容としては，齲蝕部除去ならびにブリッジの土台（支台歯）
に適した形にするための歯の切削が必要で，口腔内の局所麻酔
も必要です．また，切削後，歯型の印象採得を行いますが，そ
の際電気メスによる歯肉切除も必要になる可能性があります．治
療時間は1回○○分程度と思われます．
　全身状態として上記#3の既往があり，現在貴科に定期通院中
と伺いました．つきましては，現在の貴科的病態，服薬状況，また，
歯科治療時の注意点等ご教示いただければ幸いです．
　何卒宜しくお願い申し上げます．
```

図3　歯科から医科担当医への照会状の例

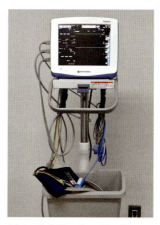

図4　生体モニターの一例

## （2）かかりつけ医との連携

高齢者は全身疾患を有する場合が多いため，医科の担当医，かかりつけ医に病状の照会を行い，歯科治療の可否，施行する場合の注意点について確認する（図3）．

## （3）家族，介護施設との連携

ADL，**要介護**度，全身疾患の有無や状態に合わせ，一人で通院可能か，付き添い，往診，入院かを判断するが，家族，施設との連携が必要な場合も少なくない．また，口腔内清掃の操作を自力で行えない場合があり，患者周囲への口腔ケアの指導，働きかけが重要となる．

## （4）治療中の全身管理

高リスク高齢患者では，治療時に**生体モニター**（図4）を用いて**バイタルサイ**

ン（血圧，心拍数，脈拍，動脈血酸素飽和度など）のチェックを行い体調の変化を的確に把握できるようにする．また，高齢者はストレスに対する予備能力が低下しているので，痛みによるストレス反応が出ないよう適切な除痛法を行う．必要に応じ，笑気吸入鎮静法，静脈内鎮静法などの精神鎮静法下で処置を行う．

### 3）高齢者における固定性補綴処置の特徴と留意点

#### （1）治療方針

残存歯質，歯周組織，欠損状態，咬合などの一般的な条件に加え，全身状態も踏まえて補綴処置を決定する．たとえば，歯の切削が難しい状況では，固定性ではなく可撤性補綴装置を選択するなど，高齢者の状況に合わせた配慮が必要である．

咬耗，下顎頭や関節結節の平坦化が進み，咬合高径の低下や矢状切歯路傾斜角，矢状顆路傾斜角の減少を認めることがある．高齢者の補綴処置では，顔貌や歯列全体の調和，顎機能障害の有無なども含めて総合的に検討し，これらの変化が為害性のある修正すべきものか，加齢変化として順応した許容できるものかを判断したうえで，補綴装置を設計する．また，高齢者は細かい口腔内清掃操作を行えない場合があり，清掃しやすいポンティック形態など，清掃性にも配慮する．

#### （2）インフォームド・コンセント

固定性補綴処置の種類，設計，他の選択肢などについて治療前に十分説明し，同意を得るのは若年者同様であるが，高齢者は理解力が乏しく，また，一度説明したことを覚えていない場合もあるため，家族などを含めた**インフォームド・コンセント**が必要となることもある．

インフォームド・コンセント
informed consent

#### （3）診療時の姿勢

体の柔軟性の低下，頸部や脊柱の彎曲，腰痛などで通常の水平位での姿勢をとれない場合や，長時間の同じ姿勢の保持が困難な場合がある．診療用ユニットの傾き，ヘッドレストの位置に配慮し，補助的に枕，クッションなども活用する．場合によっては座位での診療が必要である．

#### （4）支台歯形成，咬合採得，咬合調整時の留意点

舌の位置の保持や開口位をうまく制御できない場合があり，切削時にバー・ポイント類で粘膜を損傷しないよう配慮する．診療介助者の協力も得ながら口腔内バキューム，ミラー，専用の保護具などにより，舌，頬粘膜を確実に排除する．また，バキュームにより口腔内の水や唾液の吸引を確実に行うとともに，時々，休みをはさんで形成作業を進める．

高齢者では，歯肉退縮や**根面齲蝕**（図5），**くさび状欠損**（図6）が存在し，その部分まで補綴装置の辺縁を延長すると歯冠部軸面の削除量が多くなり，露髄や歯髄症状誘発のリスクが高まることがある．その場合はすべてを補綴装置で覆わず，根面齲蝕，くさび状欠損部分は別途，充填処置で対応する選択肢もある．

顎位が不安定で，咬合採得時の顎位の決定に苦慮する場合や咬合採得時に自力での顎位保持が難しい場合などがあり，配慮を要する．

根面齲蝕

くさび状欠損
wedge shaped defect
（WSD）

### （5）誤飲，誤嚥防止対策

咳嗽反射の低下，舌や頬，咽頭の運動機能の低下により，**誤飲，誤嚥**のリスクが高まる[38]．補綴装置の試適，合着操作時には口腔内への落下防止のための方策（補綴装置へのデンタルフロスの結紮（図7）や接着，ガーゼでのカバー，専用の落下防止カバーなど）をとる．印象材，咬合採得材の量に注意し，材料が咽頭部へ流れ込まないよう気をつける．リスクの高い患者には，口腔内スキャナー（IOS）の利用も検討する．

> 誤飲
> 誤嚥

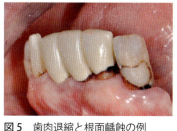
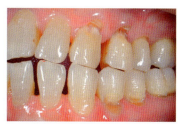
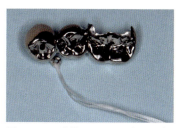

図5　歯肉退縮と根面齲蝕の例　　図6　歯頸部くさび状欠損の例　　図7　リング状のリムーバルノブにデンタルフロスを結紮

## 2. 有病者

### 1）高齢者に多くみられる全身疾患

心疾患，**脳血管障害**，がん，糖尿病，高血圧症，脂質異常症，呼吸器疾患，骨粗鬆症，認知症，**パーキンソン病**，関節リウマチ，廃用症候群などがあり，複数の疾患を併発している場合も多い．いずれも，治療前の十分な診察，検査，医科担当医への照会により，十分に病態，服薬状況などを把握しておく必要がある．

> 脳血管障害
> cerebrovascular disorder
>
> パーキンソン病
> Parkinson's disease

### 2）固定性補綴処置での留意点

#### （1）心疾患，高血圧症

心疾患には**虚血性心疾患**（狭心症，心筋梗塞），**心不全**，不整脈などがある．心筋梗塞発症後間もない時期は，必要最小限の応急処置にとどめる．治療時には血圧，脈拍，心電図をモニタリングする．心不全が重症の場合は座位姿勢で治療を行う．**ペースメーカー**使用患者には電気メスの使用は禁忌である．高血圧症でも血圧，脈拍のモニタリングを適宜行う．

固定性補綴処置では，局所麻酔，支台歯形成，印象採得時にストレスがかかりやすいが，心疾患，高血圧症患者ともに，痛みのコントロールに注意を払い，必要に応じて鎮静法を使用するなど，リラックスできる治療環境を整える．また，重症の高血圧，心疾患では，**アドレナリン含有の局所麻酔薬**や歯肉圧排コードの使用は危険である．

> 虚血性心疾患
> ischemic heart disease
>
> 心不全
> cardiac insufficiency
>
> ペースメーカー
> artificial cardiac pacemaker
>
> アドレナリン含有の局所麻酔薬

#### （2）脳血管障害

口腔顔面部に麻痺が存在する場合，歯の切削操作時に頬粘膜，舌を損傷しないよう注意する．また，印象材の誤飲や誤嚥にも注意が必要である．適切な顎位の保持が困難で，術者による顎位誘導が必要なこともある．

#### （3）呼吸器疾患

慢性気管支炎，気管支喘息，肺気腫，肺線維症などがあり，常用薬（気管支拡

張剤など）の持参，低酸素症の場合の酸素吸入器の準備，**パルスオキシメーター**によるモニターなどの対応が行われる．

パルスオキシメーター
pulse oximeter

### 3）固定性補綴処置で配慮すべきその他の疾患

#### （1）精神疾患

　精神疾患のなかには，明らかな咬合異常がないのに異常感を訴える場合があり，妄想性障害，セネストパチー（体感症）などでみられる．また，明らかな精神疾患の診断がつかない場合でも，他覚所見のない咬合異常を訴える症例があり，日本補綴歯科学会では**咬合違和感症候群**と名づけている．このような症例については慎重な対応が必要で，患者の主観だけでなく症状に見合う客観的な咬合異常の存在を確認してから補綴治療に入るのが原則である．

咬合違和感症候群

　近年は，歯科治療の診断，治療方針を立てる際に身体症状の把握だけでなく，心理社会的背景も考慮に入れた多軸診断が推奨されている．日本補綴歯科学会では多面的な評価のための10項目を提案している[39]（**表1**）.

表1　多面的な評価のための10項目[39]

| 1.　今回，あなたが受診することになった症状は，どのくらいの期間続いていますか？ |
| --- |
| 2.　今回，あなたが受診することになった症状のために，これまで何カ所の医療機関（歯科医院，他の科の医院，総合病院など）を受診しましたか？ |
| 3.　頭痛，肩，首のこり，めまい，耳鳴，手足のしびれ，背中や腰の痛みなどの症状のために医療機関（医院や病院など）で診察や検査を受けて，「異常がない」または「治療の必要がない」と言われたことがありますか？ |
| 4.　1日の起きている間，どのくらいお口のことが気になりましたか？ |
| 5.　不安を感じて緊張したことはありましたか？ |
| 6.　いらいらして，おこりっぽくなることはありましたか？ |
| 7.　心配事があって，よく眠れないことはありましたか？ |
| 8.　ほとんど1日中，ずっと憂うつであったり沈んだ気持ちでいましたか？ |
| 9.　ほとんどのことに興味がなくなっていたり，大抵いつもなら楽しめていたことが楽しめなくなっていましたか？ |
| 10.　いつもストレスを感じていましたか？ |

#### （2）歯科治療恐怖症

　不安障害，過換気症候群，パニック障害，強い**絞扼反射**などで，歯科治療に恐怖をもつ場合には，不安を軽減するよう信頼関係の構築，診療時のモニタリング，精神科などとの連携，術前投薬，鎮静法下での治療などの対応を行う．

絞扼反射
gag reflex

#### （3）顎口腔の不随意運動

　不随意運動には**オーラルディスキネジア**（特発性，薬物性，錐体外路系疾患ほか），**顎口腔のジストニア**などがある．薬物性の場合もあるので医科への対診が必要である．支台歯形成時には粘膜を損傷しないよう注意を要する．顎位が不安定で咬合採得や咬合調整が困難なこともある．

オーラルディスキネジア
oral dyskinesia

顎口腔のジストニア
oromandibular dystonia

（黒嶋 伸一郎，上田 康夫）

section **6**

# 固定性補綴の関連領域

## 口腔インプラント支台装置による 補綴処置 **6**

### 一般目標

1. 口腔インプラント治療の臨床的意義と方法を理解する.
2. 口腔インプラント補綴装置の種類とその製作方法, 装着時の注意点, また術後管理について理解する.

### 到達目標

1. 口腔インプラントの種類, 特徴, 目的および意義を説明できる.
2. 口腔インプラントの適応症と合併症を説明できる.
3. 口腔インプラントに必要な診察と検査を説明できる.
4. 口腔インプラントの治療計画, 治療手順を説明できる.
5. 埋入手術の方法を説明できる.
6. 口腔インプラントの上部構造の印象採得と咬合採得を説明できる.
7. 口腔インプラントの上部構造の製作手順と装着方法を説明できる.
8. メインテナンスの重要性を説明できる.

## 1. 口腔インプラントの基本構造

**口腔インプラント**（以下インプラント）は，骨内に埋入され歯根に相当するインプラント体，支台に相当するアバットメント，歯冠に相当する補綴装置で構成される（図1）．

口腔インプラント
oral implant

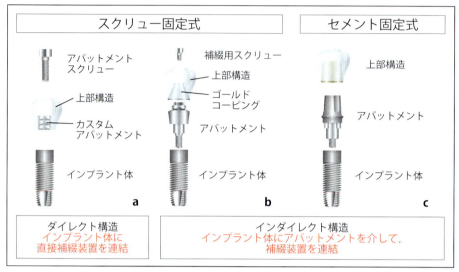

図1 インプラント上部構造維持機構（スクリュー固定とセメント固定）
a：UCLAアバットメントと上部構造を一体化させインプラント体に直接スクリュー固定
b：既製アバットメント（スクリュー固定用アバットメント・角度付きアバットメント）を介してのスクリュー固定
c：インプラント体にセメント固定用アバットメントを装着し，上部構造をセメント固定．アバットメントの種類に関しては，253頁「2）アバットメントおよび上部構造」を参照

### 1）インプラント体

#### （1）オッセオインテグレーション

インプラント体は純チタンあるいはその合金でできており，その生体親和性の高さから，骨とインプラント体表面が軟組織を介在せずに接触維持する，いわゆる**オッセオインテグレーション**を獲得する．埋入直後のインプラント体の安定性は，埋入直後のインプラント体と周囲骨との間の嵌合力である**一次固定（初期固**

オッセオインテグレーション
osseointegration

一次固定（初期固定）
primary stability

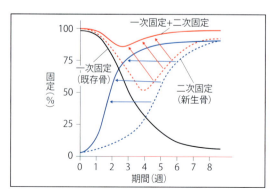

図2 一次固定と二次固定によって得られるインプラントの安定（文献40より引用改変）

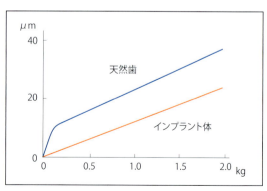

図3 天然歯とインプラント体の被圧変位量の違い（文献41より引用改変）

定）と，埋入後の骨治癒が進行して得られる生物学的安定性である**二次固定**の総和と考えられる．これらを向上しオッセオインテグレーションを早期に獲得するためのさまざまな研究が現在も行われている（図2）．オッセオインテグレーションを獲得したインプラント体は歯根膜を介さず直接骨と接しており，天然歯と異なる被圧変位量を示すため負担過重（オーバーロード）への配慮が必要である（図3）．

二次固定
secondary stability

### （2）インプラント体形状

インプラント体の形状は初期固定に影響を与える因子である．現在はスレッドを有するスクリュー型インプラントが主流である．インプラント体の形状はストレートタイプとテーパータイプに分類され，前者は埋入深度の調整が容易である，後者は解剖学的制約への適応や，埋入時に周囲の骨を圧迫するため軟らかい骨質の部位でも強固な初期固定が得やすい，などの特徴を有する．その他，各インプラントシステム独自の形状があり，条件によって使い分ける（図4）．

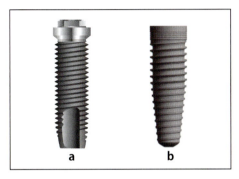

図4 インプラント体形状
a：ストレート形状
b：テーパー形状 （ⒸNobel Biocare）

### （3）インプラント体表面性状

インプラント体の表面性状は二次固定に影響を与える因子である．スクリュー型インプラント体の表面は，開発当初は旋盤で切削加工された比較的平滑な機械加工面であった．しかし，サンドブラスト，酸エッチング等のさまざまな表面処理を施し微細形状を与えることでインプラント周囲骨形成が促進されることが明らかとなり，現在では粗面加工されたインプラント体表面が主流となっている（図5）．さらに近年では，化学的構造に着目したさまざまな表面修飾に関する研究が行われており，早期にオッセオインテグレーションを獲得することが可能になっている．

### （4）インプラント体－アバットメント連結様式

インプラント体とアバットメントの連結様式にはエクスターナルジョイントとインターナルジョイントがある．インターナルジョイントは，さらに接合面の形態によってバットジョイントとテーパージョイントに分類される（図6）．エクスターナルジョイントはインプラントプラットフォームの外側に回転防止機構を有し，上部構造の製作が容易で着脱の自由度が高い反面，アバットメントスクリューが緩みやすく，回転や側方力に対しての抵抗性が低い．インターナルジョイントはインプラントプラットフォームの内側に回転防止機構を有し，アバット

メントとインプラント体の嵌合接触面積が比較的大きく，側方圧による応力の集中が少なくなるため，アバットメントスクリューは緩みにくい．さらにテーパージョイントはアバットメントの緩みが生じにくいだけでなく，微少漏洩が少なく，細菌感染の観点からも有利とされている．現在はインプラント体プラットフォーム部分での組織安定性を向上させるためにテーパージョイントに**プラットフォームシフティング**（プラットフォーム直径に対して，より小さい径のアバットメントを使用し，インプラント体‐アバットメント連結部をインプラントショルダーから内方に移動させること）の概念を合わせた連結様式が多くのインプラントシステムで採用されている．

プラットフォームシフティング
platform shifting

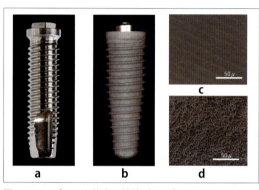

図5 インプラント体表面性状（a, b ©Nobel Biocare）
a：機械加工表面
b：粗面構造表面
c：代表的なインプラント体表面のSEM画像（機械加工）
d：代表的なインプラント体表面のSEM画像（粗面構造）

図6 インプラント体とアバットメントの連結様式

## （5）1回法外科手術と2回法外科手術

インプラント体の埋入術式は，粘膜骨膜弁を剥離し骨を露出させた後，埋入窩をドリルにて形成し，インプラント体の埋入を行う．埋入術式には**1回法**と**2回法**がある．1回法は，埋入手術直後からインプラント体もしくはインプラント体に連結したアバットメントが口腔内に露出する術式である．2回法と比較して手術の回数を減らすことが可能だが，手術創が口腔内に一部開放されるため，汚染のリスクがある．これに対して2回法では，埋入後にオッセオインテグレーショ

1回法インプラント外科手術
one-stage implant placement

2回法インプラント外科手術
two-stage implant placement

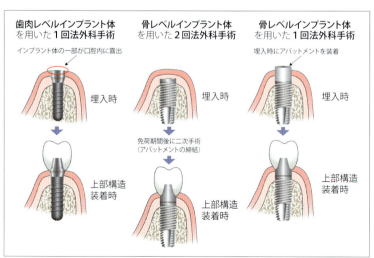

図7 歯肉レベルインプラント体と骨レベルインプラント体の違い

ンを獲得する期間，インプラント体を粘膜で完全に被覆するため，術後の加重や感染を防止することが可能である．しかし，治癒期間後に2回目の外科手術を行い，アバットメントの連結を行う必要がある（図7）．インプラント体の臨床成績には差がみられないことが報告されている．

インプラント体は，構造の違いにより歯肉レベルインプラント体と骨レベルインプラント体とに分類される．歯肉レベルインプラント体には，1回法のみが適用される．骨レベルインプラント体は，一般的に2回法で埋入されることが多いが，埋入手術の際に，アバットメントを装着することで1回法を適用することも可能である．

## 2）アバットメントおよび上部構造

インプラントの上部構造の種類は固定性上部構造と可撤性上部構造の2つに大別される．固定性上部構造はインプラント体にアバットメントを連結し，スクリューやセメントで固定するものであり，可撤性上部構造はインプラント体にアタッチメントを連結し，その上にオーバーデンチャーを装着する補綴装置である．

### （1）アバットメント

**アバットメント**とは粘膜を貫通し上部構造の支台となる装置であり，その種類・製作方法・材料はさまざまである．アバットメントの種類は形態があらかじめ決まった既製アバットメントと，患者の個々の形態に合わせて製作されるカスタムアバットメントに分類される．

製作方法は，既製の形成用アバットメントを形成する方法，ワックスアップでアバットメントの形態を成形し鋳造（鋳接）で製作する方法，CAD/CAMを応用して製作する方法などが挙げられる．鋳造にて製作する際には金合金が用いられ，形成やCAD/CAMを応用して製作する場合には，チタンやジルコニアが一般的に使用される．

アバットメントの選択基準は，上部構造の設計や固定様式により異なる．印象採得時の軟組織の状態，インプラント体の埋入位置・深度・方向，対合歯とのクリアランスなどを考慮して最終的な判断を行う．

アバットメント
abutment

### （2）固定性上部構造

上部構造の固定様式は，スクリュー固定式とセメント固定式に分類され，それぞれに特徴をもつ（表1）．

#### ①スクリュー固定式上部構造

**スクリュー固定式上部構造**には，インプラント体 – アバットメント – 上部構造の構成要素の観点から，インプラント体に直接，上部構造を連結するダイレクト構造と，インプラント体にアバットメントを連結し，その上に上部構造を連結するインダイレクト構造とがある（図1）．スクリュー固定式上部構造は術者可撤式であるため，スクリューの緩みや上部構造の破損などのトラブルの対応やメインテナンス時など，必要に応じて着脱が容易である．一方，インプラント体の埋入位置や角度によってはアクセスホールの位置が唇側面や咬合面に設置され，審美的および機能的に不利になることがある．また，大型の上部構造の場合には高い適合精度が要求される．

スクリュー固定式上部構造
screw-retained prosthesis

sec. 6
固定性補綴の関連領域

6．口腔インプラント支台装置による補綴処置

表1　スクリュー固定式上部構造とセメント固定式上部構造の比較[42]

| | スクリュー固定 | セメント固定 |
|---|---|---|
| 可撤性の付与 | 確実 | 困難あるいは不確実 |
| 連結上部構造の適合 | 精密な技工操作が必要 | セメント層がある程度補償 |
| 咬合付与 | アクセスホールが障害になることがある | 障害なし |
| 審美性 | アクセスホールが障害になることがある | 障害なし |
| 操作性・器具到達 | ドライバーによるスクリュー締結が必要 | 天然歯歯冠補綴と同等 |
| 前装材の破折 | アクセスホールの存在による構造的脆弱性 | 天然歯歯冠補綴と同等であるが修理困難 |
| 維持力 | 一定の保持力が得られる | アバットメントの軸面の高さと角度（テーパー）による保持力に依存する |
| 周囲組織への影響 | アバットメント–インプラント体間（バットジョイントの場合）のギャップの存在により細菌進入が危惧 | セメントの取り残しによるインプラント周囲炎の可能性 |

## ②セメント固定式上部構造

　**セメント固定式上部構造**は天然歯の補綴装置と同様に支台となるアバットメントに上部構造をセメントで合着あるいは仮着を行う．スクリュー固定式と比較するとアクセスホールが表面に存在せず，理想的な歯冠形態および咬合接触点の付与が可能となるため，機能的および審美的に有利である．また，セメントスペースにより上部構造の適合性がある程度補償されるという利点もある．一方で，上部構造装着時の余剰セメントの残留がインプラント周囲炎の要因となる，上部構造の着脱が困難であるなどの欠点があり，現在では，術後管理のしやすさからスクリュー固定式上部構造が主流になりつつある．

セメント固定式上部構造
cement-retained prosthesis

## （3）可撤性上部構造

　下顎無歯顎の補綴治療法としてMcGillコンセンサス（2002年）[43]では，オトガイ孔間に埋入された2本のインプラントで維持される可撤性の**インプラント・オーバーデンチャー**が第一選択とされている．インプラント・オーバーデンチャーの利点と欠点を**表2**に示す．通常の全部床義歯と比較すると，アタッチメントの種類（**図8**）にかかわらず，咀嚼能力，安定性，患者満足度などが高いと言われている．

インプラント・オーバーデンチャー
implant overdenture

表2　固定性上部構造と比較したインプラント・オーバーデンチャーの利点と欠点

| | |
|---|---|
| 利点 | 1. 治療計画，製作がシンプルで自由度が高く，経済性に優れ，手術侵襲も少ない |
| | 2. インプラントの数が少なくてすむ |
| | 3. 被蓋の改善，顔貌の審美性回復が容易 |
| | 4. 患者可撤式のため清掃性に優れる |
| 欠点 | 1. 義歯の動揺によるインプラント体への負担が大きい |
| | 2. 義歯やアタッチメントの破損などの機械的合併症が起こる可能性あり |

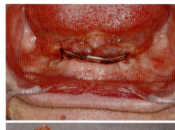
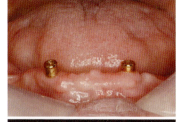
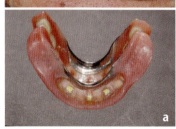
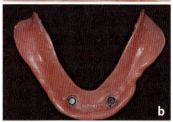

図8　インプラント・オーバーデンチャーの各種アタッチメント
a：バーアタッチメント
b：ロケーターアタッチメント

### （4）広範囲顎骨支持型装置

適応に制限があるものの平成24年に保険収載され，インプラントを顎顔面補綴に応用した補綴装置である．広範囲にわたる顎欠損症例では，従来の顎義歯では咀嚼機能回復が困難であったが，**広範囲顎骨支持型装置**では，インプラントを支持源として用いることで，良好な効果が示されている．広範囲顎骨支持型装置においても，固定性と可撤性の装置が用いられるが，残存組織の状態などで適応を選択する．

広範囲顎骨支持型装置
long-spanned implant retained maxillofacial prosthesis

## 2．口腔インプラント補綴処置をするにあたって

### 1）歯列の欠損による主な症候

臼歯部の欠損に対して治療介入を行わなかった場合，咀嚼障害，対合歯の挺出，隣在歯の傾斜，咬合の変化などが生じ，前歯部の欠損では，審美障害や構音障害などが生じる可能性がある．

### 2）診察と検査

インプラント治療を安全に行うためには，治療に先立ち患者の全身および局所の状態を正確に把握し評価することが必要不可欠である．インプラント治療のリスクファクターとなる全身状態ならびに局所状態を評価するための診察と検査について以下に示す．

#### （1）全身状態の診察と検査
①全身状態の診察

インプラント治療は外科侵襲を伴うので，通常の歯科治療よりも詳細な全身状態の把握が必要である．全身状態を把握するために，血圧，体温，脈拍などのバイタルサインの測定を行う．また，循環器系の疾患（高血圧症，虚血性心疾患，先天性疾患），血液疾患，貧血，出血性素因，糖尿病，骨粗鬆症，肝・腎機能障害，ウイルス性感染症，精神・神経系疾患，アレルギー疾患，放射線治療の既往など慎重に既往歴の聴取を行わなければならない．

さらに，これらの疾患に伴う投薬の状況についての聴取だけでなく，お薬手帳の確認や医科の主治医に対診を行い，全身の状況を把握しておく必要がある．喫煙の有無に関しての問診も重要となる．

**②全身状態の検査**

　血液の一般検査，生化学・血清学的検査，感染症の検査ならびに空腹時血糖検査，尿検査，心電図検査，胸部エックス線検査などを全身的臨床検査として評価する．対診先の検査結果でも可能であるが，通常は 1 カ月以内のデータを用いる．また，静脈内鎮静法や全身麻酔を使用する場合には，術前検査を基に，麻酔科医による面談が必要である．

## （2）局所状態の診察と検査

　患者の局所状態がインプラント治療を行うのに適しているか，また，インプラント治療が患者にとって最適な治療であるか否かを判断するために必要な項目（**表3**）について検査を行う．

表3　局所の評価に必要な検査項目（文献 44 より引用改変）

| | |
|---|---|
| 顎関節，筋 | 顎関節，咀嚼筋，パラファンクション |
| 口腔内 | 咬合状態，残存歯，欠損部位，唾液量 |
| 軟組織 | 病変，付着歯肉 |
| 欠損状態 | 欠損部顎堤の形態，対合歯とのクリアランス，頰舌的位置関係，欠損部顎堤弓の形態，欠損形態と咬合支持 |
| 審美領域 | リップサポート，フェイシャルサポート，リップライン，スマイルライン，pink esthetic score（PES）とwhite esthetic score（WES），歯間乳頭再建，歯肉の厚み／スキャロップ形態 |
| 研究用模型 | 顎堤形態，対向関係，歯冠長 |
| エックス線 | 骨量，骨質，上顎洞，脈管，神経 |
| 口腔機能 | 咀嚼，発音，嚥下 |
| QOL | 口腔関連QOL評価 |

## （3）インプラントのリスク評価

　インプラント治療に対するリスクファクターは主に，手術に対するリスクファクター，オッセオインテグレーションの獲得と維持に対するリスクファクター，上部構造の製作と維持に対するリスクファクターの3つに分類される．治療を行ううえで，患者の有するリスクファクターに関して十分に考慮することが重要となる．さらに，患者の有する疾患が禁忌症に相当するかの判断も重要となる．これは絶対的禁忌症と相対的禁忌症に分類される．相対的禁忌症は，状態が改善すれば適応症として扱うことができる症例を指し，コントロールされていない感染症や糖尿病，高血圧症などがある．絶対的禁忌症は，症状の改善が望めない疾患を有する場合で，重症心疾患，先天性血液凝固因子欠乏症，透析患者，末期の悪性腫瘍患者などがこれにあたる．

### 3）治療計画の立案

#### （1）診断用模型，診断用ワックスアップと診断用テンプレート製作

研究用模型を製作した後，欠損部顎堤にワックスを用いて歯冠形態を形成する．これを診断用ワックスアップといい，最終上部構造の形態を想定して製作する．ワックスパターンを形成した研究用模型に基づいて治療計画の立案を行う．最終上部構造の歯冠形態およびその位置からインプラント体の埋入位置や方向を決定して，診断用テンプレートを製作する（図9）．インプラント体と埋入部位の指標とするため，エックス線造影性を有する材料を埋め込み，エックス線撮影を行う（図10）．

現在では，診断用ワックスアップした歯冠形態をデジタル画像上に取り込むことで，より最終補綴装置の形態を意識したコンピュータシミュレーション診断が可能となっている（図11，12）．

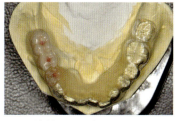
図9　診断用テンプレート

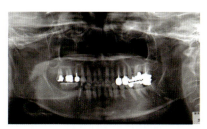
図10　パノラマエックス線検査

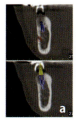
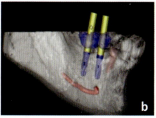
図11　シミュレーションソフトウェアを用いた診断
a：クロスセクショナル画像上でのインプラント埋入計画
b：3D画像上でのインプラント埋入計画

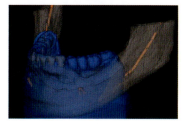
図12　デジタル画像上に表示した顎骨とワックスパターン

#### （2）エックス線検査（パノラマエックス線検査とCT検査）

診断用ガイドプレートを装着し，パノラマエックス線検査ならびにCT撮影，歯科用コーンビームCT撮影を行う．どの検査法を適応するか明確な基準はないが，それぞれの特徴を理解して症例に応じて適切な検査を行う必要がある．

#### （3）パノラマエックス線検査による評価

パノラマエックス線撮影では，顎骨の状態がインプラント治療に適しているか評価を行う．評価の要点は，①骨量，②骨形態，③顎骨や上顎洞の大きさや形態，④下顎管，オトガイ孔の位置，⑤周囲軟組織に問題となる疾患がないことである．

## （4）CTとシミュレーション診断

パノラマエックス線検査ならびに診断用ガイドプレートを装着し撮影したCT画像を基に，コンピュータシミュレーション診断を行う．シミュレーション時には**MPR像**（多断面再構成画像）を用いインプラント体が埋入される頬舌方向の断面を作成し，インプラント体の大きさ，長さ，方向などのコンピュータシミュレーションを行う．現在では，シミュレーションで立案した埋入計画を基に，埋入手術の際にドリルの位置や方向，深度を規定するガイド（サージカルガイドプレート）を製作し，シミュレーション通りの正確な埋入手術を行うことが可能である．

（松浦 尚志，山口 雄一郎）

MPR
multi planar reconstruction

# 3. 口腔インプラント補綴治療の術式

インプラント体埋入手術後，適切な治癒期間を経たのちに，インプラント上部構造を製作，装着し，術後管理を行う．本稿では主に固定性上部構造（インプラント支持型固定性補綴装置）の術式について解説する．

## 1）印象採得

### （1）印象採得の方針

インプラント上部構造はおおむね間接法で製作されるため，作業用模型製作のための印象採得を行う．オッセオインテグレーションを獲得したインプラント体は，咬合力などの加重に対する変位の様相が天然歯と異なる．すなわち，天然歯の歯根周囲に存在する歯根膜により，天然歯は加重に対して粘弾性変位を示す．

一方，顎骨に直接接するインプラント体は，加重に対する変位が天然歯よりきわめて小さく，動き方は直線的である（**図3**）．そのため，インプラント体は天然歯と上部構造で連結しない設計とすることが原則となる．

天然歯支台歯は，術者の支台歯形成によるため，支台歯形態が歯ごとに異なる．これに対し，金属から機械加工で製造されるインプラントは規格形態を有しており，後述する専用のコンポーネントを用いることから印象採得に求められる形態再現性は天然歯の印象採得より低い．一方，歯根膜による生理的動揺範囲を有する天然歯に対してインプラントの動揺はきわめて小さいことから，インプラント上部構造には高い適合性が求められる．そのため，インプラントの印象採得では位置的関係の高い正確性が求められる．

加えて，補綴装置の辺縁が周囲軟組織の高さとほぼ同一である天然歯の補綴装置に対して，インプラントの上部構造はおおむね顎骨の高さを基準に位置づけされるため，補綴装置の一部が粘膜を貫通する構造となる．すなわち，インプラントの印象採得では，インプラント周囲軟組織の形態の記録が求められる．

### （2）印象レベル

インプラント補綴装置はインプラント体，アバットメント，上部構造で構成される．一部の補綴装置では，アバットメントと上部構造を一体として製作し，インプラント体に直接接続する．これに対してインプラント体にアバットメントを接続し，その上に上部構造を製作する場合もある．補綴装置の構造に合わせてイ

ンプラントの印象採得は，①インプラントレベルと，②アバットメントレベルに大別される．

## ①インプラントレベル

インプラント体の埋入位置の確認を模型上で行う場合，インプラント体に連結するアバットメントを模型上で選択，製作する場合など，ほぼすべてのインプラント補綴治療で行われる．

## ②アバットメントレベル

アバットメントを口腔内でインプラント体に連結したのち，アバットメント上にスクリュー固定される上部構造を製作する場合にのみ行われる（**図13**）．

## （3）印象方法[45]

インプラント体は規格形態を有していることから，アバットメントと接するプラットフォームと内部構造の一部をインプラント体と同様の形態を付与したアナログというコンポーネントを作業用模型に設置し，そのうえで上部構造を製作する．インプラントの印象採得では，口腔内のインプラント体の位置を正確に作業用模型上に再現するために，印象用コーピングというコンポーネントを使用する．印象用コーピングは，インプラントレベル用とアバットメントレベル用が用意されている（**図14**）．

一方，インプラントの印象採得方法は，①クローズドトレー法と②オープントレー法に大別される．

## ①クローズドトレー法

印象採得するインプラント体に適切な印象用コーピングを連結し，歯列に対する印象用コーピングの位置を，通法に従い印象採得する方法である．後述する②オープントレー法で，特殊な穴あきトレーを用いるのに対して，一般の印象採得に用いるトレーを用いることから「クローズドトレー法」と呼ばれる．クローズドトレー法用の印象用コーピングは，トレー内に収まる程度の大きさであり，操作が簡便であることから，印象採得操作は容易である．一方，印象撤去時に印象用コーピングを一度印象から外したのち，作業用模型製作時にアナログと連結した印象用コーピングを印象内に戻す操作を要することから，印象採得の寸法精度が劣る．

## ②オープントレー法

クローズドトレー法による印象採得の寸法精度を向上させることを目的とした，インプラント治療に独特な印象方法である．インプラント体あるいはアバットメントに接続したオープントレー法用の印象用コーピングを印象内に取り込んだ状態でトレーごと撤去する．印象から印象用コーピングを取り外すことがないことから，高い寸法採得精度が確保できる．さらに，連続する複数のインプラントの印象採得では，印象用コーピング同士を常温重合レジンで連結固定することにより，位置的関係の寸法精度をさらに向上させることが可能となる（**図15**）．

一方，印象用コーピングの着脱には口腔内でのドライバー操作を要するため，より大きな開口量が求められることとなり，印象操作には熟練を要する．

印象採得後には，印象用コーピングに接続したアナログ周囲にガム用シリコーンを適用したガム付き作業用模型を製作する（**図16**）．

sec. 6
固定性補綴の関連領域

6.
口腔インプラント支台装置による補綴処置

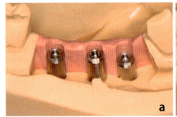
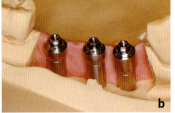

図13 異なるレベル印象から製作されたガム付き作業用模型
a：インプラントレベルの作業用模型
b：アバットメントレベルの作業用模型

図14 印象用コーピングとインプラントアナログ

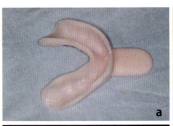
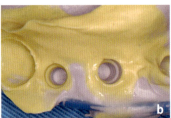
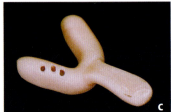
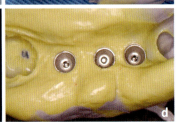

図15
①クローズドトレー法
a：クローズドトレー
b：印象用コーピングの陰型印象
②オープントレー法
c：オープントレー
d：印象用コーピングの取込印象

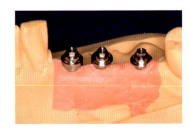

図16 ガム付き作業用模型

### 2）咬合採得

　歯列の欠損状態に応じて，残存歯に調和した顎位と咬合接触・滑走を付与した咬合再構成を行うことが，インプラントを適用した補綴治療における目標となる．インプラント補綴治療における咬合採得では，天然歯に対する補綴治療における咬合採得に準じた操作が原則となり．対象となる欠損歯列において，残存歯による咬合関係が確保されている場合には，その咬合関係の記録を採得する．一方，残存歯による咬合がすでに失われている場合には，全部床義歯の咬合採得に準じた顎位の決定と記録を行う．頭蓋・顔面に対する上顎歯列の位置記録，顎運動の記録と咬合器の調節についても，天然歯に対する補綴術式に準じる．

　一方，多数歯欠損症例に対してインプラントを適用した固定性補綴治療を行う場合の咬合採得では，一般の有床義歯に用いる基礎床と咬合堤からなる咬合床を用いるほか，直接インプラントに固定する咬合床を応用する．対合歯との接触についても常温重合レジンを用いて記録を行う．咬合床の位置的安定度合いが高く，咬合床自体の変形がきわめて少ないため，精度の高い咬合記録が可能である（図17）．

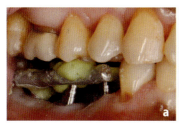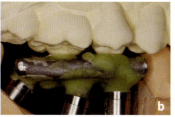

図17 固定式咬合床を用いた咬合採得
a：レジンテーブルによる咬合採得
b：レジンテーブルでの顎位の再現

### 3）プロビジョナルレストレーション

　天然歯に対するクラウンブリッジ補綴治療と同様に，インプラント上部構造の製作過程ではプロビジョナルレストレーションが適用される．特に，インプラント治療では高い支持機能の回復が可能なため，咬合力の増加などの著しい咀嚼機能の回復がなされる．顎関節や咀嚼筋などのリハビリテーションの進行を，プロビジョナルレストレーションで確認する．一方，上部構造は周囲の口腔衛生管理が適切に実施可能な形態が付与されているかを十分に確認し，必要に応じて調整を行ったのちに，最終上部構造の形態に反映させる．

### 4）試適，調整

　インプラント補綴装置の口腔内試適から装着までの手順は，天然歯に対するクラウンブリッジ補綴装置に準じて行う．

#### （1）隣接接触点

　インプラントは被圧変位量が小さいため，50 μmのコンタクトゲージが抵抗なく入るように調整された場合，食片圧入を生じることとなる．厚み25 μm程度の咬合紙がちぎれず，抵抗感を伴って引き抜ける，あるいはデンタルフロスを挿入する際，天然歯間よりも強めの抵抗感を生じる程度を調整の目安とする．スクリュー固定式上部構造では，上部構造の固定に用いる補綴スクリューの締結時の抵抗感（最終締結感）により強すぎる接触を手指で触知することができる．

#### （2）適合

　セメント固定性上部構造では，天然歯へのクラウンブリッジ補綴装置と同様に，補綴装置の辺縁の適合を視診と触診で確認する．装着操作中に上部構造の粘膜貫通部表面に傷をつけることがないような手技と器具選択への配慮を要する．
　また，辺縁の適合確認と並行して，補綴装置内面のアバットメントへの適合状態を，適合性試験材を用いて確認し，必要に応じて調整する．
　一方，複数のインプラントを連結するスクリュー固定式上部構造では，接触点の調整と同様に，それぞれのインプラントの補綴スクリューの締結を，1本ずつ交互に行うことにより，適合の不良を確認する（ワンスクリューテスト）[46]．

#### （3）咬合接触

　オッセオインテグレーションタイプのインプラントの臨床応用以降，インプラント上部構造の咬合接触は，インプラントの被圧変位量が天然歯よりも小さいことへの配慮から，通常の軽い咬合接触状態においては25μm程度低くなるよう

に調整する（インプラントプロテクテッドオクルージョン）ことが推奨されてきた[47]．

現在では，インプラントの対合歯が失活歯の場合，対合歯への咬合圧負担を軽減する目的で 25μm 程度低い咬合接触とし，対合歯が天然歯の場合には周囲と調和のとれた咬合接触とすること[48]が推奨されている．

### （4）上部構造形態

上部構造の外形形態を，一般の補綴装置に求められる要件に則り，調整する．特に頰・舌側ならびに隣接接触点周囲の鼓形空隙にかかわるカントゥアについて，自浄性・清掃性が得られていることを確認する．また，装着感，構音，審美性などについても確認を要することから，上部構造を仮装着して使用する期間を設けることが望ましい．

### 5）装着

試適・調整ののち，上部構造を装着する．セメント固定式上部構造では，アバットメントが適切に装着されていることを確認したのちに，セメントで装着する．セメントの逸出不足による浮き上がりと，周囲軟組織内へのセメントの残留に注意する．術者可撤機構を付与する場合には，仮着用セメントを適用する．

スクリュー固定式上部構造では，固定用スクリューを既定のトルクで締結したのちに，アクセスホールを封鎖する（図 18）．

### 6）インプラント補綴におけるデジタル技術の応用

インプラント補綴治療においても，新しい医療機器の臨床応用が進んでいる．一般にインプラント体は周囲軟組織の高さより深い位置である場合が多く，口腔内スキャナーによる光学印象法では，正確な位置の記録が困難である．そのため，印象用コーピングに代わりとなる，専用のスキャンボディと呼ばれるコンポーネントを応用する．スキャンボディを接続してスキャンした印象データから，スキャンボディの形態データをソフトウェア上で差し引くことにより，インプラント体の正確な位置を再現する．3Dプリンターで製作した模型に，専用のアナログを設置し，上部構造製作に応用する（図 19）．

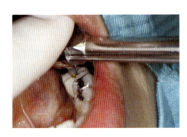

図 18　固定用スクリューの締結

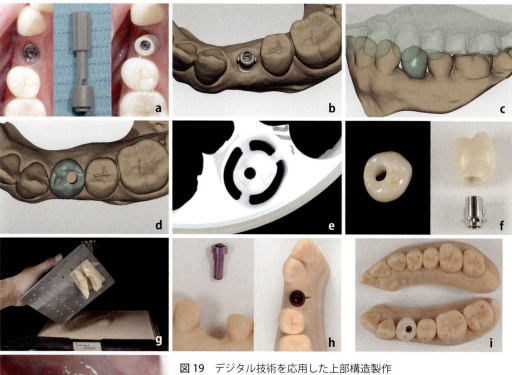

図19 デジタル技術を応用した上部構造製作
a：インプラント体へのスキャンボディの接続
b：口腔内スキャナーによる印象データ
c：上部構造の設計1
d：上部構造の設計2
e：上部構造の加工
f：チタンベースへの接着
g：模型のプリントアウト
h：模型へのアナログの組込み
i：模型上での咬合調整
j：口腔内への装着

## 4. インプラントの術後管理

　インプラント体に支持されるインプラント補綴装置は，装着後，口腔内外からさまざまな影響を受ける．治療終了後，生体に調和し，長期にわたって機能を維持するためには定期的なメインテナンスを継続して行っていくことが求められる．

　口腔内に装着され，機能を開始したインプラント補綴装置には，細菌感染にかかわる生物学的な影響と，咬合力を中心とした加重にかかわる機械的な影響が生じる．インプラント周囲組織の破壊として現れるインプラント周囲組織病変は，細菌感染と過重負担によるものと考えられる[49]（表4）．患者が明確に自覚する症状を生じた時期には，それぞれのトラブルは相応に進行していることが推測されることから，患者自身が自覚症状を認めなくとも定期的な検診と早期の対応が長期維持には重要となる．

## 5. インプラントの治療成績

　半世紀にわたり臨床応用されているオッセオインテグレーションタイプインプラントは，10年後の生存率が90%を超えると[50]報告されており，きわめて高い予知性を示すとされている．一方，前述したようにインプラント治療後にはさまざまなトラブルが発生することから，予後の判定には生存率と成功率を指標とすることが推奨されている．1998年のトロント会議[42]で示されたインプラントの成功の基準（**表5**）では，患者と歯科医師の双方が満足する状態で維持されることが望まれている．

**表4**　装着後のインプラントに発生する事象

1）　インプラント周囲粘膜炎，インプラント周囲炎

2）　インプラント体の破損

3）　スクリューの緩み，破折

4）　審美障害

5）　インプラント体の脱落

6）　上部構造の破損，緩み

7）　対合歯の摩耗，骨吸収

**表5**　インプラント成功の基準（トロント会議，1998）

1）　インプラント体は，患者・歯科医師の両者が満足する機能的，審美的な上部構造をよく支持している

2）　インプラントに起因する痛み，不快感，知覚の変化，感染の徴候がない

3）　臨床的に検査するとき，個々の連結されていないインプラント体は動揺しない

4）　機能開始後1年以降の年ごとの垂直的骨吸収は平均0.2mm以下である

（関根 秀志，佐々木 穂高）

### section 6　文献

1)　Glickman I: Clinical periodontology, 4th ed. 659-696, Philaderphia, London, Tronto: Saunders, 1972.

2)　Hamp SE, Nyman s, Lindhe J: Periodontal treatment of multirooted teeth: Results after 5 years. J Clin Periodontol, 2: 126-135, 1975.

3)　沼部幸博，齋藤 淳，梅田 誠ほか編：ザ・ペリオドントロジー 第4版，146，京都：永末書店，2023.

4)　Nugala B, Kumar BS, Sahitya S, et al: Biologic width and its importance in periodontal and restorative dentistry. J Conserv Dent, 15: 12-17, 2012.

5)　Burney M: Emergence Profiles in natural tooth contour. Part I: Photographic observations. J Prosthet Dent, 61: 1-3,1989.

6)　完山　学，山崎章弘，窪木拓男：審美補綴のためのサージェリー．古谷野　潔，市川哲雄 編：補綴臨床別冊　審美歯科・インプラントワードブック．東京：医歯薬出版，2008.

7)　Egusa H, Sonoyama W, Nishimura M, et al: Stem cells in dentistry-part I: stem cell sources. J Prosthodont Res, 56: 151-165, 2012.

8)　Egusa H, Sonoyama W, Nishimura M, et al: Stem cells in dentistry-Part II: Clinical applications. J Prosthodont Res, 56: 229-248, 2012.

9) Oshima M, Inoue K, Nakajima K, et al: Functional tooth restoration by next-generation bio-hybrid implant as a bio-hybrid artificial organ replacement therapy. Sci Rep, 4: 6044, 2014.

10) Yamada M, Kimura T, Nakamura N, et al: Titanium nanosurface with a biomimetic physical microenvironment to induce endogenous regeneration of the periodontium. ACS Appl Mater Interfaces, 14: 27703-27719, 2022.

11) Egusa H, Ko N, Shimazu T, et al: Suspected association of an allergic reaction with titanium dental implants: a clinical report. J Prosthet Dent, 100: 344-347, 2008.

12) Oshima M, Mizuno M, Imamura A, et al: Functional tooth regeneration using a bioengineered tooth unit as a mature organ replacement regenerative therapy. PloS One, 6: e21531, 2011.

13) Ono M, Oshima M, Ogawa M, et al: Practical whole-tooth restoration utilizing autologous bioengineered tooth germ transplantation in a postnatal canine model. Sci Rep, 7: 44522, 2017.

14) Murashima-Suginami A, Kiso H, Tokita Y, et al: Anti-USAG-1 therapy for tooth regeneration through enhanced BMP signaling. Sci Adv, 7: eabf1798, 2021.

15) 松村英雄, 中村光夫: 貴金属用プライマーの特性と臨床応用法 (II・完). 日歯評論, 675: 103-116, 1999.

16) 河野正司, 志賀 博, 中野雅徳ほか: 顎機能障害の診療ガイドライン. 補綴誌, 46: 597-615, 2002.

17) 上野 正, 岡 達, 中村充也ほか: 顎関節症の研究 第 1 報, 臨床的所見 (抄). 日口科誌, 5: 284, 1956.

18) 矢谷博文, 有馬太郎, 覚道健治ほか:「顎関節症の概念 (2013 年)」「顎関節症と鑑別を要する疾患あるいは障害 (2014 年)」「顎関節・咀嚼筋の疾患あるいは障害 (2014 年)」および「顎関節症の病態分類 (2013 年)」の公表にあたって. 日顎関節会誌, 26: 120-125, 2014.

19) 日本顎関節学会: 新編 顎関節症 改訂版. 京都: 永末書店, 2018.

20) Benoliel R1, Svensson P, Heir GM, et al: Persistent orofacial muscle pain. Oral Dis Suppl, 1: 23-41, 2011.

21) 顎関節研究会: 顎関節疾患および顎関節症の分類案. 第 7 回 顎関節研究会誌, 135-136, 1987.

22) Schiffman E, Ohrbach R, Truelove E, et al: International RDC/TMD Consortium Network, International association for Dental Research; Orofacial Pain Special Interest Group, International Association for the Study of Pain. Diagnostic Criteria for Temporomandibular Disorders (DC/TMD) for Clinical and Research Applications: recommendations of the International RDC/TMD Consortium Network and Orofacial Pain Special Interest Group. J Oral Facial Pain Headache, 28: 6-27, 2014.

23) 伊藤正男, 井村裕夫, 高久史麿 編: 医学大事典 第1版. 2514, 2456, 東京: 医学書院, 2003.

24) Matsuka Y, Yatani H, Kuboki T, et al: Temporomandibular disorders in the adult population of Okayama City, Japan. Cranio, 14: 158-162, 1996.

25) 岡部良博, 藍 稔, 屋嘉智彦ほか: 日本の地域歯科医療における顎関節症患者の実態 第 1 報 予備調査結果－有病者の年齢構成と地域性. 顎咬合誌, 24: 94-100, 2004.

26) 杉崎正志, 高野直久, 木野孔司ほか: 東京都内就労者における質問票による顎関節症有病率調査. 日顎誌, 20: 127-133, 2008.

27) 西山 暁, 木野孔司, 杉崎正志ほか: 企業就労者の顎関節症症状に影響を及ぼす寄与因子の検討. 日顎誌, 22: 1-8, 2010.

28) Heikinheimo K, Salmi K, Myllarniemi S, et al: Symptoms of craniomandibular disorder in a sample of Finnish adolescents at the ages of 12 and 15 years. Eur J Orthod, 11: 325-331, 1989.

29) Von Korff M, LeResche L, Dworkin SF: First onset of common pain symptoms: a prospective study of depression as a risk factor. Pain, 55: 251-258, 1993.

30) Kitani N, Takada K, Yasuda Y, et al: Pain and other cardinal TMJ dysfunction symptoms: a longitudinal survey of Japanese female adolescents. J Oral Rehabil, 24: 741-748, 1997.

31) 森岡範之, 田邊憲昌, 藤澤政紀: 心理テストを用いた顎関節症発症に関する 5 年間の前向きコホート研究. 日歯心身, 22: 3-9, 2007.

32) Kurita K, Westesson PL, Yuasa H, et al: Natural course of untreated symptomatic temporomandibular joint disc displacement without reduction. J Dent Res, 77: 361-365, 1998.

33）鱒見進一，皆木省吾 編：写真でマスターする顎関節症治療のためのスプリントのつくり方・つかい方．東京：ヒョーロンパブリシャーズ，2011.

34）日本顎関節学会初期治療ガイドライン作成委員会編：咀嚼筋痛を主訴とする顎関節症患者に対するスタビライゼーションスプリント治療について 一般歯科医師編．顎関節症患者のための初期治療診療ガイドライン1 2010. http://www.kokuhoken.or.jp/exterior/jstmj/file/guideline_TMJ_patient.pdf 2014/7/10 アクセス．

35）日本顎関節学会初期治療ガイドライン作成委員会編：顎関節症患者に対して，咬合調整は有効か 一般歯科医師編．顎関節症患者のための初期治療診療ガイドライン3 2012. http://www.kokuhoken.or.jp/exterior/jstmj/file/guideline_TMJ_patient_3.pdf 2014/7/10 アクセス．

36）令和4年歯科疾患実態調査結果の概要，p18, 20 本以上の歯を有する者の割合の年次推移 https://www.mhlw.go.jp/content/10804000/001112405.pdf.

37）口腔機能低下症に関する基本的な考え方．令和6年3月 日本歯科医学会 https://www.jads.jp/assets/pdf/basic/r06/document-240329.pdf.

38）下山和弘，大渡凡人，松尾美穂ほか：歯科治療中に発生したクラウン・ブリッジの誤嚥・誤飲．老年歯学，27: 323-328, 2012.

39）日本補綴歯科学会：歯の欠損の補綴歯科診療ガイドライン 2008, p27, 4) 精神医学的条件：症型分類 I-4（資料 2-5）https://www.hotetsu.com/s/doc/guideline_2008.pdf.

40）Raghavendra S,Wood MC, Taylor T：Early wound healing around endosseous implants: A review of the literature.Review Int J Oral Maxillofac Implants, 20:425-431, 2005.

41）関根 弘ほか：支持機構と受圧感覚機構の特性．インプラントの基礎と臨床 第1版．東京：デンタルダイヤモンド，94-107, 1988.

42）Zarb GA, Albrektsson T: Consensus report: towards optimized treatment outcomes for dental implants. Int J Prosthodont, 11: 389, 1998.

43）Feine JS, Carlsson GE, Awad MA, et al：The McGill consensus statement on overdentures. Mandibular two-implant overdentures as first choice standard of care for edentulous patients. Montreal, Quebec, May 24-25, 2002.Int J Oral Maxillofac Implants, Jul-Aug 17:601-2, 2002.

44）口腔インプラント学会編：口腔インプラント治療指針 2024. 医歯薬出版：東京，25, 2024.

45）Papaspyridakos P, Chen CJ et al: Accuracy of implant impressions for partially and completely edentulous patients: a systematic review. Int J Oral Maxillofac Implants, 29: 836-845, 2014.

46）White GE（前田芳信 訳）：ホワイトのインプラント上部構造．東京：クインテッセンス出版，130, 1995.

47）Misch CE（前田芳信 訳）：インプラント補綴．京都：永末書店，499-539, 2007.

48）近藤尚知ほか：下顎大臼歯欠損に対しインプラント支持固定性補綴装置による治療介入時に付与すべき咬合様式．日補綴誌，8:1-9, 2016.

49）日本口腔インプラント学会編：口腔インプラント治療指針 2024. 東京：医歯薬出版，83-88, 2024.

50）Pjetursson BE, Thoma D, Jung R, et al: A systematic review of the survival and complication rates of implant-supported fixed dental prostheses (FDPs) after a mean observation period of at least 5 years. Clin Oral Imp Res, 23:22-38, 2012.

# 索引

## 数字・記号

1回法インプラント外科手術　252
2回法インプラント外科手術　252
3/4冠，3/4クラウン　8, 13
4/5冠，4/5クラウン　14
7/8冠，7/8クラウン　14
8020運動　244
α半水石膏　43
β半水石膏　43

## 欧文

### A

abrasion　4, 102
abutment　253
acidic functional monomer　175
acidic monomer　211
adaptation　104
addition reaction silicone elastomeric impression material　25
adhesive functional monomer　174
adhesive metal primer　103
ADL：activities of daily living　244
agar impression material　24
age hardening　148
airborne particle abrader　174
airborne-particle abrasion（air-borne particle abrasion）　105, 174
alginate impression material　24
all-ceramic crown　8, 194
all-ceramic restoration　8, 194
alumina　174
aluminate　59
aluminum oxide　174
alveolar ridge plastics　223
Ante の法則（Ante's law）　94
anterior guidance　49
anterior reference point　46
antiflux　153
apex　132
application　106
arbitrary hinge position　46
arcon articulator　48
argon gas　59
articulator　43
artificial cardiac pacemaker　247
artificial crown　12
attrition　4, 231
axial surface　19

### B

back pressure porosity　148
backing　102
Bennett angle（Bennett角）　49
binder　146
binding agent　146, 211
biologic width　217
bite impression　34
bonding agent　174, 197
bone augmentation　223
bone substitute　223
borax　56
brush-dip technique　175
build-up　106
butt joint　114, 179

### C

CAD/CAM（CAD-CAM）：computer aided design/computer aided manufacturing　150, 184, 195
calcium aluminate　59
cantilever　200
cantilever bridge　93
cantilever fixed dental prosthesis　93
cardiac insufficiency　247
casting fin　148
casting ring　145
casting wax　144
cement　64
cement-retained prosthesis　254
centric occlusion　132
centric relation　132
ceramic restoration　8, 194
cerebrovascular disorder　247
chamfer　100, 184
chamfer finish line　100, 110
chemical bonding　103
chief complaint　70
chroma　165
CIE：Commission Internationale de l'Eclairage　164
clinical sign　71
clinical symptom　70
collarless metal ceramic restoration　114
colloidal silica　146
combined impression　29
complete crown　8, 12
complete metal crown　8, 12
composite resin crown　8, 204
condensation-type silicone elastomeric impression material　25
condylar articulator　48
cone shaped tooth　208
connector　92, 149, 160
contact point　61, 104
contamination　148
contour　170
coping　116
core　78
core buildup　78
CQ：clinical question　3
cristobalite　146
cristobalite investment material　53
crown　2
crucible former　145
curing unit　106
custom tray　25
cut-back（cut-back）　104, 144

### D

DC：diagnostic criteria　236
deep chamfer　184
deep chamfer finish line　100, 204
definitive cast　43, 113
definitive cast with artificial gum　160
deformation　102
deformity　239
dental casting investment　104
dental implant　137
dental plaster　43

dental prosthesis　2, 92
dental stone　43
denture　2, 92
diagnostic waxing up　72
diastema　208
die　43
direct current arc　59
discoloration　102
double mix impression　29
dove tail　123
dove-tailed　123
dowel pin　45
dual arch impression　34
dual-curing　107
dual-polymerization　107
Duchange's index（Duchange の指数）　94

### E

EBD：evidence based dentistry　2
EBM：evidence based medicine　2
eccentric occlusion　132
elastomeric impression material　23
electric furnace　145
elongation　76
emergence profile　46, 218
endocrown　8, 179
erosion　239
etching　211
extension bridge　93
extrusion　76

### F

facebow transfer　46
feldspathic porcelain　210
ferrule　74, 78
ferrule effect　78
fiber post　81
fiber-reinforced composit resin post　81
filler　100
final cast　43, 113
finish line　20, 128, 204
finish line design　100
fixed complete denture　2, 92, 128, 137
fixed dental prosthesis　2, 92, 128, 137, 230
fixed dental prosthesis retainer　92
fixed denture　92
fixed movable connector　150
fixed movable dental prosthesis　92
fixed partial denture　2, 92, 128, 137
fixed prosthodontics　2
flux　153
foundation restoration　78
foundation restoration post-and-core　78
framework　100
FRC：fiber reinforced composite resin　204
FRC fixed partial denture　204
FRC post　81
full coverage crown　12
full metal crown　8
full veneer crown　8, 12
functionally generated path　36

### G

gag reflex　248
GBR：guided bone regeneration　225
gingival displacement　27

267

gingival retraction 27
glass fiber 204
glazing 119
Glickman's furcation classification（Glickman
の分類） 216
grip 104
groove 15
growth factor 224
GTR：guided tissue regeneration 224
gypsum 43
gypsum-bonded investment 52, 146

**H**
handle 104
handling grip 104
handling knob 51, 104, 143
handling sprue 104
hardening heat treatment 148
heat curing 106
heat-activated polymerization 106
hemisection 76
high-strength dental stone 43
hinge axis point 46
hot spot 148
hue 165
hydrofluoric acid 211
hygienic pontic 96

**I**
implant overdenture 254
impression 23, 128
impression making 23
impression tray 25
indirect composite resin 100
inert gas 59
informed consent 125, 246
inorganic filler 100
intercuspal position 132
interim restoration 137
interocclusal record 32, 131
interproximal contact area 104
investing 104, 145
irreversible hydrocolloid impression material 24
ischemic heart disease 247
isthmus 123

**J**
joint effusion 238

**K**
key and keyway 92, 150
knife-edge 184
knob 51, 104, 143

**L**
laminate veneer 8
laser 156
laser welding 156
LeCron carver 119
LED：light emitting diode 106, 164
ledge 122
Lentulo spiral 27
light amplification by simulated emission of radiation 156
light-activated polymerization 106
limited tooth movement 76
Lindhe & Nyman's furcation classification（Lind-

heとNyman の分類） 216
long-spanned implant retained maxillofacial prosthesis 255
luting agent 64, 175, 211

**M**
magnesia 59
magnesium oxide 59
make an impression 23
margin design 100
marginal adaptation 104
master cast 43, 113
maxillomandibular registration 31, 131
maxillomandibular relationship 31, 131
maxillomandibular relationship record 31, 131
mechanical interlocking 103
medical interview 244
medical record 71
metal-ceramic restoration 8, 102, 110
MID：minimal intervention dentistry 92, 208
minor tooth movement 76
MMA：methyl methacrylate 175
mold 144
MPR：multi planar reconstruction 258
MPTS：3-methacryloyloxy-propyl trimethox-ysilane 211
Munsell 164
muscular position 132

**N**
natural dentition 142
natural glazing 119
natural tooth 142
niche 122
nonrigid connector 150

**O**
occluded gas porosity 148
occlusal adjustment 104
occlusal equilibration 104
occlusal reshaping 104
occlusal surface 18
occlusion 232
one-piece endodontic crown 8, 179
one-stage implant placement 252
onlay 8, 15
opacious dentin 210
open space 208
oral dyskinesia 248
oral implant 250
oromandibular dystonia 248
osseointegration 250
osteophyte 239
ovate pontic 96
overheating 148
oxygen inhibited layer 107

**P**
parallelometer 125
Parkinson's disease 247
partial-coverage crown 8, 13
partial-coverage restoration 8, 13
periodontal tissue 232
periodontium 232
phosphate-bonded investment material 52, 146

phosphoric acid 211
photoactivation 106
pigmentation 102
pin hole 122
pinledge 8, 15, 122
plaque accumulation 102
plaster of paris 43
platform shifting 252
polishing 107, 156
polishing instrument 157
polishing material 157
polyether elastomeric impression material 24
polymerization accelerator 107
polymerization apparatus 106
polymerization unit 106
pontic 92, 159
pontic former 144
porcelain laminate veneer 208
porcelain-fused-to-metal restoration 8, 102, 110
porosity 148
post 78
post and core crown 8, 178
post-ceramic solder 156
post-core crown 8, 178
posterior border position of mandible 132
posterior guidance 49
posterior reference point 46
pre-ceramic solder 155
precipitation hardening 148
preparation for abutment tooth 18
preprosthetic treatment 223
pressurized polymerization 106
primary stability 250
primer 174
problem list 244
prosthesis 2
prosthetic dentistry 2
prosthetic treatment 223
prosthetics 2
prosthodontic composite resin 100
prosthodontics 2
provisional cement 22, 42, 128
provisional cementation 42, 128, 161
provisional crown 22, 137
provisional restoration 38, 137
proximal half crown 8, 15, 123
PRP：platelet rich plasma 224
pulse oximeter 248

**Q**
QOL：quality of life 92
quartz 146
quartz investment material 53
Querfinger Breite(n)（QFB） 72

**R**
RDC：research diagnostic criteria 236
reducing agent 107
reduction（reduce） 18
refractory cast 208
refractory cast material 44
refractory die material 44
refractory material 145
regenerative dentistry 222

regenerative medicine  222
removable bridge  92
removable connector  150
removable dental prosthesis  92
removal knob  51, 104, 143
reservoir  144
resin coating  22
resin crown  204
resin facing restoration  8, 100
resin-based luting agent  64, 179
resin-bonded fixed dental prosthesis  92, 170
resin-bonded fixed partial denture  92, 170
resin-bonded prosthesis  92, 170
resin-veneered crown  8, 100
resin-veneered restoration  8, 100
restoration  2
retainer  8, 92, 149, 159, 170
retention beads  103
retentive beads  103
reversible hydrocolloid impression material  24
ridge lap pontic  96
rigid connector  150
ringless investment technique  53, 146
root resection  76
root separation  76
rounded casting  148
rounded shoulder finish line  100, 110, 184, 204
runner bar  144

## S

saddle pontic（obsolete, slang）  96
screw-retained prosthesis  253
secondary stability  251
semihygienic pontic  96
shade  163
shade guide  106
shade selection  105, 163
shoulder finish line  100, 110
shrinkage hole  148
shrinkage porosity  148
shrink-spot porosity  148
side shift  49
silane coupler  211
silane monomer  211
silica  146
single impression  29
sinus tract  231
solder  155
soldering antiflux  153
soldering flux  153
solderling  150
solidification porosity  148
solid solution heat treatment  148
spheroid pontic  96
sprue  144
stabilized condylar position  132
stem cell  226
stock tray  25
sub-antral augmentation  225
subgingival  128
subgingival contour  218
supragingival contour  218

## T

TBB：tri-*n*-butylborane  175
temporary  137
temporary restoration  137
thermal expansion  146
three-quarter crown  8, 13
tissue engineering  226
titanium  59
TMD：temporomandibular disorders  236
TMSPMA：3-trimethoxysilyl-propyl methacry-late  211
tooth color selection  105, 163
tooth surface treatment  22
tooth wear  4
trial placement  104, 159
try in  60, 104, 159
try-in paste  210
two-stage implant placement  252

## U

uprighting  76

## V

vacuum casting  54
vacuum investing  54
vacuum mixing  54
value  165
vent  146
vital signs  245
void  148

## W

wax addition technique  50
wax elimination  54, 145
wax pattern  144
waxing  50, 104
wear  4, 102, 231
wing preparation  100
working cast  43, 113
working cast with artificial gum  158
WSD：wedge shaped defect  246

## Z

zirconium  59

## 和文

### あ

圧接法  50
アップライティング  76
アドレナリン含有の局所麻酔薬  247
後ろう付け  156
後ろう付け用ろう  156
アバットメント  253
アペックス  132
アルゴンガス  59
アルコン型咬合器  48
アルジネート印象材  24
アルミナ  174
アルミン酸塩  59
アルミン酸カルシウム  59
鞍状型ポンティック  96, 97
アンチフラックス  153
アンテリアガイダンス  49
アンレー  8, 15

### い

イスムス  123
一次固定（初期固定）  250

鋳バリ  148
医療面接  244
印象  23, 128
印象採得（を行う）  23
印象用トレー  25
インターオクルーザルレコード  32, 131
インフォームド・コンセント  125, 246
インプラント・オーバーデンチャー  254

### う

ウイング  100

### え

エアベント  146
エクストルージョン  76
エッチング  211
エマージェンスプロファイル  46, 218
円錐歯  208
円錐台  145
延長ブリッジ  93
エンドクラウン  8, 179

### お

横指  72, 73
オーバーヒート  148
オーラルディスキネジア  248
オーラルフレイル  244
オールセラミッククラウン  8, 194
オッセオインテグレーション  250
オベイト型ポンティック  96, 97
オペーシャスデンチン  210

### か

加圧重合  106
下顎安静位  132
下顎最後退位  132
化学的接着  103
顎間関係  31, 131
顎間関係の記録  31, 131
顎関節症  236
顎機能障害  236
顎口腔のジストニア  248
顎堤形成術  223
ガスによる気泡  148
仮着  42, 128, 161
仮着材  22, 42
仮着セメント  128
可撤性ブリッジ  92
可撤性連結  150
顆頭安定位  132
過熱  148
加熱重合  106
カラーレス陶材焼付冠  114
還元剤  107
幹細胞  226
間接修復用コンポジットレジン  100
関節滲出液  238
カンチレバー  200
寒天印象材  24

### き

キーアンドキーウェイ  92, 150
機械的嵌合  103
義歯  2, 92
既製トレー  25
機能運動経路  36
気泡  148
キャスティングワックス  144

吸収性変化を伴う下顎頭の縮小化　239
急速加熱型埋没材　53
鳩尾形　123
橋義歯　2
凝固に伴う欠陥　148
虚血性心疾患　247
金属接着プライマー　103
筋肉位　132

## く
くさび状欠損　246
クラウン（冠）　2
クラウンブリッジ補綴学　2
グラスファイバー（ガラス繊維）　204
クリストバライト　146
クリストバライト埋没材　53
グルーブ　15
グレージング　119

## け
形成（する）　18
欠陥　148
欠孔　148
結合材（剤）　146
限局矯正　76
研磨　107, 156
研磨材　157
研磨用工具　157

## こ
コア　78
誤飲　247
硬化熱処理　148, 149
口腔インプラント　137, 250
口腔機能低下症　244
咬合　232
咬合圧検査　244
咬合違和感症候群　248
咬合印象　34
咬合器　43
咬合採得　31, 131
咬合調整　104
咬合面　18
硬質石膏　43
硬質レジン　100
合着材　64
咬頭嵌合位　132
広範囲顎骨支持型装置　255
後方基準点　46
咬耗　4, 231
絞扼反射　248
誤嚥　247
コーピング　116
国際照明委員会　164
個歯トレー　25
個歯トレー印象法　29
個人トレー　25
骨再生誘導法　225
骨造成　223
骨皮質の断裂を伴う吸収性骨変化　239
骨辺縁部の局所的増生，骨棘　239
骨補填材　223
固定性義歯補綴学　2
固定性ブリッジ　92
固定性補綴装置　230
固定性連結　150

コロイダルシリカ　146
根拠に基づいた歯科診療　2
根拠に基づいた診療　2
コンダイラー型咬合器　48
コンポジットレジンクラウン　8, 204
根面齲蝕　246

## さ
最小侵襲　92
再生医療　222
再生歯科医療　222
彩度　165
サイドシフト　49
作業用の持ち手　104
作業用把持部　104
作業用模型，作業模型　43, 113
削除（する）　18
サブジンジバルカントゥア　218
酸化アルミニウム　174
酸化マグネシウム　59
暫間被覆冠　38
暫間被覆冠（単独冠）　137
暫間補綴装置　137
酸性機能性モノマー　175
酸性モノマー　211

## し
シェードガイド　106
歯科補綴　2
歯科補綴学　2
歯間空隙　208
歯冠継続歯　178
歯冠補綴用コンポジットレジン　100
色相　165
色調　163
色調選択　105, 163
軸面　19
歯型　43
時効処理　148, 149
歯根切除　76
歯根挺出　76
歯根分割抜去　76
歯根分離　76
歯周組織　232
自浄型ポンティック　96
自然歯　142
自然歯列　142
支台歯形成　18
支台装置　8, 92, 149, 159, 170
支台築造　78
支台築造体　78
試適　60, 104, 159
試適用ペースト　210
歯肉圧排　27
歯肉縁下　128
シムストック　72, 73
歯面処理　22
シャンファー　100, 110, 184
重合器　106
重合促進剤　107
収縮孔　148
縮合型シリコーンゴム印象材　25
主訴　70
上顎洞底挙上術　225
小矯正　76

症状　70
焼成用陶材　210
ショルダー　100, 110
シランカップリング剤　211
シランモノマー　211
シリカ　146
シリコーンガム模型　46, 160
ジルコニウム　59
真空吸引鋳造　54
真空埋没　54
真空練和　54
浸漬法　50
診断用ワックスパターン形成　72
心不全　247
診療録　71

## す
スープラジンジバルカントゥア　218
スクリュー固定式上部構造　253
スクリューバー　27
スプルー　144

## せ
生体モニター　245
正中離開　208
生物学的幅径　217
生理活性因子　224
石英　146
石英埋没材　53
舌圧測定器　244
石膏（硬化物）　43
石膏（粉末）　43
石膏系埋没材　52, 146
接触点　61, 104
接着機能性モノマー　174
接着ブリッジ　92, 170
セメント　64
セメント固定式上部構造　254
セルフグレージング　119
前装冠　8
前装冠用レジン　100
全部金属冠　8, 12
全部被覆冠　8, 12
前方基準点　46

## そ
装着材料　64, 175, 211
側方顆路角　49
組織再生誘導法　224
咀嚼能力検査　244

## た
耐火材　145
耐火副模型　208
耐火模型材　44
帯環効果　78
ダイロックトレー　45
ダウエルピン　45
多血小板血漿　224
単一印象法　29
弾性印象材　23

## ち
築盛　106
チタン　59
着色　102
チャネルトレー　45
中心位　132

## 索引

中心咬合位　132
鋳造リング　145
鋳バリ　148
徴候　71
超硬質石膏　43
超高齢社会　244
長石系陶材　210
蝶番軸点　46
直流アーク　59

### つ
通気孔　146
つや出し　119

### て
ディープシャンファー　100, 184, 204
ティッシュエンジニアリング　226
適合　104
撤去用突起　51, 104, 143
デュアルキュア　107
電気炉　145
天然歯　142
天然歯列　142
テンポラリー　137

### と
陶材焼付冠　8, 102, 110
トリ-n-ブチルホウ素　175
トンネリング　76

### な
ナイフエッジ　184
なめられ　148

### に
二次固定　251
二重同時印象法　29
日常生活動作　244
ニッチ　122

### ね
熱膨張　146

### の
脳血管障害　247

### は
パーキンソン病　247
背圧多孔　148
バイタルサイン　245
バットジョイント　114, 179
歯の損耗　4
パルスオキシメータ　248
半固定性ブリッジ　92
半固定性連結　150
半自浄型ポンティック　96

### ひ
光 - 化学重合　107
光重合　106
引け巣　148
ピンホール　122
ピンレッジ　8, 15, 122

### ふ
ファイバー補強コンポジットレジン　204
ファイバー補強コンポジットレジンブリッジ　204
ファイバーポスト　81
フィニッシュライン（形成限界線）　20, 128, 184
フィラー　100
フェイスボウトランスファー　46
フェルール　74, 78

付加型シリコーンゴム印象材　25
不活性ガス　59
普通石膏　43
フッ化水素酸（HF）　211
筆積み法　175
船底型ポンティック　96, 97
部分被覆冠　8, 13
プラークの付着　102
プライマー　174
ブラスター　174
ブラスト処理　105, 174
フラックス　153
プラットフォームシフティング　252
ブリッジ（橋義歯）　2, 92, 128, 137
ブリッジの支台装置　92
フレームワーク　100
プロキシマルハーフクラウン　8, 15, 123
プロビジョナルクラウン　22, 38, 39
プロビジョナルクラウン（単独冠）　137
プロビジョナルレストレーション　38, 137
プロブレムリスト　244

### へ
平均寿命　244
平均的顆頭点　46
平行測定器　125
ペースメーカー　247
ヘミセクション　76
辺縁形態　100
変形　102
変色　102
偏心咬合位　132
偏側型ポンティック　96, 97

### ほ
ホウ砂　56
豊隆　170
ポーセレンラミネートベニア　208
ポステリアガイダンス　49
ポスト　78
ポストクラウン（歯冠継続歯）　8, 178
ホットスポット　148
補綴　2
補綴前処置　223
補綴装置　2, 92
ポリエーテルゴム印象材　24
ポンティック　92, 159
ポンティックフォーマー　144
ボンディング材　174, 211

### ま
マイナートゥースムーブメント　76
埋没　104, 145
埋没材　104
前ろう付け　155
前ろう付け用ろう　155
マグネシア　59
窓開け　104, 144
摩耗　4, 102, 231
マンセル　164

### み
未重合層　107
ミニマルインターベンション　92

### む
無機質フィラー　100

### め
明度　165
メタクリル酸メチル　175
メタルバッキング　102

### も
盛り上げ法　50

### や
焼き付き　148

### ゆ
有根型ポンティック　96, 97
有床型ポンティック　96, 97
遊離端ブリッジ　93
湯だまり　144

### よ
要介護　245
溶体化熱処理　148, 149

### ら
ラウンド（ラウンデッド）ショルダー　100, 110, 184, 204
ラミネートベニア　8
ランナーバー　144

### り
リッジラップ型ポンティック　96, 97
離底型ポンティック　96, 97
リテンションビーズ　103
リムーバルノブ　51, 104, 143
リングレス鋳造　53
リングレス埋没法　53, 146
隣在歯との接触点　104
リン酸　211
リン酸塩系埋没材　52, 146
臨床に関する疑問　3

### る
ルートセパレーション　76

### れ
レーザー　156
レーザー溶接　156
レクロン彫刻刀　119
レジンクラウン　204
レジン系装着材料　179
レジンコーティング　22
レジンセメント　64, 179
レジン前装冠　8, 100
レッジ　122
連結部　92, 149, 160
連合印象法　29
レンツロ　27

### ろ
ろう　155
ろう型　144
瘻孔　231
ろう付け　150
ろう付け用合金　155

### わ
ワックスの焼却　54, 145
ワックスパターン　144
ワックスパターン形成　50, 104

271

この度は弊社の書籍をご購入いただき、誠にありがとうございました。
本書籍に掲載内容の更新や訂正があった際は、弊社ホームページにて
お知らせいたします。下記のURLまたはQRコードをご利用ください。

https://www.nagasueshoten.co.jp/BOOKS/9784816014482

冠橋義歯補綴学テキスト　第6版　　　　　　　　　　　　　　ISBN 978-4-8160-1448-2

Ⓒ 2015. 2.23　第1版　第1刷　　　　　　編集主幹　　江草　宏　柏木宏介
　 2017. 3.16　第2版　第1刷　　　　　　　　　　　　小峰　太　松浦尚志
　 2019. 2.26　第3版　第1刷
　 2021. 3.18　第4版　第1刷　　　　　　発 行 者　　永末英樹
　 2023. 3.14　第5版　第1刷　　　　　　印　　刷　　株式会社 サンエムカラー
　 2025. 3. 5　第6版　第1刷　　　　　　製　　本　　新生製本 株式会社

発行所　　株式会社　永末書店

〒602-8446　京都市上京区五辻通大宮西入五辻町 69-2
（本社）電話 075-415-7280　FAX 075-415-7290
永末書店 ホームページ　https://www.nagasueshoten.co.jp

＊内容の誤り、内容についての質問は、編集部までご連絡ください。
＊刊行後に本書に掲載している情報などの変更箇所および誤植が確認された場合、弊社ホームページにて訂正させていただきます。
＊乱丁・落丁の場合はお取り替えいたしますので、本社・商品センター（075 - 415 - 7280）までお申し出ください。

・本書の複製権・翻訳権・翻案権・上映権・譲渡権・貸与権・公衆送信権（送信可能化権を含む）は、株式会社永末書店が保有します。